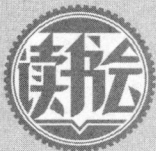

不抱怨的世界

爱上生命中的不完美

刘水发　杜君◎编著

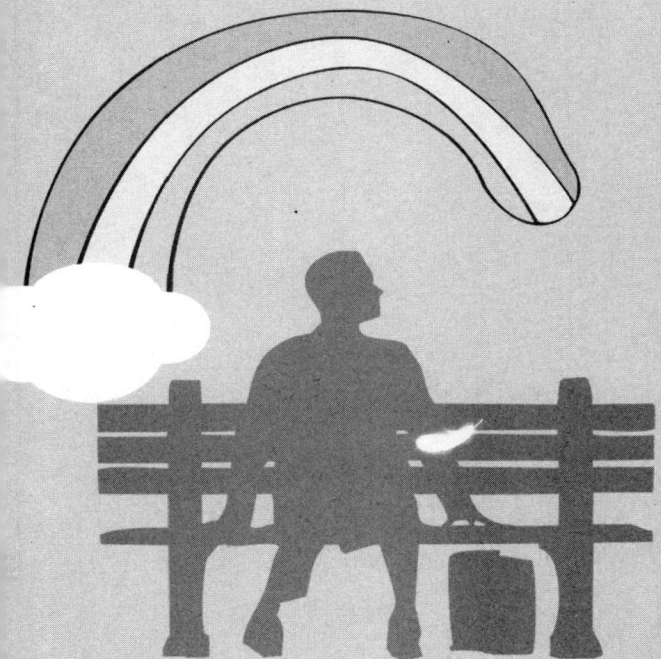

吉林出版集团有限责任公司

图书在版编目(CIP)数据

不抱怨的世界 爱上生命中的不完美／刘水发，杜
君编著．—长春：吉林出版集团有限责任公司，2013.8
（读书会）
ISBN 978-7-5534-2525-2

Ⅰ．①不… Ⅱ．①刘… ②杜… Ⅲ．①成功心理-通
俗读物 Ⅳ．① B848.4-49

中国版本图书馆 CIP 数据核字（2013）第 179952 号

读书会

不抱怨的世界 爱上生命中的不完美
Bu Baoyuan de Shijie Aishang Shengming Zhong de Bu Wanmei

出　版	吉林出版集团有限责任公司（www.jlpg.cn/yiwen）	
	（长春市人民大街4646号，邮政编码130021）	
发　行	吉林出版集团译文图书经营有限公司	
	（http：//shop34896900.taobao.com）	
电　话	总编办0431-85656961　营销部0431-85671728	
制　作	（www.rzbook.com）	
印　刷	北京天宇万达印刷有限公司	
开　本	889mm×1194mm　1/16	
印　张	20	
字　数	440千字	
版　次	2013年9月第1版	
印　次	2013年9月第1次印刷	
书　号	ISBN 978-7-5534-2525-2	
定　价	39.90元	

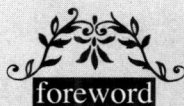

前言

抱怨是成功的天敌，抱怨是快乐的克星，抱怨是弱者的标签，抱怨是人生的毒药，如果你想收获幸福、充实的人生，就必须赶走抱怨。

狮子如果能追上羚羊，就能生存；如果追不上，抱怨并不能改变什么，只能饿死。同样，羚羊如果能跑得过狮子，就能生存；如果跑得慢，抱怨狮子残暴没有任何作用，只能沦为狮子的口中餐。如果羚羊觉得不公平，那羚羊的食物——青草又该向谁抱怨，羚羊至少还能逃跑，青草连逃跑的机会都没有。

对于你不喜欢、不习惯的东西，如果可以改变，就努力去改变；如果不能改变，就改变自己的态度，欣然接受。比尔·盖茨说过："人生是不公平的，习惯去接受它吧。"

成功青睐积极主动的人，只要敢于接受挑战、勇于担当，就能把困难踩在脚下。优秀的人，不会让抱怨浪费自己的时间和精力，他们会毫不犹豫地把消极想法从自己心中扫除殆尽，让自己的内心充满阳光、充满希望。人们都欣赏、敬佩积极主动的人，因为世界上这样的人只占少数，所以成功的人必然是少数。

美国知名牧师威尔·鲍温说过："在你的手中，握有翻转人生的秘密。"基于此，威尔·鲍温于 2006 年发起了一场减少抱怨、标示蜕变的紫色小手环运动，现已获得全球 80 多个国家、600 多万人热烈响应，无数人的命运因此而改变！

现在，我们也邀请你加入这场不抱怨运动：

1．准备一个手环、手链，或者其他随身物品。

2．当你发现自己正在抱怨、讲闲话或批评时，就把手环、手链移到另一只手上，或者把随身物品移到另一个口袋中。

3．如此交替更换，直到养成连续 21 天不抱怨、不批评、不讲闲话的目标为止。

4．坚持下去，已参与者的平均成功时间是 4～8 个月。

要一个人"不抱怨"的确很难。在很多人看来，生活遇到不如意，发发牢骚，是再正常不过的。但是我们必须承认这样一件事，当我们没完没了地抱怨生活艰难的时候，生活并没有因此而变得容易，反而变得更加艰难。这就是心理学上所讲的"吸引力法则"。

事实上，我们的心灵就像一座随时都在运作的意念工厂，如果负面的想法缺乏市场，工厂就会重建改组，转而生产快乐的思想。

心态决定习惯，习惯决定性格，性格决定命运。从这本书开始，着手改变你的命运！本书用通俗易懂的心理学理论，结合真实生动的案例和富含哲理的寓言故事，来引导、帮助你调整心态、摒弃抱怨。阅读本书，能让你从自卑走向自信，走出抱怨的泥沼；阅读本书，能让你消除负面思想，悦纳生活的不公；阅读本书，能让你的心灵洒满阳光，能让你知足常乐；阅读本书，能让你积极主动地对待工作，能让你坦然面对困难和逆境；阅读本书，能让你用满腔激情打造出精彩的人生！

抱怨是一种极易传染的情绪，如果任由抱怨蔓延，会极大地损伤团队的战斗力。从这本书开始，缔造不抱怨的团队！本书能让个体走出抱怨、拥抱阳光，能让下级理解上级、精诚团结，能让员工体谅老板、自动自发地工作。

远离抱怨、拥抱成功和幸福，就从阅读这本书开始！

目录

CONTENTS

目录
CONTENTS

快乐的人生容不下抱怨

Part 01

坏情绪就像病菌，会相互感染；
而抱怨，正是到处传播病菌的苍蝇，
如果任由它滋生，
任由它泛滥，
不仅会阻碍你正常的人际交往，
还会影响别人的生活。

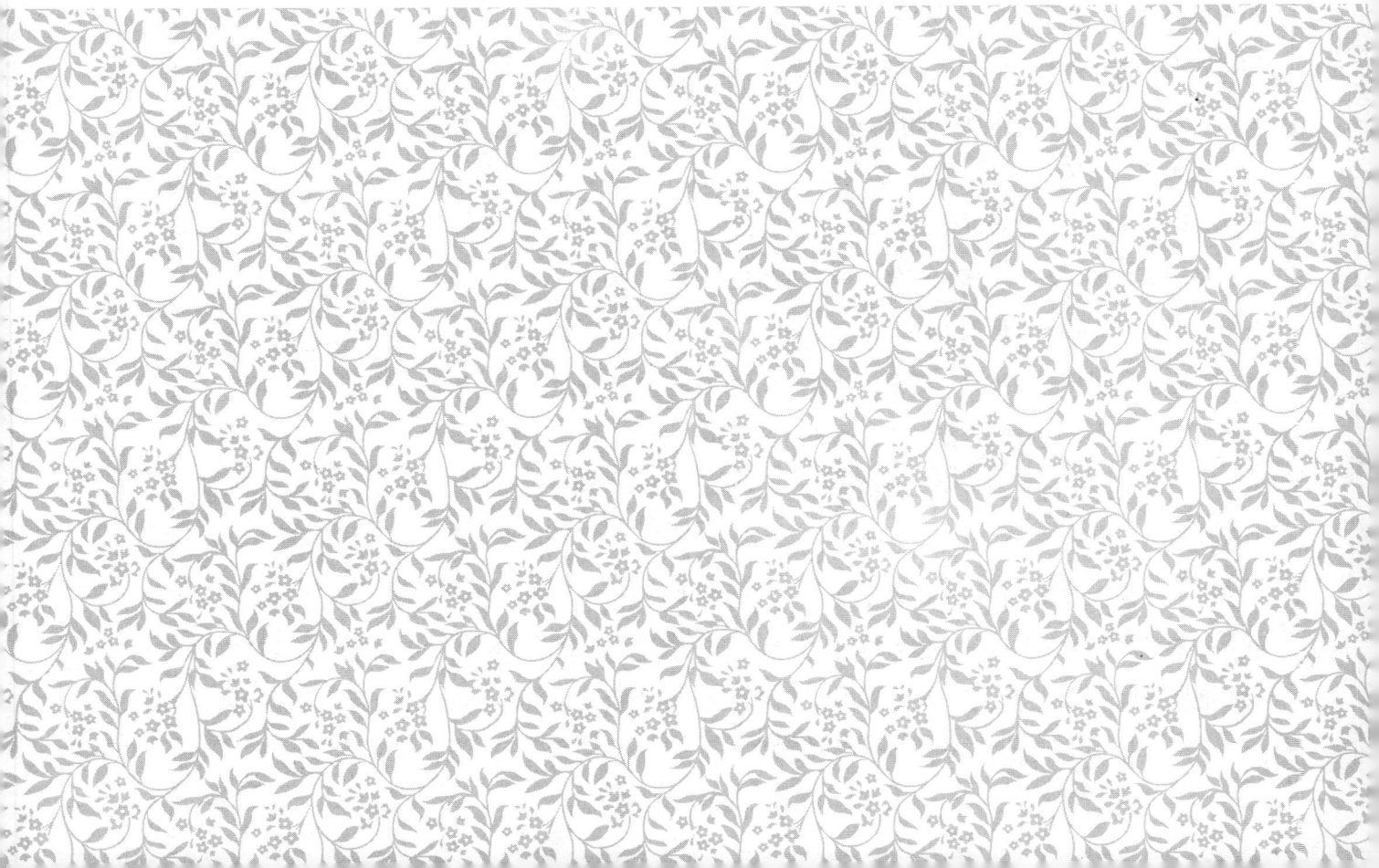

不抱怨从"制怒"开始 ☕

> 成功的道路有一定的曲折，抱怨，不会丝毫改变事物运行的规律，只会使我们失去追逐成功过程中的乐趣。

冲动造成的伤害永远无法消除

生活中，常常有很多事能激怒我们，同事的不配合、妈妈无休无止的唠叨、爱人犯的低级错误、孩子的捣蛋和叛逆，对于脾气暴躁的人来说，冲动更是如魔鬼般随时会控制他的思想和言行。当一个人发怒的时候，就会觉得惹怒他的人一无是处，就会口不择言地伤害对方。结果，每次怒气的爆发都是以道歉来结束，既然如此，我们何不在开始就控制住自己的脾气，心平气和地指出对方的错误呢？何况，有时候错本不在对方，而在于自己。要知道，恶语如利刃，不管你说多少次对不起，伤口将给别人留下永远的疤痕。

汤姆脾气很坏，经常乱发脾气。这天，爷爷给了他一袋钉子，让他发脾气的时候，就钉一个钉子在菜园的篱笆上，并告诉他应该学着控制自己的坏脾气，争取让钉子越来越少。

第一天，汤姆发了很多次脾气，他按照爷爷的要求，每发一次脾气就在菜园的篱笆上钉下一个钉子。到晚上的时候，他数了一下，自己在一天中居然钉下了27个钉子。这个结果让男孩很吃惊，他觉得应该克制自己的脾气。后来，随着汤姆的努力克制，他每天钉下的钉子数量逐渐减少了。在这个过程中，他发现控制自己的脾气要比钉下那些钉子让他心里更舒服一些。终于，汤姆觉得自己再也不会失去耐性乱发脾气了，他把这个结果告诉了爷爷。爷爷又告诉他，从现在开始，每次他能控制住自己的脾气，就把原来钉上的钉子拔出一个。

时间一天天过去，最后汤姆终于把所有钉上的钉子都拔出来了。汤姆很高兴，可爷爷却指着篱笆上的钉子对他说："孩子，你做得很好，我很高兴。但是你看看那些篱笆上的洞，这些篱笆将永远不能回复成从前的样子了。你对别人发脾气，就像是在这些篱笆上钉钉子，虽然你可以在事后向别人道歉，但你发脾气的情景将像这些钉子一样会留下疤痕，而那个伤疤将永远存在。"

冲动最终会伤害到自己
■ ■ ■

在公共场所或陌生的环境中，如果我们控制不住怒气，对冒犯自己的人厉声指责或恶语相加，引来的往往是争吵，严重时甚至升级为大打出手，结果自然是两败俱伤。

在工作中，面对那些影响我们工作的同事，如果你愤怒地指责对方，遇到的即使不是针锋相对，也是消极对抗，他会任由错误发展，更加不配合你，最终你的工作业绩也会受到影响。而且，如果你经常对同事乱发脾气，久而久之还会被大家孤立，当你需要别人帮助、需要大家跟你协同作战时，你又该怎么办呢？

面对朋友和亲人时，我们更是难以控制自己的脾气，因为我们在亲近的人面前更不加注意、不加掩饰，率真本是好事，但不应该成为伤害的借口。再深的感情也经不起长年累月的频繁伤害，当朋友离你远去，当亲人伤心失望时，你收获的将是无限的伤痛和懊悔。

有个男孩养了一只可爱的小乌龟。冬天来了，小男孩发现小乌龟变得很贪睡，喜欢把头缩在壳里，小男孩觉得这样一点都不好玩，就想让乌龟探出头来，他试着用手拍它、用棍子敲它，甚至把小乌龟摔在地上，尽管小男孩用尽了他能想到的所有办法，可是小乌龟就是没有反应。爷爷看到了，把小乌龟放到了电暖器上面。过了一会儿，小乌龟便把头、四肢和尾巴伸出了壳外。

如果你想要别人改变什么或弥补什么，想让别人按照你的想法去做，切记不要采取攻击的方式，关怀和温暖将会更有效。所以，当冲动的魔鬼钻入你的头脑时，不要听任它的摆布，要努力用微笑驱散脸上的阴霾，带给别人一片澄明的晴空。

给怒气找一个出口
■ ■ ■

仅仅控制怒气还不够，我们还应该尽快消除怒气，否则，我们的身体就会像一只气球，随着怒气的累积，总有一天会爆炸。在日本的好多企业中，都有一个专门的房间，里面有公司总裁的照片或塑像，当员工对公司或者总裁有怨气时，就会来到这个房间，对着总裁的照片和塑像破口大骂，甚至拳脚相加，把怒气或怨气发泄出来，然后，轻装上阵，一身轻松地投入下一阶段的工作。在欧美，也有专供人们发泄的俱乐部，里面有各种五花八门的方式以供人们发泄，比如不伤人的玻璃，顾客大可尽情去摔；或者充气小人，顾客可以把它当作那个激怒自己的人，尽情摔打。在国内，目前供人们发泄和释放怨气的机构和设施很少，我们就应该自己想办法，找到一种适合自己发泄的方式。

在古老的西藏，有一个叫爱迪巴的人，他的房子周围和土地的边缘，经常被踩得十分坚硬。因为爱迪巴的脾气实在不好，而且他还有个习惯，每次要和人起争执的时候，他就飞快地跑回家去，绕着自己的房子和土地跑三圈，然后坐在田地边喘气。

爱迪巴干活非常勤快，随着一年年的奋斗，他的房子越来越多，土地也越来越广，但是他的习惯仍然保留了下来，只要与人争论生气，他还是会绕着房子和土地跑三圈。

人们对他的做法感到不解，但是不管怎么问，爱迪巴都不愿意说出原因。也有人学他那样在自己的房子、土地周围或爱迪巴的房子、土地周围跑三圈，但没有任何收获。直到爱迪巴很老了，他已经拥有很阔气的房子和众多的土地。有一天，他又拄着拐杖艰难地绕着土地转，好不容易走完了三圈，太阳都下山了。孙子心疼地问他："阿公，您的年纪已经这么大了，而且您的土地也很多，怎么还像从前一样，一生气就绕着房子和土地跑呢？您为什么这么做呢？"

爱迪巴面对孙子的不解，终于说出了其中的原因。年轻时，他一和人吵架、争论、生气，就绕着房子和土地跑三圈，边跑边想：我的房子这么小，土地这么少，我哪有时间、哪有资格跟人家生气，我要把所有的时间和精力都用在重要的事情上啊！一想到这里，他的气就消了，于是更加努力地干活。后来随着自己的房子越来越大，土地越来越多，他再因为生气绕着房子和土地跑时，就想：我的房子这么大，土地这么多，我为什么还要和别人计较？难道我的胸怀还不如我的土地宽广吗？一想到这儿，他的气也就消了。

聪明的爱迪巴找到了一个很好的制怒、止怒的方式，绕圈跑这个过程让他思考，让他得到发泄，怒气消散后，他会把更多的心力投入奋斗，所以他的房子会越来越大、土地会越来越多。

做快乐的导体，与愤怒和敌意绝缘
■ ■ ■

愤怒和敌意是一种极易传染的病毒，我们要努力使自己对其免疫。

一天，我到一家首饰店选购首饰。我站在柜台前观看，随身背的包就放在柜台上。这时，一个中年男士也过来看首饰。为了怕我的包遮挡他的视线，我礼貌地把包拿开了。但这个人却恼怒了，他对我说他是个正人君子，不会偷我的东西。他冲我吼了几句后，气冲冲地走。"哼，神经病。"我的礼貌却被人误会，莫名其妙地挨了一顿骂，我也很生气，也没心思看首饰了，出门开车回家。正是下班的高峰期，马路上的车排起了长龙，缓慢地向前移动。我越开越生气：怎么会有这么多车；那家伙开这么快，不要命了；这家伙开这么慢，怎么学的车，简直就不该上路，纯粹浪费别人的时间！

后来我与一辆大型卡车同时到达一个交叉路口，我想："这些家伙仗着车大，经常横冲直撞，这次他一定会抢在我面前冲过去。"当我开始减速让行时，卡车也慢了下来，司机微笑着将头伸出窗外，冲我挥挥手，让我先过去。在我将车子开过路口时，眼前还是卡车司机那张愉快的笑脸，这时我的满腔怨气已经完全消失了。

首饰店中的男士不知道从哪里接受了愤怒，又把这种不快情绪传染给我，带上这种情绪，我眼中的世界都充满了敌意。每件事、每个人都在和我作对。直到看到卡车司机灿烂的笑容，他用宽厚和善意消除了我的敌意，我才有了快乐的心情。所以，别人冲你生气，是因为他有气，而不是你的错。你带着他传递给你的气愤面对别人，其实是在拿他的错误惩罚别人，岂不是很可笑？当然，同时惩罚的还有你自己。快乐和愤怒一样，都是一种极易传染的情绪，我们要努力使自己成为快乐的超级导体，而对愤怒绝缘。如果每个人都向这方面努力，我们必将收获更多的快乐，我们的世界也会因此变得更美丽。

不做坏情绪的奴隶
■ ■ ■

情绪变幻不定是我们生活的常态。情绪好时，我们可以对别人的无理冒犯或低级失误表现得很大度，一笑置之；但情绪不好时，我们就像一只举起满身钢针的刺猬，别说遇到侵犯，就是从我们身旁经过的人，也会被刺伤。当你情绪糟糕时，你的前途变得暗淡，世界在你眼里变得灰暗，人们在你眼里变得可恶，平时司空见惯的一些事这时怎么看怎么不顺眼。在这种情绪的支配之下，你极易与身边的人发生摩擦，也极易因为冲动把一些事情搞砸。

我有一位朋友，在一家公司做客户部经理。那天早晨，因为有一个很重要的会议，他一心想早点赶到公司，把准备好的材料再熟悉一遍。但天不遂人愿，车子堵在路上，只能缓缓向前移动，他的情绪逐渐降到了冰点。在过一个路口时，他差点与一辆右拐的车相撞，他大声质问对方，招来的却是对方的破口大骂。为了准时赶去开会，他只好忍着一肚子气继续往前赶，在开会前半个小时赶到了公司。但因为情绪很糟糕，半个小时的准备并无多大效果。会议开始后，面对几个重量级的潜在客户，他的发言并不精彩，在客户提问环节，有的问题他甚至没法应付。结果可以想见，公司损失了几个重要的客户，他损失的是一大笔奖金。事后他跟我谈起这事时，不无遗憾地说，那天的情绪状态不对头，堵车天天有，要在平时，他不会太在意，碰到一些抢道的也会让一让，但那天却无法忍受，忍不住跟别人发生冲突，这更加重了他的坏情绪，最后酿成了不可挽回的错误。

我们都讨厌坏情绪，但坏情绪无法避免，每月总有那么几天，我们会陷入坏情绪中无法自拔。这并不奇怪，因为人的情绪本身就以低潮——平稳——高潮——平稳——低潮这种方式不断循环，所以每月总有那么几天，我们会受到坏情绪的困扰。我们所要做的，就是当你陷入坏情绪时，想办法平和自己的心情，减轻坏情绪的杀伤力。

我们可以借助美妙的音乐改善情绪。音乐是灿烂的阳光、音乐是醉人的花香、音乐是清脆的鸟鸣，科学研究早已证明，音乐能改善人的情绪。舒缓、优美的音乐能让我们的忧愁和烦恼找到一个出口，让我们的心情渐渐平复；轻松、欢快的音乐能让我们摆脱坏情绪，重新听到自己愉快的心跳。如果你选择放声高唱，你的心情会改善得更快。

我们可以尝试转移注意力，让自己暂时置身事外。如果你因工作上的事烦恼，可以暂时放下，做点其他的工作。实在放不开你还可以抽支烟、去趟洗手间、站在窗前远眺，在这短暂的离开过程中你可以回忆一些愉快的事，让自己从烦恼中解脱。如果你为生活上的事烦恼，可以到公园或树林里走一走，享受鲜花、阳光、鸟鸣，享受溪流或池塘的静谧，你的情绪会得到更大的改善。

我们还可以选择向朋友倾诉。分享幸福可以增加幸福，分担烦恼可以减轻烦恼。当你深陷烦恼情绪时，给一两个知心朋友打打电话，对方说不定可以帮你分析问题，找到解决办法；即使朋友帮不上你，只是简单听你倾诉一番，你的坏情绪也会大大减轻。忙碌可以让人忘掉烦恼、无暇不快。让自己忙碌起来，也是改善情绪的一种好方法。放下烦恼，全心投入工作，如果暂时无事可做，还可以帮帮同事。烦躁和坏情绪会随着你的忙碌而悄悄溜走。

有些烦恼是人们自己造成的，比如胆小、怯懦、怀疑自己等，赶走这些烦恼的最好方法就是大胆采取行动。比如说，面试后对结果惴惴不安，与其不安地猜测不如直接打电话过去询问。事情的结果是好是坏只有试过之后才能知道，有时为一件事烦恼好几天，实际去做只需要几分钟。

最后，我们还可以采用精神胜利法，努力"装出"一份好心情。心理学家的研究表明，如果一个人总是想象自己进入某种情境，感受某种情绪，这种情绪就十有八九真的会到来。努力装出好心情会让你不知不觉想些愉快的事情，坏情绪慢慢就会改善。

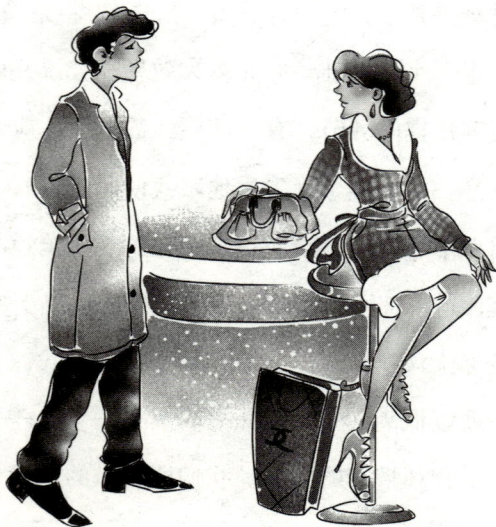

Don't Complain in Your Life

珍惜现在，活在当下 🏆

> 日日深杯酒满，朝朝小圃花开。自歌自舞自开怀，且喜无拘无碍。青史几番春梦，黄泉多少奇才。不须计较与安排，领取而今现在。
>
> ——朱敦儒《西江月》

不为打翻的牛奶哭泣
■ ■ ■

面对一杯已经打翻的牛奶，你是伤心地哭泣，还是果断将其清扫进垃圾桶，然后再倒一杯？相信大家都会选择后者，但在面临类似的其他问题时，许多人却会做出愚蠢的选择。

我遇到过一位男士，几年前辞去了老家清闲的公职，来北京追寻他的文学梦，屡屡碰壁之后在一家广告公司做文案。谈起当初的选择，他后悔不迭，觉得当初自己真是鬼迷心窍，扔掉那份清闲又稳定的工作，来北京吃苦。他一边抱怨自己"起得比鸡早，睡得比狗晚，吃得比猪差，干得比驴多，压力无限大，收入无限少"，一边津津乐道以前的工作，"上班喝茶水，下班打麻将，收入虽不多，压力却没有"。

我听后直截了当地问他："那你现在还能不能回去？如果能回去，你是否愿意回去？"

他说："我走之后，马上有人挤进来占了我的职位，现在回去肯定非常困难；就算我能回去，当年跟我在一起的同事升官的升官、发财的发财，我回去只能受人白眼，我还回去干吗？"

"既然这样，你就不要老是沉湎于过去，如果你觉得当初选择辞去公职是错误的，那么何苦拿过去的错误不断折磨现在的自己。何况，在我看来，你当初的选择也未必是错误的，因为你的未来有多种可能，至少有一半的可能都通向成功。"我坚定地对他说。

人生的路有许多条，哪条路都连接着成功。即使你不慎拐入岔路，并且已走出很远不能回头，也不必沮丧、不必懊恼，因为人生没有死胡同，再崎岖的路也会峰回路转、别有洞天。

戴尔·卡耐基是现在享誉世界的成功学大师，在事业起步时，他开办的学校遍布美国的各大城市，他的事业看上去风声水起，人们都认为他已经名利双收。然而在虚幻的繁荣后面是残酷而冷漠的数字，他的账目在无情地证明着：他在赔本赚吆喝。

这种情况严重困扰着卡耐基，曾一度使他陷于崩溃的边缘，沉湎于对自己昔日错误的追悔中，以致精神恍惚、无法自拔。

幸运的是，他的一位老师唤醒了他。老师请卡耐基到自己家里，给他拿来了一杯牛奶。当卡耐基刚要拿起杯子的时候，老师突然把牛奶打落到地上。卡耐基愕然地看着老师，老师严肃地对他说："不要为打翻的牛奶哭泣，因为这没有用。"

老师的当头棒喝一下子震醒了卡耐基。他重新振作起来，吸取了失败的教训，总结了成功的经验，继续为自己的事业努力奋斗，终于取得了巨大的成功。

不要为打翻的牛奶哭泣，不要为过去的错误懊恼，人生的每一天都是崭新的，每一天都有美丽的风景。让我们放眼未来，向着成功的方向，坚定地前行！

不透支明天的烦恼

中国人喜欢"未雨绸缪"，讲究"凡事预则立，不预则废"，所以经常忧心忡忡地为明天打算，被想象中的困难和问题挤走了今天的快乐。

我认识的一位女士，因为先生工作调动不得不辞去公职来到北京。来北京后，她在一家小公司打工，每天长吁短叹，发愁自己老了没有退休金怎么办，发愁自己生病怎么办，她的这些忧愁和抱怨让同事和朋友听得厌烦。

后来，随着工作业绩越来越好，她的忧愁和抱怨也越来越少。现在，她已经是一家小公司的老板，虽然公司规模不大，但因为有稳定的客户资源，赢利能力和前景都不错。回首以前，她自嘲地说："我们都觉得杞人忧天很可笑，可没想到我也当了一回'杞人'。"

现实生活中的"杞人"又何止她一个？处在这个多变的年代，人们普遍存在不安全感，远虑近忧一起袭来，整天深陷烦恼不可自拔，愁了工作愁房子，愁了房子愁车子，愁了车子愁孩子，愁了孩子愁养老，反正人生没有一事不发愁。殊不知，你担心的好多烦恼会随着时间的流逝自然化解，何必让不一定会到来的烦恼挤走今天的快乐？

美国第七任总统安德鲁·杰克逊的家族有瘫痪性中风的病史。在杰克逊的晚年，他一直担心自己会中风。虽然他的身体很好，但他始终不能摆脱家族病史带来的心理阴影。他经常做一些事情来确认自己并没有中风。

有一次，杰克逊和一位年轻的小姐下棋。两人边下棋边兴致勃勃地聊天。突然，杰克逊举着一颗棋子睁大了眼睛，面色苍白、满头是汗地瘫软在了椅子上，棋子也从他的手中滑落。

那位小姐惊慌地叫起来，朋友们慌忙跑过来查看情况，现场一片混乱。

"你到底怎么了？"朋友们焦急万分地问他。

杰克逊表情十分痛苦，喃喃地说："我得了中风，右半侧身体已经瘫痪了。我果然还是不能逃脱这样的命运。"

"你确定吗？"朋友们很惊讶地问。

"刚才我用手在右腿上捏了几把，一点儿感觉都没有。"杰克逊呆呆地说。

"总统先生，如果是这样的话，您可能并没有中风。"那位小姐有点儿难为情地说，"因为您刚才捏的是我的腿。"

我们总习惯殚精竭虑地构思明天，想未雨绸缪，想为明天准备好一切条件，清除一切障碍，却未想过好好地享受今天。时间一天天流逝，一个个明天变成了昨天，可我们的心中仍然只有明天。我们不断预支着明天的烦恼，也就是在不断透支着生命。

不要让明天的乌云遮住了今天的阳光，不要让明天的烦恼困扰今天的自己，让我们好好把握现在，享受现在，成就生命的精彩！

活在当下才能无悔无忧

活在当下，便不会对过去已发生的事情无谓地计较，所以无悔；不会对未来未发生的事情无谓地担心，所以无忧。而一个能无悔无忧活在当下的人，就没有什么可以拖住他的后腿，也没有什么可以强迫他往前。所有的能量都会集中在当下这一刻，生命因此便具有一种巨大的张力，可使人全心投入，使生活和事业都迸发出夺目的光彩。

举世闻名的指挥家托斯卡尼尼八十岁时，儿子好奇地问他："您觉得您这一生中，做过的最重要的事情是什么？"托斯卡尼尼想了想，回答说："我现在正在做的事，都是我一生中最重要的事——不管是在指挥一个世界著名的乐团，还是在剥一个橘子。"

把当下的事情当成最重要的事情努力做好，其实是取得成功的捷径。这听起来简单，但真正做起来却很难。阳光心态要求我们活在当下，集中精力专注眼前，这本身就暗含了成功之道。虽然我们并不汲汲于成功，但只要真正做到活在当下，那成功作为副产品也会随之而来了。

活在当下，还能让我们更好地体味生命的美好，哪怕死亡即将到来也无畏。因为就算是死亡，那也是下一刻的事情，而我们一直活在此时此刻。死亡有什么好怕的？当我们存在时，我们就还没死；而当我们死亡后，我们就不存在了，又担心什么呢？

一个饥渴困顿的旅人，在荒原上被一群狼追赶着。旅人拼命奔逃，慌不择路。忽然，他发现前面是一道峭壁。旅人收不住脚步跌下峭壁。就在坠落的瞬间，他突然发现峭壁下满是毒蛇。它们瞪着亮晶晶的小眼睛，吐着芯子，满怀期待地等着送上门的美餐。瞬间，旅人看到峭壁上有一棵小树，他忙一把抓住。就在他想松一口气时，耳边传来一阵"嚓嚓嚓"的声音——一群不知从何而来的老鼠，正在狠狠地啃着那棵小树的根部！看样子用不了多久，小树就可能被咬断。

这时，他看到小树的叶子中间，长着一个红色的果子。他仰起头，凑近叶子，吃到了那个果子。他忘却了眼前的一切危险，只是全身心地享受眼前的甜蜜……

我们每个人都是那个旅人，狼群意味着过去的挫折和失败，毒蛇意味着未来的不安和困苦，而老鼠则意味着一刻不停流走的时间。既然过去无法追溯，未来不可预知，那何不在唯一可以掌握的当下，心无旁骛地品尝甜美的果子呢？

学会享受当下
■ ■ ■

有这样一个故事：

一个年轻人正在河边等待心爱女孩的到来。他们约好了上午11点见面，可眼看11点10分了，女孩还没有踪影。年轻人许愿说："我实在太爱这个女孩，我最大的幸福就是马上见到她，然后赶紧求婚，我们结婚生子、一起白头偕老，这样我的一生就圆满了。"

神听到了他的祷告，马上把女孩带到了他身边。他喜出望外，果然马上求婚、结婚、生孩子、养育孩子长大、操持孩子婚礼，一切像走马灯一样仓促运转，接着他就走到了生命的尽头。

弥留之际，神问他："这就是你要的幸福吗？"老人摇了摇头，"不，我好像一直被催着、赶着，还没来得及好好体味和老伴在一起的感觉就要死了。如果能重来一次，我一定学会享受当下，哪怕是漫长的等待，也会好好去体会那一份期待的心动。"

神笑了，一挥手老人睁开了眼睛。他发现自己还在河边，刚才原来是一场梦。他不再心急火燎地团团转了，而是安静地坐下，倾听自己的心跳，欣赏着周围的美景，等着女孩的到来。

当下是唯一可以把握的时刻。享受当下的心态也是一种阳光心态。每一个当下连成了过去，连接了未来。如果能真正在当下无悔、快乐，那一生也会变得安宁、幸福。

一只新组装好的小钟被放在了两只旧钟当中。

左边的旧钟对小钟说："来吧，我教你怎么工作。就是不知道你的小身板儿能一年走完3200万次吗？"

"天哪！3200万次。"小钟吃惊不已，"那我不累死了？肯定不行啊！"

右边的旧钟则说："别听它胡说八道。别害怕，你只要每秒嘀嗒一下就行了。"

"真的吗？"小钟高兴了，"听起来挺简单，我就试试吧。"

小钟每秒钟"嘀嗒"一下，很轻松一年就过去了。它在不知不觉中已经走了3200万次。

不要为很久以后才发生的事情担心，只要想着当下要做些什么就行了。过去无法改变，未来也不能预知，何不像那只小钟一样，每秒"嘀嗒"一下，如此，充实的喜悦就会慢慢浸润我们的生命。

俗话说，一鸟在手，胜过三鸟在林。今天刚钓到的一条鱼，也比昨天已经发臭的两条鱼和明天可能钓到的三条鱼更有价值。我们都是凡人，抓住能抓住的，享受能享受的，若非如此，也就失去了活在当下的快乐。

把握现在，创造美好未来

圣·奥古斯汀曾经指出：所谓过去和未来，其实都是虚幻的，只有现实才是真实的存在。人类要想有所作为，就必须把握现在。我们要把握的，并不只是时间，还包括当下你所拥有的一切。

现在的你，或许从上一代那里继承了不菲的财产，极其富有；也可能非常糟糕而且运气总是不佳。但不管何种情况，能够把握现在，未来就有可能改变，穷小子可以变成大富豪，失意者也能成为大赢家；不能把握现在，未来就有可能失败，大富豪也可以沦为穷小子，大赢家也未必能一直笑下去。

公元1647年，谈迁耗费了26年，六易其稿才最终修成的《国榷》一书，竟然被一个目不识丁的窃贼偷走，从此不知所终。谈迁并没有放弃，而是重拾翰墨，从头写起，又用了四年的时间，终于完成新稿，并反复修订，最终《国榷》这本史学巨著得以流传于世。

书稿失窃的那一年，谈迁已经53岁了。但是他并没有沉浸在气愤和抱怨之中，相反，他能把握住现在，敢于从头写起。如果选择放弃，他的生命将永远停留在53岁的悲痛之中，又怎会有这部著作流传于世？

原北京外交学院副院长任小萍，年轻时起点也很低，大学毕业后她被分配到英国大使馆做接线员。当时这个工作完全不被人看好，谁都认为没有出息。可是任小萍却做得有滋有味。她把所有和使馆有关的人乃至家属的电话都记得一清二楚，慢慢地她成了所有人的大秘书，因为表现出色，后来竟被破格调去给英国一家大报的记者处做翻译。如果当初她一味抱怨作为接线员的卑微，那么，何来之后跻身于外交战线的人生转折呢？

比尔·盖茨当年所拥有的资源，不过是一种近乎幻想的创业狂热和自己所了解的专业知识，但是最终，所有的奇迹都在这个退学的学生手中创造，一个崭新的IT王国呈现在世人面前，而他也由此成为世界首富。

有句话说得好："寒梅无法选择季节，但却傲视冰霜；秋菊无法选择时令，却代秋天发言。"对于人生而言，现在未必是最好，此刻未必是幸运。可是如果失去此刻，你的未来也就失去了一个制高点、一个契机、一种信念。只有善于把握现在的人，才能够盼到危机中的转机、不幸中的幸运、不利中的有利，只要你相信眼前的困难只是通向成功的关口，过去之后就会是晴空万里，就一定能够改变命运。

不要抱怨当下的条件差强人意，重要的不是"得不到"和"已失去"，而是你的罗盘是否指向未来。如果是，那就应该毫不犹豫地升起帆，充分利用自己的有利条件，去开创美好的未来。

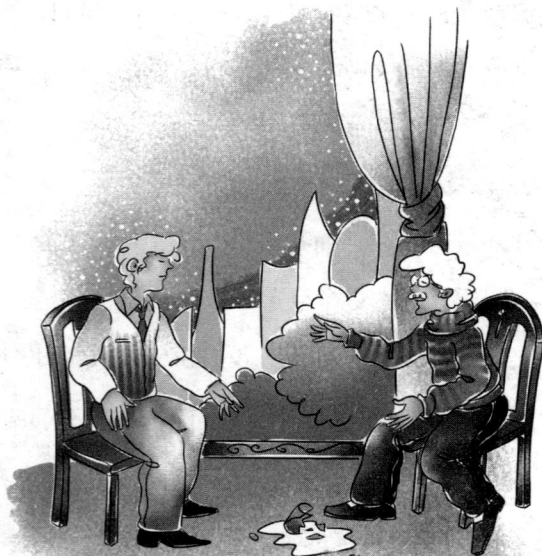

Don't Complain in Your Life

把压力变成甜蜜的负担 ☕

> 压力是一个淘气的小孩，并不能剥夺我们内心的快乐。反之，如果我们为此而悲伤，那就会加重人生的悲哀，使人不堪重负。事实上，无论什么时候，总会有无数理由让你开怀一笑。

拥有越多，压力就越大
■ ■ ■

"压力"和"拥有"处在对立面，这两个词往往被理解为一个贬义一个褒义，根本不可能冰炭同炉。比如说，你拥有的财富越多，生存的压力就会越小；拥有的机会越多，选择的压力就会越小；拥有的朋友越多，孤独感就会越小。好像不管在"拥有"后面填上什么，都不可能和"压力"前面填上的东西成正比。

但事实真的如此吗？我们来看看以下这些"奇怪"的例子：

2006年2月19日，李安执导的《断背山》荣获英国电影学院奖（BAFTA）最佳导演、最佳影片、最佳男配角和最佳改编剧本四个奖项。当李安从伦敦市莱斯特广场的欧迪恩戏院走出来时，面对记者的采访，他坦言获奖越多，压力越大。因为这进一步促使外界一致看好《断背山》，期待它成为冲击奥斯卡金像奖的一匹黑马——而在导演李安的眼里，这部电影原本只是一部没压力的小制作而已。众人的期待使得李安平添了重重压力，当然，也使他收获了事业成功的喜悦。

被誉为中国"跳水皇后"的高敏，在1988年第一次夺得奥运会跳水冠军时，就完成了从运动员到体坛明星的华丽蜕变。但是作为中国军团兵败汉城时的唯一亮点，她身上的压力可想而知。1992年巴塞罗那奥运会比赛前，由于巨大的压力，她极度忧郁，甚至想过如果拿不到冠军，她就从当地最高的楼上跳下去。然而最终，她跳楼的噩梦没有成真，因为她夺冠的梦想又一次成为现实。压力与收获几乎是完全相同的重量。

2010年5月，青岛春季纺博会创造了18亿美元订单的新纪录，海外订单平均增加四成，但是纺织企业却出现了订单越多利润越少的情况，部分中小企业甚至因成本高于售价而关门停产。之所以出现这样的情况主要是有三大原因：熟练工短缺抬高了工资、棉花涨价促使成本大增，以及欧洲债务危机压缩了利润空间。所以我们看到，拥有了越多机会、越多订单，也就意味着承担了更大的压力。

名人如此，企业亦如此，常人同样也会出现如此情形。

有一位青年人进入了一家企业的外销部门，作为该部门唯一的职员，老总对他器重有加。第一天，一台崭新的台式电脑就搬到了办公室；中午，老总又亲手交给他一台笔记本电脑；不久，又给他配了一部高档的商务手机。青年人觉得老总对自己这么好，给自己这么优厚的待遇，肩上的压力越来越大，工作中总是谨小慎微，生怕有一点疏漏，稍有闪失就觉得万分对不起老总。因为拥有越多，所以压力越大；又因为压力越大，所以加倍努力，年轻人的进步也就越大，拥有也就越多。压力和拥有就像滚动雪球的两个着力点，使他的成绩不断累积。

人生有时就像赌博，一旦你被赋予的期望值越高，为你而下的赌注就会越大；反过来说，你身上被押的赌注越大，你所承担的压力也就越大。这份压力促使你不能向下，只能向上；不敢回望，只能前行。虽然承受压力的感觉不免痛苦，但同时你又会感觉到被信任与被关注的甜蜜，以及被推向攀登巅峰之路的紧张与喜悦。

压力是幸福的重量

压力现在已经成了一种社会病。首先是工作压力大，自己的表现似乎永远不能让老板满意；其次是生活压力大，物价像坐过山车似的攀升，收入却像老牛拉的破车般慢慢往上爬；还有房子的压力，孩子受教育的压力，自己以后养老的压力，这些压力像一座座大山，压得人们喘不过气来。

一天，一位同样被生活的重负所苦所累却始终保持乐观旷达的朋友，给我讲了一个故事：

有一个中年人每天要应付很多的事情，工作上的、朋友间的、家里的，他觉得生活太沉重了，压力非常大。苦恼的他想从困境中解脱出来，于是去咨询一位智者。智者听了他的诉说，给他拿了个背包，然后指着门前的路对他说："我们顺着这条石子路走，每当你看到自己喜欢的石子，就把它放进背包里面。"

中年人随着智者慢慢地在路上走，并且将喜欢的石子放进背包里面。走到一半路程的时候，他已经装了半包漂亮的石子。

智者问他："现在你有什么感受？"中年人说："越往前走，让人喜欢的东西越多，背包也就越来越沉重。"智者捋了捋银白的胡须，微笑着说："是啊，其实人生就是这样，每个人刚来到这个世界上，背包里面都是空空的。随着年龄的增长，我们拥有的东西也越来越多，亲情、爱情、友情、工作、家庭、荣誉、金钱、幸福，随着路越走越长，背包里的东西也就越来越多，所以我们会感到压力越来越重。"

中年人问："那我怎么做才能减轻负担和压力呢？"智者微笑地看着他，回答道："要减轻负担其实非常简单，你只要把拥有的美好东西拿出去一些，你的压力就会减轻，友情、爱情、家庭、地位等，你想放弃哪一样呢？"看着智者深邃的目光，中年人无言以对。

生活就是这样，你拥有的越多，你承担的越多，你感受到的压力就会越大。试想，如果你没有工作、处在失业的状态，又何来工作的压力呢？这样想想，工作压力大也是一种幸福啊！

台湾作家张晓风有一篇散文，提到自己跟丈夫谈恋爱的时候，有一次在湖面泛舟，回程时忽然刮起大风，小船在湖里直打转，丈夫奋力摇橹，累出了一身大汗。张晓风愧疚自己加重了船上的负荷，丈夫却说："只要你肯在船上，你是我最甜蜜的负荷。"

台湾作家林清玄在阐述"人生之美"的时候也曾说过："爱和美，可以减轻许多人生的沉重。"他接着举例说，"当你回到家中，面对你爱人的时候，你可以满怀爱意地把她抱起来，转上一圈。这时，如果给你一块五十千克重的石头，也让你抱起来转一圈。结果呢，你会发现石头很沉，让你不堪重负，为什么？那是因为你对石头没有任何感情，石头的重量是真实的重量，而爱人的重量则是一种幸福的重量。"

是啊，我们每个人装进人生"背包"里的都不是纯粹的石头，而是生命历程中精心寻找来的爱情、事业、家庭、婚姻、友谊等许多令我们幸福快乐的东西。这些东西带给我们喜悦和甜蜜的同时，也让我们感觉沉重，但就是这沉甸甸的幸福，才让我们感受到了生活的丰富、爱情的美好以及生命的充实。所以当你感到生活的负担沉重时，应该感到庆幸，因为沉重的背后是丰饶的拥有。

人生的背篓所承载的是幸福的重量，所以你的压力是一种甜蜜的负担。

偶尔停下追逐的脚步

■ ■ ■

有一句话说得好："我们之所以痛苦，是因为我们走得太快，灵魂追不上了。"

现代社会，以快为尊。从教育界的各色小神童、速成班，到商界的"快鱼吃慢鱼"、"速度决定一切"；从满大街的"肯德基"、"××快餐"，到美容院的"三天减八斤，五天成美女"。我们习惯了逼迫自己奔跑，生怕被抛下、被遗弃。我们信奉的是"落后就要挨打"，每天咬牙告诉自己不能输在起跑线上……

结果，所有的人都行色匆匆、健步如飞，心灵会越来越空，快乐也越来越少。

想起了一个童话：

有一双非常漂亮的红色舞鞋，无论哪个女孩子把它穿在脚上，都能跳出仙女一样的舞姿。姑娘们都喜欢这双红舞鞋，一见它就两眼发亮，兴奋得尖叫不已。可是大多数姑娘都只敢想而不敢穿。因为这双红舞鞋有魔力，无论谁穿上它，都不得不狂热地跳舞，直到累死为止。

一个擅舞的、可爱的小姑娘实在抵挡不住红舞鞋的魅力，不听家人的劝告，悄悄地穿上它跳起舞来。果然，她的舞姿美极了，使所有见到的人倾倒。姑娘的虚荣心也得到了极大的满足。她不知疲倦地舞着，无法停下脚步。无论是黑夜降临，还是狂风暴雨袭来，姑娘都无法停止，只得勉强在黑暗和风雨中跳下去。她跳到了陌生的森林，跳到了肮脏的泥沼，跳到了尖利的石堆上。她终于害怕了，想回温暖的家，可红舞鞋还在不知疲倦地带着她跳舞。最后，当太阳升起时人们发现，姑娘安静地躺在一片青草地上累死了。她的双脚又红又肿，而旁边，则散落着那双妖艳、带着魔力的红舞鞋。

这个故事使人感慨万分，却又心惊胆战。永远无法停下地舞蹈，想想就可怕。有时候，我们是不是也成了那个穿上了红舞鞋的姑娘，在不知不觉中背叛了自己的心，只知道追着诱惑不停地向前旋转？我们何时能停下着了魔的脚步，让身心休息一下，好好地享受生命中的平淡和美丽！

一味求快的人不一定是最终的胜利者，因为生命不是一场赛跑，跑得快的不一定会赢。我们应学会不让心灵被欲望奴役，让它自在地迎风飞扬。有句广告词说得好："停下来，享受美丽。"我们也应放慢脚步，去体味一下久已生疏的安宁和感动。

一个牧师在布道时，曾婉转地批评那些过于追逐外在事物的人：

上帝给我一个任务，叫我牵蜗牛去散步。我想快点走，可蜗牛爬得实在太慢。尽管它已经很尽力，但依然让我无法容忍。我催它、吓唬它，甚至敲打它，可蜗牛依然慢慢地爬着。我愤怒了，对蜗牛拳打脚踢，可蜗牛尽管喘着粗气拼命往前爬，依然慢得要命。我绝望了，不明白为什么英明的上帝让我牵一只这么慢的蜗牛散步？

发泄累了，我只好停了下来，认命地跟在蜗牛后面，看着它一点一点往前爬。

咦？我忽然闻到了花香，原来旁边有个花园。我感到微风徐徐吹来，温柔得让人落泪。慢着，我听到了什么？是虫鸣声；看，天空多么晴朗。我以前怎么没有留意到这些呢？哦，我明白了，原来上帝不是让我牵着蜗牛散步，而是让蜗牛牵着我去散步啊。紧张的生活节奏压得人透不过气来，我们也应长存一份"牵着蜗牛散步"的闲心。偶尔放慢你的脚步，心也会变得豁达。我们会重拾在匆忙赶路中遗失的美好，让眼睛不再对美丽视而不见，我们会闻到阳光的清香，感到清风的温柔，听到花开的声音。我们会认同自然与生命的美妙。

杨先生是一位企业老板，他每天都忙得像个陀螺，似乎永远没有停下来的时候。

有一次，一个朋友邀请他到一家茶楼聊天。杨先生一见到朋友，几句寒暄后就谈起了工作。他说市场竞争太残酷，自己时时担忧；他抱怨下属和同行，让他简直要崩溃。朋友建议不谈工作，只聊聊天。杨先生却惊讶地问："不谈工作还有什么可谈的？我现在的时间宝贵着呢，一分钟恨不得当两分钟用！"结果原本快乐的休闲时光，却被杨先生不停地诉说工作烦恼而打乱。

朋友问杨先生："你最渴望什么？"他说："我最大的渴望就是能回家喝碗粥。"因为他整天忙碌，很少有时间回家和家人一起吃饭。他的儿子都快高中毕业了，他却连老师的名字都不知道。他经常挂在嘴边的一句话就是："我真的不想干了，可是我必须撑下去。"

杨先生就是这样整天工作，明知没有乐趣也不停地往前冲。用他自己的话说，"我就像卖给了这家工厂"。我们应该为他感到悲哀，因为他不懂得适时停一下，导致生活的残缺，这样哪怕赚再多的钱也不会快乐。

我们不能走得太快，因为我们不是飞鸟、不是野兽、不是天使，我们只是平平凡凡的人。我们需要朋友，需要欢乐，需要幸福。我们应该停下来，给自己一点时间，体味生命的热闹与荒凉，欣赏苍穹之上的辽远与空阔，享受平常的小小幸福。

淡化输赢之心

以输赢论英雄深入人心，争赢求胜似乎是人类的天性。但我们要问：输赢的标准是什么？输者真的输了吗？赢者一定赢了吗？

万物相对，成败输赢也是如此。输赢只是一时，世事如梦似幻，人生一世，最终也不过走向死亡。那时所有的争斗和比较，都会以平局而结束游戏。

一休禅师以聪慧闻名，有些人为了证明自己比一休更"聪明"，就来找他比试。

一位武士手握一条鱼，找到了一休。他说："请问禅师，我手中的这条鱼是死是活？"

一休知道，如果他说鱼是死的，武士肯定会松手，那鱼就是活的；而如果他说鱼是活的，那武士必定会捏死那条鱼。于是，一休双手合十，淡淡地说："鱼是死的。"

武士马上把手松开，哈哈大笑道："禅师啊，你输了，这明明是条活鱼。看来还是我比你聪明啊！"

一休再次淡淡笑了一下，说："是，我输了。"

一休输了，但是他却为一条鱼赢得了生命。在一休看来，输赢得失并不重要，生命才是最宝贵的。他达到了自己的目的，这样看来，一休也赢了。

有人曾说："放下输赢，你就赢了。"有时候我们光顾着争赢，就如同那位盲目自大的武士。但实际上，结局并非是我们认定的那样。看似赢了，实际上却可能输得更彻底。

有一位禅师，经常和村中的儿童嬉戏玩耍。

有一天，禅师和一个儿童做争输赢的游戏。他们约定，谁输了就给对方买果子吃。禅师先说。他伸开两只手，"喔喔"叫着："我是大公鸡。"儿童笑嘻嘻地说："我是虫子。"禅师马上做出扑上来的样子，大叫："大公鸡要吃虫子，哈哈，我赢了。"儿童却说："嘻嘻，我飞走了。"禅师愣住了，过了一会儿，他大笑说："你赢了，走，我给你买果子吃。"

为什么禅师自认输了呢？因为儿童跳出了他们的争执，没有按照公鸡、虫子拼个你死我活的逻辑接下去。他天真无邪地说要一飞了之，如此则避免了争斗。不争即为争，败也是一种胜。这恰恰符合禅的宗旨。

老子曾说："夫唯不争，故天下莫能与之争。"有人跟你争，你避开他，让他赢又怎样呢？他能赢到什么？而你又会输掉什么呢？想明白了这点，就会看透输赢的本质，不会患得患失，斤斤计较。

古时候有一个人叫陈嚣，他和纪伯是邻居。一天夜里，纪伯偷偷地把陈嚣家的篱笆拔起来，往后挪了一段距离。这个举动恰巧被陈嚣发现了，他没有恼怒，而是想："你不就是想扩大点地盘吗，那就随你吧。"等纪伯走后，他又把篱笆往后挪了一点。

天亮后，纪伯发现自家的地多出了许多，马上知道是陈嚣干的。他非常惭愧，主动到陈家道歉，并归还了原来侵占的陈家的地。

为什么我们中国人普遍感到人生不易，活得太累？因为我们过于看重输赢，总是好强、争胜。人类最大的愚蠢，就在于逃不出一个"争"字。如果把一生都花在不择手段争输赢上，那我们就成了输赢的奴隶，反而忽略了人生中真正重要的事情。

人活一生，只有婴儿和老人最滋润。因为婴儿年幼无知，既不会争也不会抢，所以怡然自乐；而老年人已经和别人争过、论过，所以不再执着于输赢。没了输赢之心，自然活得快意潇洒、无拘无束。

很多时候，我们都过于看重输赢。其实想想，人生又有多少事情非得去争出个子丑寅卯呢？就算争赢了又怎样？最终不过暂时获得了一点满足，又能对人生增益多少呢？当一切走向终点，大家都会与泥土融为一体，谁还会记得那些无聊小事的输赢？

　　我有位朋友，以前是个凡事喜欢强出头、争强好胜的人物。在一次体检中，他查出长了胶质肿瘤。从他痛苦绝望的眼神中，我再也看不出昔日的锋芒毕露和争强好胜，只看到强烈的求生欲望。此时此刻，他方明白之前一直争取的东西都毫无价值。名利也罢，地位也好，晋升、加薪、好工作，都不能让他感觉到快乐。他的愿望只是活着，哪怕住茅屋、吃糠咽菜，他也会甘之如饴。可是，谁又能满足他这个卑微的愿望呢？

　　那些争名夺利、钩心斗角、斗天斗地之人，常常机关算尽、劳心劳力之后才发觉争来的结果并不是自己想要的；而为了争胜付出的代价——健康、快乐、和谐、安宁，也是超乎了想象的。所以，洞穿世事的人不会争强斗狠，而是一切顺其自然、遵循规律。如此反而常获得别人无法争到的东西。这就是常说的不争之争。证严法师曾开示："不争的人才能看清事实；争了就乱了，乱了就犯了，犯了就败了。要知道，普天之下，并没有一个真正的赢家。"

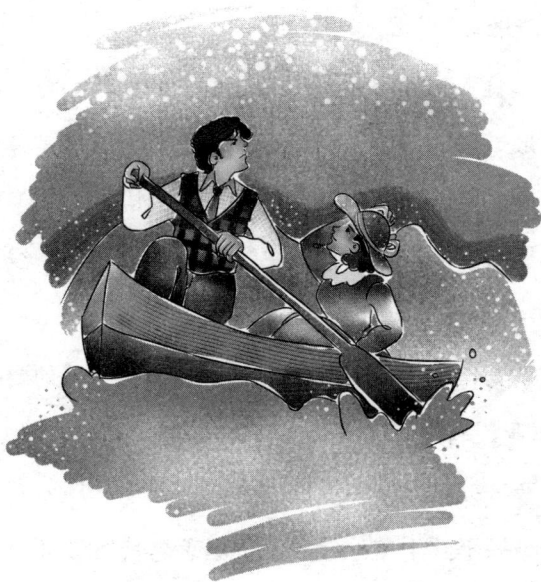

把工作变成快乐的旅程

> 世上本无牢笼，牢笼只在心里。真正的悬崖其实不存在，只要你不跳下去，悬崖依旧是一块平地，乃至一处风景。只有当你决意要跳下去时，它才真正成了悬崖。所以，面对悬崖，请转过身来！

工作是你的事业

工作并不仅是一种谋生的手段，而是一种自我实现的过程，是一番大有可为的事业。当我们从事一份工作的时候，只有时时处处念兹在兹，才能摆脱厌倦心理，不断实现自我超越。前国家体育总局局长袁伟民说过："要想在事业上真正干出名堂来，首要的是有一颗强烈的事业心，以及在这种事业心支配下产生的钻劲和出奇的迷劲。"

有一位老师，教了近二十年体育，到他年近不惑时，由于种种原因竟然改教了语文课。大家应该知道，语文课是公认最好教又最难教的课：说它最好教，是因为语言是最重要的交际工具，谁都会说话、谁都写过文章、谁都有语文基础；说它最难教，是因为语文不管怎么教，要教出很大的成果都非常困难，特别是难以立竿见影。所以这位老师平常也没少听那些一线语文教师的唠叨，总是抱怨不如教数学有成就感。

可是这位体育老师却不这样认为，他怀抱着一颗火热的心，下了狠劲要把语文教好。字不好，他就坚持用毛笔小楷备课、改作业、写字，一用就是三年；朗读不好，他就向低年级教师拜师学艺，回家后一遍又一遍地通过录音来校正发音；上课缺少经验，他就从零开始，一节又一节地听同事的课，一本又一本地啃理论。结果不到十年他就成了全国著名特级教师，至今已出版了理论著作十多部，所获奖项更是不胜枚举。

这位教师就是支玉恒。

科班出身的语文教师尚且发愁，半路出家的体育老师却不到十年就有所成就，归根结底是因为支玉恒能够把语文教师这个工作当成事业来做，高度的事业心成就了他的事业。

格瑞曾经是一家超级公司的部门负责人，可谓前途无量。可是某一天，他因为抵制不住看欧洲杯的诱惑，擅自离岗半个小时，结果被老板发现炒了鱿鱼。后来，他又陆续应聘了几家公司，始终做得不如意，最后竟然穷困潦倒、借酒浇愁。

接替格瑞的是德克，他各方面能力都不如格瑞。但是德克与格瑞最大的不同是非常热爱自己的工作，每天都力求把自己的工作做到最好。即使下班后，还经常思考怎样提高自己的工作效率，怎样带领全部门创造更好的业绩。最后，德克成了公司的欧美区总裁。

当格瑞遇到德克时，他依旧在为当年的行为辩解："这是极其不公平的，我已经处理完了手头的事务，况且我为企业奉献那么多年，为什么就不可以离岗半个小时？命运真是不公平啊！"

德克说："也许是命运，不过关键却不在于此，而在于你只是把工作当作一种谋生手段，而没有将其当作自己的事业来做。"

解释格瑞和德克唯一的区别，就是二者事业心的差异。前者因缺乏事业心而轻视工作；后者因为拥有强烈的事业心而踏上了成功的红地毯，步入成功者的荣誉殿堂。

把工作当游戏

■ ■ ■

在绝大多数人的观念中，工作和游戏是截然分开的。工作意味着压力和责任，所以总让人感觉沉重；游戏代表着放松和快乐，所以总让人感觉愉快。工作是为了生存和发展，不得不做、无法逃避；游戏是为了精神享受，让人期待、让人向往。如果我说请把工作当游戏，你一定觉得我在开玩笑，因为我们通常用"游戏人生"来形容不负责任的生活态度，是令人鄙视的。

把工作当游戏，不是让你以不负责任的态度对待工作，而是让你用对待游戏的激情和放松来对待工作。从古至今，工作和事业都被当作一个非常宏大、非常沉重的命题来谈论和宣扬，所谓"天将降大任于斯人也，必先苦其心志，劳其筋骨"，好像一个人若想做出了不起的成就就必须做出非常大的牺牲，忍受非常大的痛苦，其实事实并非如此。

20世纪60年代，一个韩国学生到剑桥大学进修，闲暇时他经常到剑桥旁边的一个咖啡馆坐坐。那里经常聚集着各种了不起的人物，包括学术权威、诺贝尔奖获得者、文学家、艺术家，还包括创造了财富神话的巨商大贾。这些人聚在一起聊天，他们风趣幽默、举重若轻，仿佛对自己的成功并不以为意，更不觉得那是一件多么艰苦的事。

因为专业是心理学，所以这位韩国学生开始对这些成功人士的心态进行研究，他发现，这些成功人士把成功看得非常自然、顺理成章，他们没有那么多秘诀，更没有那么多忠告，如果真要挖掘他们成功的原因，无非两点：一是对自己从事的工作或者说事业有极大的热情，二是持续不断地关注和努力。而在东方文化中，人们有意把成功描述得很伟大、很神圣，把成功的过程描述得很艰险、很痛苦。他认为，这样的东方文化是成功者对其他人的一种欺骗，正因为他们把成功描述得如此难，所以让很多人知难而退。他把这一结论写成一篇论文，提交给了自己的导师——现代经济心理学的创始人威尔·布雷登教授。教授看后非常惊喜，他认为这种现象不只存在于东方文化中，在世界其他地方也比较普遍，但之前并没有人注意到并加以研究。教授还给自己的剑桥校友、当时的韩国总统朴正熙写了一封信，他说："我不敢说这个发现对你有多大的帮助，但我敢肯定它比你的任何一个政令都能产生震动。"

后来，这篇论文丰富部分内容后以《成功并不像你想象的那么难》这一书名在韩国出版，伴随着韩国的经济腾飞，这本书也缔造了销量神话。当然，这个韩国学生后来也取得了成功——成为韩国泛业汽车公司的总裁。

由此可见，要做好我们的工作，要在事业上取得成功，并不一定非要"三更灯火五更鸡"，并不一定非要"头悬梁、锥刺股"，只要我们对工作感兴趣，并坚持不懈地付出努力，我们就会慢慢取得成功。这不正是我们玩游戏时抱有的心态吗？

把工作任务当作游戏的目标，把工作中的困难当作游戏过程中闯过的一道道关卡，把难熬的工作当作一场快乐的游戏，你会发现工作变得轻松了许多。

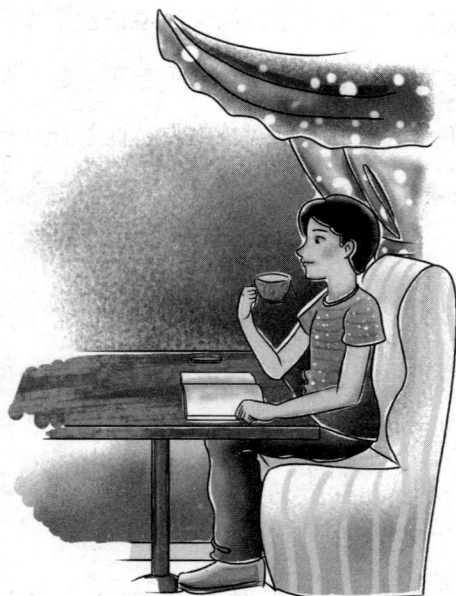

我认识一位做导游的女孩，她上大学的时候迷恋上了一种叫"过山车"的网络游戏，就是用一堆金币和材料自己建造一个游乐园，并经营下去。刚开始玩的时候，她总玩不好，总是把钱花在一些花里胡哨的无用东西上，结果成本很高，游乐场难以为继，很快就倒闭了。后来她吸取了经验教训，尝试用最少的钱来建游乐园，还学会如何用免费模式吸引游客，等游客多起来再想办法附加收费项目，也学会了如何参与各种评奖赢得口碑、建立品牌，后来她的游乐场经营得非常好。大学毕业参加工作后，她不自觉地就把游戏中积累的经营思路和工作模式运用到了工作中，为游客设计个性化的旅游线路，并挂在网上销售。基于以前玩游戏的积累，她的工作做得风生水起，更重要的是，她觉得现在的工作就像以前游戏的延续，真是其乐无穷！

其实，我们每个人的工作能力相差并不大，但真正能够在工作中表现出激情的人却并不多，这就在很大程度上决定了工作的结果。正所谓看法决定想法、想法决定做法、做法决定结果，如果你能把工作看作一场快乐的游戏，以对待游戏的热情和投入来对待工作，并持之以恒地坚持下去，你未来一定会成功！

寻找工作中的乐趣

我们时常会听到这样的抱怨：

"真烦，天天跟机器人一样，重复同样的事情，真是命苦啊！"

"三点一线，一成不变！"

"你看某人的工作多好，干那份工作才叫带劲！"

……

这些抱怨就是人们对工作失去新鲜感后，产生的职业懈怠。再有创意、再刺激的工作做久了都难免重复，很容易让人厌倦。这种懈怠和厌倦情绪就像蛀虫，慢慢蛀蚀掉人们的责任心和创造力，让大多数人庸庸碌碌地度过一生。

有三个泥水匠，同在一个建筑工地打工，他们是老乡，休息时三人一块去给家人打电话。家人问他们最近工作怎么样，三个人说了三个截然不同的答案。

第一个工人说："唉，我们就是在盖房！这工作非常枯燥，每天重复那几个动作，而且还累得要死。"

第二个工人说："嗨，我们在盖一栋高楼，工作虽然累，但我从没见过这么高的楼，你们想象不出这楼盖出来会有多气派！"

第三个工人说："哈哈，我们正在建设一座新城市！不久，这座崭新的城市就会在我们手中诞生，看看，我们做的工作多么值得自豪！"

若干年后，第一个工人还在建筑工地干活；第二个工人成了这家建筑公司的设计师；至于第三个工人，则成了这家建筑公司的总经理。

这三个工人的差别在于对工作的认知，第一个工人仅仅把工作当作谋生的手段，所以觉得工作就是苦役；第二个工人将每天的工作跟不久后的目标联系起来，在目标中找到了乐趣；第三个工人把工作跟自己的梦想联系起来，不只在工作中找到了乐趣，还找到了自豪感。由此可见，目标和梦想能让我们感受到工作的乐趣，能让我们保持对工作的热情和憧憬。

另外，注重工作中的细节，把细节变得充满乐趣，也能让工作变成一件快乐的事。

有个人接下了一个经营不善的鱼摊。但接下来的日子里，他很快就意识到经营这个鱼摊的艰难。生意不好，员工也没干劲，干起活来没精打采。

这样下去是死路一条，这人经过思考，决定把卖鱼这个普通的生意做出特色来，并制订了切实可行的计划——"快乐卖鱼"。

在接下来的时间里，他和员工每天都把卖鱼当成一种快乐的表演。每一道工序，工人都把鱼高高地抛给下一个人，并大喊一句："鲑鱼飞到威斯康星！"这样卖鱼，他们都觉得很快乐。买鱼的人也感染了这种快乐，高高兴兴地把鱼买回了家。

就这样，几年间他们的营业额翻了五倍。

孔子曾经说过："知之者不如好之者，好之者不如乐之者。"学习如此，工作也一样。乐趣才是工作的永动机，有了它，人才可以不畏艰辛，将工作中的艰难轻松克服。

压力面前多想想成功
■ ■ ■

现代社会的激烈竞争让人们普遍感受到了工作的压力，这压力像山一般压在人们肩头，像乌云般笼罩在人们心头，时不时让人感到疲惫、恐慌、厌倦。

怎样减轻工作的压力，怎样让自己的工作变得轻松，一个简单的方法就是多去想想挺过压力之后的成功。成功是醉人的美酒，成功是迷人的花朵，哪怕只是想象中的成功，也能给我们带来身心的愉悦，能增加我们的勇气、鼓舞我们的干劲，从而使我们更好地承受工作压力、完成工作任务。

有位国王想找一位最出色的雕刻家来为王后雕一尊塑像。经过层层筛选，最后有两名雕刻家被带到国王面前。国王命令他们在三天之内完工，如果逾期未完，或者雕得不好，就要被流放到寒冷可怕的北方孤岛。

两个雕刻家开始工作了。

　　第一位雕刻家愁眉苦脸，抱怨自己不幸的命运："万能的主啊，为什么是我呢？为什么要让我活在这门手艺上，又死在这门手艺上呢？两人比赛，肯定有输有赢，然而谁又能揣测到国王陛下高深莫测的意旨和喜好呢……"可想而知，他的工作进展得并不顺利。

　　第二位雕刻家则一刀一刀地雕琢着他的作品，好像一点也不担心自己的命运，完全忘记了周围的一切。渐渐地，躯体、毛发、五官……一个美丽的女人出现在人们面前。

　　最终，第二位雕刻家赢得了国王的赞赏，而第一位雕刻家则沮丧地瘫倒在自己的作品前。这时，王后说："首先，我要感谢你们的作品，这次竞技其实是我和国王陛下打的赌，所以你们两人都不会被放逐。我认为高压会压抑人的才华，但是现在我输了，因为你们中的一个能够在巨大的压力和威慑下出色地完成任务。但我很想知道你是怎么做到的？"王后边说边把头转向了第二位雕刻家。

　　这位雕刻家说："很简单，尊贵的王后。其实我承受的压力和那位同人丝毫不差，可是每当压力袭上心头，我总是想：我曾经雕过多少美丽的少女，给人们带来了多少美的震撼。而如今我雕刻的是一位如此美丽的王后，一旦完成，一定会是流芳百世的杰作！这样，我的压力就暂时没有了，我就会完全陶醉在工作之中。"

　　压力是一种外界施加的客观存在，其有与无、大与小不是人所可以控制的，但是人却能控制自己应对压力的心情。在压力面前，不过多去想压力的可怕，而是展望压力过后即将迎来的成功，这样才能拥有一种良性的心态，有助于我们完成工作。

　　我们不能改变环境，但是可以改变心态；我们不能抛开压力，但可以多想想成功。

全力付出，享受过程 ☕

> 别怕你的付出别人看不到，你在付出时候得到的，永远比你以为的要多得多，大胆付出吧！

先付出，再问收获

市场经济讲求等价交换，讲求付出与收获相当，不提倡默默无闻的奉献，所以现在的年轻人都不喜欢当沉默的老黄牛，上一代的思维方式和行为方式已经被他们抛弃，他们每从事一份工作，先考虑自己能收获什么、收获多少，如果觉得不划算，宁可不做。

这种思维方式很好，有助于保障自己的权益，但随之而来也产生一些问题。有不少企业家朋友向我抱怨，现在的很多年轻人只盯着报酬，让加个班，先问加班费多少，工作时菜鸟一个，做不出多少业绩，要钱时反而是高手，非常理直气壮。所以碰到这样的年轻人，他能不用就不用。

劳资双方永远是一对矛盾，员工注重的是过程中付出的辛苦，老板却只看你的工作结果，看你给公司创造了多少效益。在此，我无意谈论双方谁对谁错，只是想站在年轻人成长和发展的角度上给大家一条忠告——先付出，再问收获。

要想在秋天收获粮食，必须先在春天播种；要想摘取树上的果实，必须先浇水、施肥、除虫。付出之前，不要计较太多，就像农民不会因为可能存在的干旱而放弃播种。

一个旅人在沙漠中迷了路，水喝完了，他忍受着干渴、透支着体力四处找水。突然，他看到一座小屋，急忙赶过去，想向屋子的主人讨口水喝。但走到屋里，他却失望了，这是一座废弃的屋子，里面的东西破破烂烂，久已不住人了。正当他要陷入绝望时，发现了屋角一台生锈的抽水机，他兴奋地上去抽水，却一滴水都流不出来。他颓然坐下，看到抽水机后面有一个小瓶子，里面居然有一瓶清水。瓶子上贴着一张小纸条，上写："把这瓶水倒进抽水机，你才能抽出水。在你离开之前，不要忘了把瓶子装满。"看着这一小瓶水，这人陷入了犹豫。如果把水倒进抽水机，却依然不能抽出水，他马上就会渴死，这可是一瓶救命的水啊；但是单凭这小小的一瓶水，只能解一时之渴，却不能支撑他走出沙漠，如果他喝下这瓶水，就可能错失得到更多水的机会。最终，他决定冒险一试，他颤抖着手把水倒进抽水机，才抽了几下，清水就从抽水机中汩汩而出。他痛痛快快地喝了一顿，还灌满了身上的水壶。最后，他把小瓶子装满水，并在纸条上又加了一句话："相信我，把水倒进去后真的能抽出水来。"

这个旅人倒出了一小瓶水，收获了大量清水，试想，如果他不把瓶中水倒进抽水机，他就只剩那一小瓶水了。我们的工作也是一样，小付出小收获，大付出大收获，不付出肯定不会有收获。

有一位刚参加工作不久的小伙子，经常向我抱怨工资低、老板不重视，一心想炒老板的鱿鱼。我问他："你把公司的运营情况搞清楚了吗？明白公司产品的优势吗？把公司的老客户维护好了吗？帮助公司开发了新客户吗？"他对这些问题的回答都是否定的。尽管我明白他现在的境遇是因为工作成效不高，但我没有直接指出，而是劝他先踏踏实实地付出努力，把我提的这些问题搞清楚再炒老板的鱿鱼，因为这些会为他开始下一份工作积累宝贵的经验。可能小伙子是为了炒老板鱿鱼时收获一点得意吧，他果然非常用心地工作起来。经常加班研究给客户提供的产品解决方案怎样才能更完善，怎样才能更好地将产品优势发挥出来，甚至上班路上都在考虑怎样跟棘手的客户沟通。

大半年以后，我又遇到了这位小伙子，我问他："你辞职了吗？"他说："没有，我现在一点都不想辞职了，最近三个月我的工资连升三级，老板还经常表扬我，我现在感觉很好，也很喜欢这家公司。"我说："当初你想辞职，是因为工作做得不够好，但你看不到这些，只看到自己的收获太少。我当时若直截了当地告诉你这些，想必你听不进去，所以我要了一个小小的花招，激励你努力付出，因为你只有先付出，才会有收获。"小伙子连连点头，感激地笑了。

要想得到别人的帮助，就必须先帮助别人；要想得到别人的爱，就必须先去爱别人；要想在工作中收获成功和优厚的待遇，就必须先付出努力和汗水。年轻的时光是付出的季节，别吝惜你的汗水，别计较你的得失，大胆地去付出吧！

享受过程，别太在意结果

人的一生是一条长长的线，起点是生，终点是死。线上有许多大大小小的点，每条线段都是一个过程，每个点都是一个结果，结果或得或失、或成或败。如果我们执着于结果，那人生的内容岂不大大缩水，只剩下那些大大小小的点？谁都不可能保证做什么都成功，所以人生线上的点大约只有一半代表成功，如果我们的快乐和幸福只来源于成功的结果，通过以上计算，你可以看到人生中快乐和幸福一共才能有多少，简直少得可怜！

怎样才能收获丰富充盈的人生？怎样才能让自己的生活被快乐和幸福充满？方法很简单，让自己享受做每件事的过程，不要太在意结果。试想，如果你的人生之线上的每一段过程都是一段幸福的旅程，那将是多么美好、多么令人向往的人生！

一位在深圳打工的小伙子，当过兵、当过建筑工人、当过业务员，现在在一家超市库房做主管。24年的岁月过去了，他总结自己的经历，感觉失败多于成功，付出多于收获。但他跟我谈论这些时一点都不沮丧，更没有抱怨，反而满脸的朝气，甚至眼角都带着笑意。他说，这是因为在不断完善自我性格的过程中发现了一个秘诀——注重过程，看淡结果。他也曾经非常在意结果。在事情运转的过程中，努力、流汗、流血，付出了很多，但最终发现结果和自己的付出是不成正比的，对比付出和收获，他的失落大于兴奋，所以很难在下一阶段的生活和工作中付出更大的热情。

但他不想让自己颓废、沉沦，于是开始注重过程、总结过程。在总结过程的历程中，他发现自己得到了很多，懂得了很多做人的道理，掌握了很多跟人沟通的技巧，明白了很多做事的方法。从此，他的心情变得开朗起来，心态也更积极了，在开始下一个过程时也变得更有热情。这样持续了一段时间，他发现因为过程中自己做得很出色，所以结果往往并不坏。就算偶尔因为意外情况使结果很糟糕，当把结果看淡了，也觉得没有什么，会很快重整旗鼓投入到下一个过程中去。

当他跟我谈论这些时，我觉得他离成功已经不远了，这个永远对工作和生活充满热情，在做事的过程中努力做好每一个细节的年轻人，成功怎么可能不青睐他呢？

我们做的每件事都是一个过程。考试是一个过程，就算结果并不好，但过程中你也会收获知识；旅行是一个过程，尽管最终看到的景物不一定满意，但旅途中的兴奋和期待也是不可多得的快乐；爱情是一个过程，尽管结果无非是结婚和离婚，但其中有多少令人魂牵梦萦、意乱情迷的快乐和忧伤；养育孩子是一个过程，结果无非是孩子孝顺和不孝，但孩子的成长给父母、家人带来了多少欢声笑语；成功是一个过程，不是一次付清的报偿。你可以在成功之旅的入口交上10元钱，但你很快就会发现根本没有什么捷径可走，你永远不可能完全掌控自己生活中的每一个细节。若是企图那样做，只会感到沮丧。人生同样是一个过程，尽管我们每个人都要无一例外地走向坟墓，但在行将就木时，我们都应该有勇气对自己说："我活过、我笑过、我爱过、我幸福过！"

成长比成功更重要

奋斗不一定能带来成功，但是一定能带来成长。成长积淀成素质，素质决定着能力，能力孕育出成功——比当下追求的成功更大的成功。

当玉米成熟的时候，一穗很饱满的玉米认为第一个被摘掉的一定是自己："哈哈，摘玉米的人一定会首先看中我，把我摘走。"可是，没有人这样做。它想："一定是人们还没有看到我，否则一定会把我摘走的。说不定明天就会有人过来了。"

可是第二天，情况还是一样。这穗玉米有点泄气了："唉，我可是最棒的玉米啊，为什么没人发现我呢？可能明天人们就会看到我吧。"

时间一天天过去，这个玉米变得越来越失望，眼看收获季节就要过去，剩下的玉米很可能就要付之一炬，或者烂在地里。它在失望中越变越坚硬、越来越饱满的果实似乎要胀破外壳，它的希望似乎要在最后一夜到来前永远地坠入可怕的深谷。但是就在这时，一双颤抖的手摘下了它，并惊喜地大叫："天哪！这是我见过的最好的玉米！凭着神的名义起誓，如果不拿它做种子，我们的良心就将永远不得安宁！"

有人指出："成功是成长的副产品，成长是最关键的！一棵树拼命地成长，果实自然也就多了。"退一步说，即使这棵树不结果，拥有蓬勃的生命力，不也是一种美吗？当一个少年在学习中遇到困难时，他感到绝望。因为他并不是不努力，可是无论多努力都无济于事，他觉得对不起他期望很高的父亲。"我真笨，"他想，"人们总说努力就能成功，可是这条规律却在我身上不起作用，看样子我是没前途了。"这时，一个长者知道了他的苦恼，就对他说："一个人不成功，并不一定是坏事，你一定要意识到这一点。"

不久，年轻人放弃了学业，做了一个园艺工人。在园艺工作当中，他依然保持着多年形成的勤奋习惯；而且，因为文化水平相对比较高，所以他学东西也特别快。很快，他的手艺就远近闻名了。

成功需要时间、需要积累。当成长达到了成熟期，自然会结出丰硕的果实。所以，即使眼下你还不被看好，即使眼下你刚刚惨遭失败，即使你还在人生的谷底苦苦寻找出路，也不要抱怨、不要绝望：因为你的每一步，都是在书写自己成长的编年史，都是在走向成功。

计较越多，失去越多

生活中有太多可以计较的东西难以轻易放下。你加班，可是却没有报酬；你熬夜工作，闪光灯前拿奖的却是领导；你创造新产品，仿冒者却毫不留情地追了上来……所以，如果你计较，人生将成为一道无解的方程式。

同在报社工作的两个年轻人因为无法解决编制问题，分别进入两所市直学校任教。因为两人的工作经历非常相似，所以一进入新单位，领导就准备发挥两人能说会写的特长，让他们写写材料。

当校领导找到第一位教师，表示希望他为学校写点材料时，他当场就拒绝了，因为那不是他的本职工作，他不愿为此加班加点。即使领导表示如果他能写，以后会在适当的时候提拔他，他也不大积极，觉得领导所说的"适当的时候"是一种借口，只是想让他多干点活。领导从此对他产生反感，有培训学习的机会也不安排他去，他的工作也一直表现平平。

而第二位老师，虽然校领导没有给他任何报酬，也没有给他任何提拔，可他对校领导交代的工作一概接受，而这些工作原本都应该由专门的科室负责，可是他毫无怨言地全都当成分内事认真完成。几年间，学校安排他写的重要课题、重要检查、重要庆典的材料均出色完成，校领导对他非常满意，最终提拔了他。两位年轻人同样的经历，却写出了不同的人生轨迹。我们不能期待付出总有回报，但是可以用豁达的心胸抛弃计较。俗话说："提起千斤重，放下二两轻。"很多你一直在计较的东西，或许在时过境迁之后就会发现全无必要。

有个人非常不满意自己的工作，认为老板非常不重视自己，整天想着要报复老板。而最直截了当的报复手法就是：当面拍桌子，炒老板鱿鱼。他的朋友开导他："既然他不重视你，你现在炒他鱿鱼，对他来说就不痛不痒；如果等到他不得不重视你的时候，你炒他鱿鱼，他才会痛苦万分。"

"那我到底该怎么办？"

"从现在起努力学会他们的一切贸易技巧、商务文书和公司运行方式，甚至连打字机小故障的排除方法都了然于胸！到时候，你岂不是出气收获两不误吗？"这个人接受了朋友的建议，从此在业务上加倍用心，甚至下班之后还在刻苦钻研。不久，他的朋友又遇到了他，就问他炒了老板鱿鱼没有。他说："没有。因为我发现现在老板非常重视我，还提拔重用了我，我想不出炒他鱿鱼的理由。"

就像这个故事中的人一样，有时候没有成功是因为你业务能力不足，并不是老板故意刁难你。有句广告词说得好："心有多大，舞台就有多大。"让我们抛弃斤斤计较的小肚鸡肠，去开拓更宽广、更灿烂的人生。

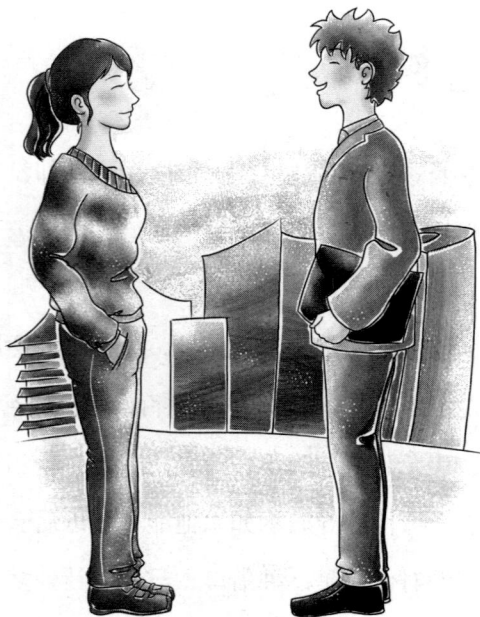

Don't Complain in Your Life

用坦诚沟通代替抱怨 ☕

> 如果你是对的，就要试着温和地、有技巧地让对方同意你；如果你错了，就要迅速而真诚地承认。这要比为自己争辩有效和有趣得多。
>
> ——卡耐基

没有十全十美的工作

■ ■ ■

有一首打油诗说："人性渴望完美，上帝偏要作对，绝不给世人满足的机会。既要薪酬高，又要条件好，还要男女搭配，干活不累，这事儿就算出现在上帝身上，也不对。"这段话引出来的话题是：没有十全十美的工作。

有一匹马死了，它在去天国的路上遇上另一匹马，两匹马聊起了生前的遭遇。

其中一匹马说："我最开始在一个园艺师家里工作，虽然工作环境不错，但是活儿多、饲料少，所以哀求上帝为我找另一位主人。于是我很快有了第二个主人———一位陶器匠。不料这里的境况更糟。虽然工作轻松一点，但是稍有不慎就会打碎坛坛罐罐，以致招来一顿鞭打。所以我很快又忍受不了这种生活，开始向上帝祈求更换主人。上帝是仁慈的，他马上就给我找了第三位主人———一位皮革匠。这里倒是没有什么重活，可是我一看到皮革匠剥下来的马皮，就立刻陷入恐惧之中。"

另一匹马同情地听着，问道："那你到底是为什么来天国的？"

"这还用问？吓死的呗！唉，假如现在让我选择的话，我就不换工作了，还是第一次的工作好啊。"

这匹挑剔的马挑来挑去，浪费了时间不说，还导致情况越来越糟。工作就是这样，与其挑剔，不如选择适应。对工作中不如意的地方，要积极动脑筋解决，而不是消极对抗。

有一个女大学生，大学毕业后找了一家广告公司上班。但是因为这家广告公司分工比较细，所以她觉得根本没法施展自己的专业才能，于是她跳槽到另一家广告公司。不过她马上又尝到了不如意的滋味，因为这家广告公司虽然专业性更强，可是业务量太大，经常需要加班加点。于是她又开始跳槽。

直到有一天，她觉得这样无济于事，就找了一位心理咨询师来解这个心结。咨询师在了解了她的情况之后对她说："你的状态属于一种职业倦怠，主要是因为职业期待和现实总是不能取得一致，所以才总想跳槽。要想维持对工作的兴趣，就必须适当降低一点要求，然后摆正心态。"

后来，她按照心理咨询师的指导去做，工作状态果然大有改观。

这位女大学生的经历启示我们：工作是没有十全十美的，与其跳槽换工作，不如摆正自己的心态。

把工作看作生命中最珍贵的礼物

我们每天都在工作，可是很少思考工作对于我们的意义。我们往往过多地关注工作中的不如意，而对它带给我们的诸多恩惠视而不见。

工作于我们的意义到底是什么？

首先，工作是饭碗，满足了我们生存的需要；

其次，工作是未来的保证，使我们不受未来养老、失业等诸多问题的威胁；

再次，工作给我们提供了舞台，在这个舞台上可以实现自己的理想，实现自己的价值。

如果我们能够看到这些，那么我们就会珍惜工作，而不是抱怨工作中的诸多麻烦和不顺。

一个临时清洁工在微软工作的故事曾经广为流传。

故事的女主人公当时只是微软总部临时雇用的一个清洁人员。作为整个办公楼里唯一一个没有学历的人，她拥有的只是最大的工作量和最少的工资。可是她却做得非常快乐，成天都乐呵呵的，有人请她帮忙，她一概愉快地接受。周围的人都深受她的感染，变得富有热情。很快，比尔·盖茨就知道了这件事。

他好奇地问这位清洁工："你为什么能这么快乐呢？"

清洁工说："首先，我在全世界公认的最伟大的企业里上班；其次，公司给我的报酬使我能顺利地供女儿读完大学。所有的一切都让我非常感激，我没什么理由不快乐！"

比尔·盖茨听了非常激动。于是给了她一个更好的机会：成为公司的正式员工。清洁工更加感激她的老板，于是勤奋地自学计算机知识，大家都很乐意教她，她也很快就成为公司里称职的技术人员。

公司就是一个由创业团队呕心沥血打造的完整的创业平台，这个平台上每一个零件、每一个组成部分都来之不易。当你走上这样一个创业平台，首先应该感到的是幸运，而这种发自内心的感激会使你更加努力地投入工作，使每一份平凡的工作都显得意义非凡。

某市电视台新招聘了五名记者，其中并不包括刚刚大学毕业的小陈。但是在小陈的请求下，电视台安排他做实习记者。于是，小陈在没有任何报酬的情况下，投入到了繁忙的新闻采编工作中。朋友问他为什么这么卖命，他说："虽然不是正式工作，可是这份临时工作给了我锻炼自己和学习业务的机会，我不想错过。"一年后，小陈把简历投给了福建教育电视台，因为业务能力强，他顺利通过各项测试，成为一名真正的记者。

反观之前被正式录用的五个人，不珍惜工作的机会，且抱怨颇多。要么认为单位考核标准太不近人情；要么认为记者这个行当实在太辛苦；要么认为市级电视台难有作为，结果工作的成绩都不如小陈。

工作之于人，是一份珍贵的礼物。感受到这一点，我们就会对工作产生感恩之心，就会更加积极主动地投入工作。这样想之后，你就会感受到工作是一种愉悦的生命体验，比起失业的人来说，工作着的人是幸福的！

选择沟通，摒弃抱怨

任何人的工作都不会是十全十美的，都会有不尽如人意的地方，或者是工作环境不好、或者待遇低、或者发展空间小。这时，明智的做法不是抱怨，而是沟通。

抱怨是站在自己的角度，满怀敌意地进行指责和埋怨对方；沟通是站在双方的角度，友好地协商解决问题的办法。哪一种方式效果会更好，结果是毋庸置疑的。

有一个女孩大学毕业后进了一家公司。因为是新人，所以不少同事都把自己不愿做的杂事交给她来做，害得她工作量很大，经常加班。刚开始她不明白，还做得乐此不疲。后来明白了部门的组织结构及个人的分工后，她心里开始不平衡，凭什么你们不愿做的工作就交给我？但因为年轻，不知道该怎么做，但心里的怨气越来越大，忍不住开始抱怨。她的抱怨不仅没能改变大家的做法，反而大大影响了自己的情绪。带着情绪工作，她的工作效率和工作成效大受影响，有时甚至控制不住地对客户发脾气。后来，她的这种状态被老板发现，很快被开除了。

这个女孩太年轻，还不懂得用沟通代替抱怨。其实她完全可以跟同事进行友好的沟通，表示自己手头有重要事情要做，难以代劳他们的工作；或者跟上司谈一谈，看能不能请上司协调一下。她选择了一个最愚蠢、最低级的方式——抱怨，这个方式不仅无助于解决问题，还害她丢了工作。

沟通也要讲究技巧

■ ■ ■

甲、乙、丙三人在同一公司做业务，他们都感觉自己工作做得不错，但待遇太低。

在此种情况下，甲选择抱怨，抱怨老板看不到他的辛苦和成绩，抱怨老板太抠门儿，不肯给自己提高待遇。他希望老板能听到自己的怨言或感受到自己的工作态度，从而自觉地为其涨工资。

乙没有这样做，他直接给老板发了一封邮件，在邮件中直截了当地列举了自己的工作任务、工作成绩，还明确提出了自己希望得到的待遇。

丙仔细观察了老板每天的下班时间，在某天老板加完班准备回家时，"恰巧"跟老板一同进了电梯。在跟老板的"随意攀谈"中，他谈到自己今天又加班了，虽然目前的工作强度有点大，但他喜欢接受挑战，唯一的遗憾是收入如果能再高点就好了，并顺便说了在其他公司做同行的收入比他高多少多少，买房买车等。

事情的结果可想而知，甲的怨言及消极的工作态度给老板留下了极坏的印象，不仅没得到加薪还受了处分；乙的邮件太直白，虽然老板认为他说得有道理但心里不舒服，所以只是把他的待遇提高了一点；丙则被提拔，收入翻了近一倍。

光明白沟通是不够的，还要讲究沟通的技巧。真正高水平的沟通是能够让对方在愉悦的心情下认同你的观点或满足你的要求。具体来说，沟通的技巧有以下几个方面：

一、选择合适的时机。你刚搞砸了一件事却去向上司或老板提涨薪，那无疑是火上浇油。老板刚因为某事大发雷霆，你就凑上去提要求，比如改善伙食、增加福利等，肯定会碰一鼻子灰。

二、注意委婉的表达。即使自己有理也不要咄咄逼人，比如向客户催要欠款，你可以先表示理解对方的难处，但自己也难，请对方支持一下。

三、站在对方的角度思考。沟通时不要只考虑自己的利益，也要站在对方的角度考虑，这样双方更容易互相理解，也更容易达成一致意见。

四、注意投其所好。这一点尤其在跟上司、老板、客户沟通时比较有效。在沟通之前先做好功课，研究对方的喜好，从对方感兴趣的话题入手，博得对方的好感，接下来不管是谈生意还是提要求，对方都比较容易接受。

Don't Complain in Your Life

方法总比问题多 ☕

> 我们的工作不可能总是一帆风顺，或多或少会遇到各种难题，在这个时候，我们首先要找到正确的方法，然后再点燃"执着"这个发动机，这样才能确保万无一失。

方法总比问题多

■ ■ ■

正如人们习惯为一把锁配上几把钥匙，工作中的问题也会有几种不同的解决方法，所以方法总会比问题多。

有一个流传很广的小故事：

一个六七岁的小男孩在一个沙坑里玩，他想把一块大石头从沙坑里推出来，但他的力气跟石头的重量相比实在太小，他费了九牛二虎之力也办不到。孩子开动脑筋，一会儿在石头下面挖，一会儿往沙坑的边缘填沙子，但最后他还是不能把石头推上来。小男孩终于失去了耐心，忍不住发起了脾气。他的父亲看到了，走过去说："你生气没有用，倒不如再想想办法。"男孩说："我所有的办法都想到了。我想把石头垫高，但没用；我想把沙坑填得浅些，但也没用。"父亲说："很显然，你并没有用上所有的办法，例如你可以向我求助，这就是解决问题的一个办法，但你没想到。"父亲边说，边双手用力，把石头推出了沙坑。

工作中的问题层出不穷，解决问题的方法也多种多样。出现了问题不要着急，更不要抱怨，而要积极找到解决问题的方法，因为方法总比问题多。如果你觉得想尽了一切办法仍愁眉不展，不妨坐下来，在一张纸上画一画，看你是否遗漏了哪些资源，是否还有能帮助你的人被你遗忘了，就像故事中的小男孩忘了求助于自己的父亲。

对于职场人士来说，遇到问题和困难，能否积极主动地找到解决问题的办法，是决定成功与否的关键。老板不希望看到一个一筹莫展的下属，也不希望看到一个无能的下属，只有积极主动地想办法，才能不断完善自己的能力，才能成为老板的左膀右臂。

众所周知，华人首富李嘉诚的事业起步于给别人做推销员。推销员们经常面临跑了很多路、费了很多口舌，但收获不多的问题，对此，李嘉诚积极想办法解决。他把所有的客户先划为几片，分片去拜访，这样就能少走许多冤枉路，大大提高了工作效率。针对有潜在需求的客户，他重点攻关，争取拿下，这样有的放矢地做工作，成果非常显著。可见，哪怕你做最底层的工作，积极主动地想办法解决工作中的问题也能让你脱颖而出。

成功的机遇永远青睐积极主动的人，如果你形成了积极主动的工作习惯，就会发现解决问题的办法越来越多，愿意帮助你的人越来越多。久而久之，你就会成为一个磁场，吸引更多的资源聚集在你的周围，你的能量会更大，你做出的业绩也会越来越多。

正确的方法比执着的态度更重要

■ ■ ■

爱因斯坦曾经列过一道有趣的等式：成功＝艰苦劳动＋正确的方法＋少说空话。

艰苦劳动和少说空话，每一个执着的人稍稍努力都不难做到；而作为成功者必备的三大素质的核心，事实上是正确的方法。爱迪生说过："天才就是99%的汗水加上1%的灵感，而决定成功的往往是这1%。"布克森的一个经典管理案例就说明了这一点。

布克森旗下有众多连锁工厂，其中一位厂长遇到了难题，无论他采取什么手段，就是没有办法提高工厂的生产效率。他抱怨说，一切能想到的方法他都用了，强制命令、发奖金、好言相劝，但是都无济于事。

布克森不这么看，他认为厂长虽然使用了很多方法，态度也非常认真，但是这些都不是问题的关键。关键在于厂长没有找到正确的方法。

这天，当白班工人下班时，布克森问了他们浇铸产品的次数，获知是6次之后，就在员工通道的地板上写了一个数字"6"。第二天，人们惊奇地发现这个数字变成了"7"。

为什么会这样呢？

原来，当夜班工人得知地板上的数字的含义之后，他们不自觉地萌生了竞争意识，于是提高了工作效率。

就这样，厂长手里的"死结"被布克森轻轻一扯，就变成了一根明朗的线条。

在工作中，我们总是被教诲应该有一往无前的执着精神，但是执着的方向如果错了，反而会与自己追求的目标南辕北辙，变成了钻牛角尖。所以正确的方法比执着的态度更加重要。

　　我们的工作不可能总是一帆风顺，或多或少会遇到各种难题，在这个时候，我们首先要找到正确的方法，然后再点燃"执着"这个发动机，这样才能确保万无一失。

　　M和X同样被公司看好。他们一个是公关部经理，一个是销售部经理。原本大家都认为，公司总裁公关助理的位置非M莫属。可是最后却是X成功地坐上了这个位子。

　　当有人好奇地向人事部门了解时，才终于明白其中的奥秘。

　　原来，M虽然工作非常认真，对于公司交付的任务一概非常努力地完成，但是他不善于和同事交流。工作之外就没有私交，与下属较疏远，汇报工作时往往说不清楚，只能找些"某某的确难以沟通"、"我用过很多方法来调查"之类的话来解释工作中的不足，公司考虑到他工作态度确实无可挑剔，但是显然不得法，所以就把他调去了另一个部门当主管。

　　而X则非常注重沟通，和同事相处也非常融洽，与上司也经常交流，所以对于公司上下的情况都比较了解。不管出现什么情况，他都能汇报得非常清楚。所以虽然不在公关部门，但是他的工作方式非常适合总裁公关助理这一职位。公司考虑再三，最终提拔了X。

　　M的职场失利，固然有性格的原因，但是公关工作原本就对人际交往的方法提出了很高的要求。如果只是在办公时间，一本正经地调查，很难知道员工和客户的真实想法；而X就深知这一点，使用了正确的方法来开展工作，所以他能把这个晋升的机会抢到手。

未雨绸缪，把问题消灭在萌芽状态

　　从前，有一种能产生黏鸟胶的树。当这种树刚发芽时，燕子预感到鸟类将大难临头。于是，它召集鸟类，劝说它们一定要把这种树全部弄死。如果做不到，就马上飞到人那里去，向他们求助，请求他们不要用黏鸟胶来捕捉鸟类。所有的鸟都取笑燕子，认为它是在说傻话。燕子无奈，便独自飞到人那里，请求保护。人类认为它聪明、机智、善良，便答应了它的请求，允许它和人们住在一起。结果，别的鸟类都常被人捕捉，成为人的美食。当它们不停抱怨自己不幸命运的时候，唯独燕子能在人类家里平平安安地筑窝、无忧无虑地生活。

　　这个故事说明，未雨绸缪的确能避免危险。

　　老子曾经说过："图难于其易，为大于其细；天下难事，必作于易，天下大事，必作于细。"一个大问题的源头必然是小问题，与其等到问题已经不可控制时再来处理，不如趁早行动，把问题消灭在萌芽状态。

　　无独有偶，美国安全工程师W.H.Heinrich也曾提出过一个"事故冰山理论"，其主要观点是：每发生一起死亡重伤事故之前，必然会发生30起轻伤事故、300起无伤害事故。也就是说，在发生一起重伤事故之前，人们可以控制它的机会至少有330个；只要人们把握了这些机会，完全可以避免问题扩大化。

一艘意大利商船正在圣皮埃尔岛装载货物，准备运往法国。然而就在货物装到一半的时候，船长马里奥从各种细小的迹象中察觉到——此地将发生火山喷发。他果断地下令停止装货、赶紧起航。但是发货人坚决不同意，威胁说马里奥要是就这样离开，就是违反合同，会受到法律的制裁、付出惨痛的代价。可是马里奥不理会他的威胁，他绝不能拿商船和水手的性命冒险。

就这样，发货人悻悻地到海关投诉去了。过了24小时，就在发货人和海关官员气势汹汹地前来拘捕马里奥的时候，可怕的一幕出现了：火山开始喷发了！炙热的火山岩浆吞没了岛上的一切，而此时，马里奥的商船已经到了公海上，安全地向目的地法国行驶。

事情就是这样，越早意识到问题，就越能抢占先机，寻找到解决问题的方法，防患于未然。

在萌芽状态消灭问题，能最低限度地节约成本、减少消耗。比如说：公司里某些员工的工作态度出了问题，及早提醒他们改正，就能挽回一大批客户；办公室有一盏不该亮的灯亮了，及早在公司强调，就能节约运营成本；客户的合作态度已经出现了松动，及早发现并消除令他们动摇的原因，就能避免客户流失……

所以说，在萌芽状态消灭问题，会比问题扩大之后再想办法解决更经济、更有效。当然，这需要我们每个人都对工作高度负责，及早发现问题、迅速解决问题。

亡羊补牢，发现问题及时补救

有一年初春的时候，人们发现东湖休闲公园新铺的草坪上出现了一种很漂亮的草。它们都是三片心形的叶子，心尖攒在一起。开花的时候，常常连连绵绵一大片一大片，好像绿海上浮着一层明艳的帆点。人们非常喜欢这种草。

有个园林专家看见了，却叫大家赶紧把它除掉，因为这是一种入侵性很强的物种，一旦形成气候，就会泛滥成灾；而且因为它的生长期赶在别的花草之前，所以会使别的花草无法生长，那样一定会造成不可估量的损失。

人们都不大相信，或者说不愿意相信。因为这种草不但美丽，而且还有一个美丽的传说：只要能找到四片叶子的这种草，就能找到幸福，所以谁也不愿照园林专家说的去做。

结果，初夏来临时，这种草枯萎腐烂之后，碧绿的草坪上形成了一块又一块的"斑秃"。这时，人们才想起园林专家的话，开始抱怨起这种美丽的"霸王花"竟然给都市景观造成这样大的伤害。于是，人们开始动手清除这种草。几年之后，这里的草坪终于恢复了往日的美丽。

这种草就是白花三叶草。

如果不是人们能够在危害已经发生之后，赶紧采取补救措施，那么，附近所有能长草的地方都会变成三叶草的世界；在初夏到来之后，到处都是一片腐烂的臭气和败景。

工作中可能会遇到的问题、可能会犯的错误就像白花三叶草，总是不经意地冒出来，趁人不注意就疯狂地蔓延，直至失控。应对的方法不同，结果也不尽相同：有人喜欢推卸责任，结果令人反感；有人拼命掩饰，结果招致老板更大的怒火……只有尽早发现问题，及时补救，改正错误，才能挽回局面，减少损失。

在一次时装公司组织的新品发布会中，这家公司的市场宣传人员彭小姐出了一个疏漏：邀请名单中竟然漏掉了一位非常重要的大客户。她思之再三，决定主动向老板承认错误，并且别出心裁地为这位大客户举办了一次专场新品发布会。通过这样的举动，不但打消了大客户的疑虑，而且加强了与客户的交流。至于额外的费用，彭小姐准备自己承担一半。而老板呢，也为她良好的态度和主动为公司挽回损失的行为所感动，不但没有责怪她，反而更加信任她了。

人非圣贤，孰能无过；过而能改，善莫大焉。作为一个凡人，不可能不犯错误，不出现过失，犯错也是人成长过程中必须经历的事情。在这种情况下，作为公司的员工，一定要积极改正自己的错误，从失败中吸取教训，将已出现的损失降到最低。

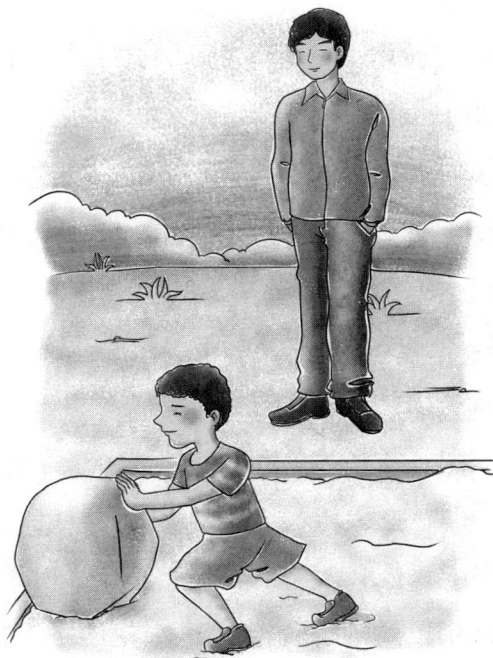

推卸责任前先沉默三分钟

前苹果首席执行官乔布斯对待公司的高层管理人员的要求，跟对自己的要求一样，都是没有借口，不能推卸责任，只能勇往直前。

在美国西部的一个家庭里，有个活泼的小男孩正和家里的小狗开心地玩耍着。突然，他的小黄狗跳上餐台，噼里啪啦地把餐桌上的食物都给打翻了。

小男孩看到这情形，心想：这下完了，肯定会受到父亲严厉的责骂。恰好在这个时候，男孩的父亲出现了。他对着正在责骂小狗的男孩说："是谁打翻了餐桌上的食物？"

小男孩立即说："是小狗。亲爱的爸爸，难道你没看到我在责骂小狗吗？"

这时，男孩的父亲迟疑了一下，说："那这件事是谁的错？"

小男孩指了指小狗说："是小狗的错！的的确确是小狗打翻餐桌上的食物的。"

于是，父亲要求男孩回到房间里去思考这个事情究竟是谁的错。小男孩非常不情愿地带着小狗回到了房间。在房间里，小男孩不断地指责小狗，小狗却以为男孩在逗它玩，不断地"汪汪汪"叫着。这时，男孩突然领悟到小狗根本不应为该次事件负起全部责任。因为是他在晚餐时间逗着小狗玩，所以，他也有责任。

男孩再次走出房间的时候，他的妈妈已经重新把晚餐准备好。男孩的父亲看到男孩走出房间，便把他唤到餐桌跟前。他问男孩："这件事是谁的错？"男孩回答说："餐桌上的食物是小狗打翻的，不过，我也有责任。妈妈经常让我不要带着小狗在饭厅里玩耍，我没有遵守，所以，我也有责任。"

男孩的父亲听完，露出了笑容，他示意男孩坐下来用餐。在用餐的时候，他给男孩讲了一个故事。他告诉男孩，从前有一艘叫艾维尔的大货轮。当时，这艘货轮是全欧洲最先进、最巨大的货轮，很多船员都以能乘上它而感到骄傲。

初次试航，艾维尔就比预计的时间提前半天抵达目的港。后来几次航行，艾维尔都以其出色的性能领先同类的货轮。不过，令人惋惜的是，在艾维尔航行第六次时就遭遇了灭顶之灾。

在第六次航行中，艾维尔的船底的十个小转轮之中的一个转轮出现了故障。船长得知后，立即问谁是负责检查艾维尔的零件的。当时，一个叫汤姆的船员立即撇清责任，表示不是他负责的，是另外一名叫维奇的人处理的。

听完汤姆的话，维奇立即跳出来否认。他认定这个事件应该由汤姆来负责，因为当天本来应该是汤姆去检查艾维尔的零件情况，结果，汤姆因为私事，私自请求跟维奇调班，让维奇代替他去检查零件。而维奇认为自己还有其他工作要处理，所以才造成了检查工作上的疏忽。因此，维奇认为汤姆应该为此事负责。

维奇说完，汤姆就跟维奇争吵了起来。汤姆认为之前维奇也跟自己要求过调班，所以调班是属于合理的行为。于是，两人就责任问题吵嚷不休。

这时，有船员上前劝解两个人不要吵架，毕竟一个转轮故障并不是什么大问题。艾维尔这艘货轮是靠内置的自动系统前进，船底部的十个小转轮中只有五个需要用到，另外五个转轮只是备用转轮。有时候，艾维尔甚至全程都不需要这五个辅助的小转轮。所以，大家认为汤姆和维奇根本没必要为这件小事而争吵不休。

没想到，前去劝架的人竟然也被卷入了事件中。汤姆认为前来劝架的卡斯达没有资格说自己，因为他之前也犯过错误。维奇则对前来劝架的迪福说了粗话。就这样，越来越多的人加入到吵架的行列里。最后，小事件变成了群殴事件。

而就在这个时候，发生故障的小转轮迸发了火花，火花蔓延到相邻的转轮，最后所有转轮都起火了。大火迅速地蔓延到艾维尔其他零件上，最终酿成了悲剧。

小男孩的父亲记得，当时船上共有180名船员，只有不到10人在这场灾难里幸存下来。小男孩的父亲告诉他，原本，这是一件小事情，汤姆和维奇只要不推卸责任，立即关闭发生故障的小转轮，艾维尔就能安全抵达港口。可惜，他们并没有这么做。所以，小男孩的父亲告诉他，无论发生什么事情，千万不要下意识地推卸责任，因为推卸责任并不能解决问题。经常推卸责任，为事件找合理借口的人，总是把时间浪费在没有用的地方。相反，不推卸责任，立即寻找解决问题的方法，则能很好地阻止事件往糟糕的方向发展。

男孩的父亲还说，经常推卸责任，立即跟事件撇清关系的人会惹来别人的讨厌。因为没有人会喜欢推卸责任的人，这样的人最没有担当，也没有宽广的胸怀。

另外，男孩的父亲还告诫他：以后，无论到哪里工作，当上司责问你的时候，一定要先沉默三分钟，而不是立刻下意识地推卸责任。要知道，你的上司责问你，肯定有他自己对事件的看法。所以，你立即推卸责任会引来他的反感。所以，遇到这样的情况，你唯一要做的就是先保持沉默，认真地思考自己的责任在哪里，究竟是不是该由你来负这个责任，然后再认真回答你的上司。这样，你就能变成一个讨人喜欢而成熟的人。

此后，男孩谨记父亲的话，推卸责任前先沉默三分钟，对于自己的责任，坚决不推卸。后来，这个男孩成为美国西点军校的教官，他就是铁律教官辛普森。

但凡跟过辛普森的人都知道，辛普森教官最反感的就是找借口、推卸责任的人，因为他的戒律就是：没有借口，坚决不推卸责任。任何自己经手的事件，只要做不好，就肯定有自己的责任。所以，那些喜欢推卸责任的学生都没办法长久地跟着辛普森教官学习，他们都会很快被辛普森淘汰。

当时，很多人都认为辛普森过于严厉，他安排给学生的作业难度过高，学生完成不了是可以原谅的事情。但是，辛普森却不这样认为。他可以接受学生对他说："很抱歉，教官，我没能完成您吩咐的作业，请您责罚我。"但是，他无法接受学生对他说："教官，天气太恶劣，我无法完成作业。"对于这类推卸责任的学生，辛普森总是立刻将他淘汰掉。

因为辛普森认为，来西点军校培训的学生将来必定在国家军队里担任要职，这些要职常常直接影响到整个军队、整个国家的命运。像这样重要的职位，必定需要一个有魄力、有责任感、有号召力的人来担任，无疑，推卸责任的人不可能担任这样的要职。否则，他推卸责任的习惯会直接影响到整个军队的运行。同时，喜欢推卸责任的人也不可能受到其他人的喜欢，并让其他人心悦诚服地配合他的工作。后来，人们都接受了辛普森的看法，而辛普森也以严厉的手法淘汰了一批又一批推卸责任的学生。

Don't Complain in Your Life
留点余地给失败者

> 俗话说"穷寇莫追"，对待失败者，我们也没必要穷追猛打，因为"万事留一线，日后好见面"。

美国《财星》杂志为庆祝创刊七十五周年做了一份特刊，他们采访了上百位财经界杰出的人士，请他们说出一句影响他们一生的话。

征集这些财经名人的语录后，《财星》杂志便把影响这些财经大人物的话刊登在特刊上，让读者票选最有感触的一句话。结果，高居榜首的是时代华纳公司董事长博森斯说的一句话：给别人留点余地，赢者不可全拿，赢时不可太得意，不要赶尽杀绝，要给失败者留点退路。

于是，《财星》杂志对时代华纳公司董事长博森斯进行了后续的采访。记者问博森斯为什么对"给别人留余地"这句话情有独钟。

博森斯笑而不答，他说要跟很多读者分享一个故事。不过，这个故事涉及商业机密，所以，他用A公司和B公司来代替。

19世纪初期，有两家无限媒体公司：A公司和B公司。当时，全国只有这两家正规的无限媒体公司，因此，这两家公司也自然成为竞争上的死对头。

起初，A公司在媒体传播上做得比B公司要好。没想到，B公司却使出了挖墙脚的招数，通过高薪诱惑的手段，挖走了A公司里好几个重要的工作人员。一时之间，A公司陷入了运营危机。

这时，B公司奋起直追，在很多节目制作上投入了大量的资金，风头日渐超过A公司。后来，A公司的制作人策划了一个新节目，这个节目的运营成本非常低，却能有效地吸引大众的眼光，这个节目就是歌唱选秀比赛。

A公司的节目制作人决定找大企业来资助这个选秀比赛，然后帮助大企业在比赛过程中植入广告。A公司首先想到的是找服装企业来赞助这个比赛。不过，很快地，他们就遭到了拒绝，理由是风险太大。

后来，A公司陆续找了好几家企业，包括眼镜品牌、皮包品牌和美妆品牌，但还是没有拉来赞助。这时，有家新成立的健康饮品公司竟然找上了门，他们表示愿意资助A公司筹办歌唱比赛。不过，他们的条件是在比赛里植入他们的健康饮品广告，另外，A公司必须在拿到参赛者的报名费后返还饮品公司30%的投资额。

这时，处于事业低谷期的A公司接受了健康饮品公司的条件，开始筹办起歌唱比赛。没想到比赛推出后受到大众的广泛欢迎，越来越多的人参与到比赛中，很多选手的亲友也积极地号召更多人来收看这档节目。不到半个月时间，A公司推出的以年轻人为主的歌唱比赛就成为街知巷闻的节目。越来越多的广告商不请自来，A公司火了起来。

这时，A公司提高待遇，很多跳槽到B公司的人纷纷返回了A公司。逐渐壮大的A公司再次跟B公司成为势均力敌的对手。

很快地，决战的机会摆到了A公司和B公司面前。有外商携带巨资打算投资电影行业，让A公司和B公司来投标。当时，A公司和B公司都在这个项目上倾注了很多心血，B公司更是倾囊打造了电影拍摄场地。后来，在计划上，A公司比B公司更胜一筹，A公司成功地拿下了电影项目。可是，B公司却因为在项目上投入过多的资金而面临破产危机。

这时，A公司的负责人得知后，觉得非常痛快，不过，他非常同情B公司的处境。于是，他仁慈地以低于投入资金10%的价位买下了B公司的电影拍摄场地。当时，A公司的负责人说："其实，我完全可以不必买下B公司的电影拍摄场地，完全可以自己建造，不过……"

五年后，电影市场低迷，A公司陷入困境。这时，东山再起的B公司找到A公司，寻求两家公司的合作。最终，两个竞争上的死敌成为友好的合作伙伴。后来，A公司的负责人对别人说："非常庆幸当时没有给B公司踩上致命一脚，才救了自己。"

关于这个故事，记者问博森斯是不是时代华纳亲身经历的故事，博森斯再次笑而不答。他只是让记者传达给广大的读者：成功的时候，不要沾沾自喜，更不要给失败者踩上致命的一脚。要知道，没有谁是永远的赢家，也没有谁是永远的输家。给别人留下余地，就是为自己留下余地。

同时，博森斯也告诫读者：不要成为一个不留余地的人，因为人们总是习惯同情弱者。倘若你以成功者的身份自居，不给失败者留点面子，那么别人也会随之讨厌你。而一个不受欢迎的人，即便再成功，也是局限在非常有限的空间里。所以，要成为讨人喜欢的人，就必须给别人留点余地，成功而不沾沾自喜。

Don't Complain in Your Life

给拒绝裹上"糖衣

没有人会喜　　　　　　　心帮助
别人，也没有人会　　　　绝。于是，
愚者只会拒绝别人，　　者懂得为拒绝裹
上一层"糖衣"。

　　艾米丽毕业后的第一份工作就是到VOA广播电台里工作。这对艾米丽来说，简直是天大的恩宠。能进入VOA广播电台成为播音员是艾米丽的梦想，所以，当接到VOA广播电台的聘用通知书的时候，艾米丽高兴得快晕过去。虽然艾米丽接到的通知是让她进入VOA广播台里当助理，但是艾米丽却觉得这是个天大的机会。她非常珍惜这个机会。为了迎接第一天上班的好日子，艾米丽还特意将自己精心打扮一番。到了办公室，艾米丽时刻要求自己对同事展露出灿烂的微笑。很快地，艾米丽就受到大家的欢迎，同事们都说新来的艾米丽笑得甜美，对人热情，还非常乐于助人。

　　每天艾米丽都干很多杂活，拿着复印件楼上楼下地跑，主动帮同事们冲咖啡续水，甚至在午餐时间她都义务充当外卖小妹，帮大家买来各种吃的，一点也不觉得辛苦。开始的时候，同事都觉得不好意思，可是慢慢地也就习以为常了。很快，艾米丽就凭着出色的表现被破格录取为正式的播音员。这时，艾米丽能明显地感觉到工作量也随之加大了。但是她的同事还像以前一样，有什么事就喊艾米丽。最开始的时候，艾米丽还尽力去帮助他们，到了后来，艾米丽实在感到力不从心。

　　终于有一天艾米丽爆发了。当时，艾米丽正在准备录音稿，就听到一个同事喊她，让她把一些开会要用的文件拿去复印。眼看录音时间就到了，艾米丽心情十分烦躁，第一次发了脾气。她朝着那位同事说："我现在正忙着呢，没时间去弄那个，你找找其他没事的人吧！"当下，艾米丽认为同事实在太不懂事了，居然在录音的节骨眼儿上都来麻烦自己，她要是不发脾气，估计以后大家都会把她当成傻蛋呢！那位同事吓了一跳，什么也没说就走了。艾米丽意识到自己不应该像以前那样，她现在是个播音员，不再是以前的小助理了，自己每天都有很多工作要完成，不能让那些琐碎事情占用自己的时间。

艾米丽总会毫不客气地拒绝了。她的转变让大家很不理解，很多人都
说⋯⋯是一种伪装，为的就是能留下来成为正式职员。渐渐地，从前和艾米丽很要
好的⋯⋯就远了她，这让艾米丽觉得很难过。

电台的经理琳达女士发觉了艾米丽的不对劲，了解了整件事后，单独把艾米丽叫到办公室，问
她："最近看你工作时没什么精神，是不是遇到了什么难题？说给我听听，看我能不能帮上忙。"
艾米丽摇摇头，觉得这种私人事情不应该麻烦琳达女士。

琳达女士也没有再追问，递给她一粒药说："我看你按着头，是不是头疼，吃一粒药就好
了。"艾米丽的确有些头疼，就接过药服下去了，果然头疼减轻了不少。接着，她听到琳达女士问
自己："刚才的药苦吗？"

艾米丽摇摇头，又听琳达女士说："其实这粒药本身是很苦的，但是没办法，为了治病我们不
得不吃。好在它的外面裹了一层糖衣，所以我们吃下去时一点也不感觉到苦。有些事，我们不得不
做，但是可以像这粒药一样，在外面裹上一层糖衣，这样才能让人感觉到舒服。"

虽然琳达女士没明说，但是艾米丽已经知道她指的是什么。她不停地思考着：如何才能为拒绝
裹上一层"糖衣"呢？终于，艾米丽想明白了，脸上又重新露出了笑容。

从此以后，对于同事们的请求，她实在帮不上忙的时候，会委婉地拒绝，尽量使对方感觉到舒
服。一次，在她录制节目之前，一个同事想让艾米丽帮他写一份稿件，艾米丽微笑着拒绝了，说：
"对不起，我现在抽不开身，你如果不急着要的话，就放在我这儿，我抽空写完立刻给你送去。"

那位同事听到这样的话，反而觉得自己的确有些麻烦别
人，立刻歉意地推辞了。

现在的艾米丽已经是VOA广播电台一名出色的播音
员了，她总说："拒绝也是门艺术，要学会为拒绝裹
上'糖衣'，这样才不会让双方尴尬。"

每一个人都要学会去拒绝，但是拒绝有时是把双刃剑，伤了
别人也伤了自己。所以只有像艾米丽一样，学会为拒绝裹上"糖
衣"，才能使双方都感到舒服，由此维持好人际关系。我们都有自
己的底线，不应该一味地满足别人，但是同时也要让拒绝变得委婉有艺术，像
裹着糖衣的药，虽然良药苦口，但是服下去后却是甘甜的，让人能够顺理成章地
接受，这样才不会破坏彼此间的友好关系。

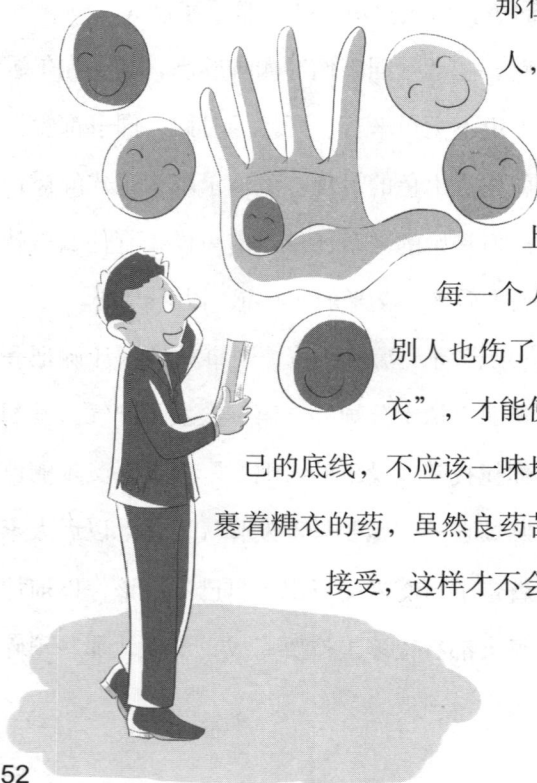

Don't Complain in Your Life

对待再熟悉的人都要客气 ☕

知名企业家、演讲家陈安之待人礼貌是出了名的，陈安之在接受采访时对记者说，他曾经听过一句话，这句话让他记忆非常深刻。他说："只要看一看一个人如何对待小人物，你就可以知道他是不是大人物。"

肖恩先生以前是中学的教导主任，退休之后脾气就变得很不好。从前在学校管着成百上千的学生，分享他们的喜悦，指出他们的错误，而现在，天天无所事事，这让肖恩先生觉得很是失落。他每天就知道喝酒，所幸肖恩太太是个很贤惠的女人，依旧把丈夫照顾得好好的。

可是儿女们却不愿意受这个罪，一个个都搬走了，刻意远离肖恩先生，虽然见面时都买这买那，嘘寒问暖，可是平时尽管休假，也没人愿意回来，因为没人能受得了肖恩先生喝醉后训人。他总是拿着一把尺子，还像是以前当教导主任时对学生那样连吓唬带骂。

但是，肖恩先生一点儿也不反思自己的问题，反而大骂儿女们不孝。肖恩太太每天默默地洗衣做饭，为丈夫收拾满地的啤酒瓶子，虽然心里也有怨言，但是因为逆来顺受惯了，自然也不发作。

可是有一天，肖恩太太受朋友所托，到朋友开的超市帮忙，也顺便挣些钱，并且还能得到超市最新的优惠信息。她的做法得到了儿女们的支持。工作了一段时间，肖恩太太发现在外面开心多了，可以接触更多的事物，不像以前那么闭塞。

可是肖恩先生就不开心了，因为妻子没时间像以前那样在家做家务，而他又整日酗酒，所以家里又脏又乱，每次当他清醒后睁开眼，就会气不打一处来。于是，每次赶上肖恩太太回家休息时，他就会抱怨一番，有时甚至还拿酒瓶四处乱摔。

肖恩太太忍受了一段时间后，再也受不了，索性长时间都不回家。这更加激怒了肖恩先生。有一天，肖恩先生喝了不知道多少瓶酒，醉醺醺地来到妻子工作的超市，一把拽住她，要往家拖，还嘟囔着："走，跟我回家，把屋子收拾收拾，都乱成什么样了！"

肖恩太太挣开他，不满地说："我是你的妻子，不是你的用人。我现在是在上班，你天天没事干的时候怎么不少喝点，把屋子收拾收拾？"

肖恩先生大怒，借着酒意，居然把妻子推倒。这让肖恩太太觉得失尽颜面，回家后，就提出了离婚的要求。儿女们想不到一向逆来顺受的母亲居然这么有勇气，虽然同情理解，但还是劝她，都已经一大把年纪了，反正也忍了那么多年了，别一时冲动。

肖恩太太却哭着说："这么多年，我和他一起生活，为他做了那么多，可是他不仅一句感谢的话都没对我说过，反而只要心情不好，就拿我当出气筒。今天又发生了这样的事，一点也不顾及我的感受，我真是受够了！"

于是在肖恩太太的坚持下，两人虽然都已经超过六十高龄，但还是离婚了。虽然事后肖恩先生很后悔，但是错误已经铸成了，他对自己的小孙子亨利·肖恩说："对待再熟悉的人都要客气，因为没有人生下来就是为了你付出的。我就是没有好好对你祖母，所以现在才一个人。的确，她为我辛苦了这么多年，我不仅没有一点感恩的心，还对她态度那么恶劣。"

亨利牢牢记住了爷爷的话，并以此为戒。之后，亨利对待人和事物都很谦和，无论是多熟悉的人，他都有着一颗感恩的心，这为他开创事业打下了良好的基础。拼搏了很多年，亨利终于成了一家著名企业的执行总裁，所有人都称赞他为人处世和善，非常值得人信任，这使亨利有许多的朋友，并且他们都愿意在他需要时给予他帮助。

越是顶尖的人物，待人接物的态度就越是客气，反而越是底层的人，越是容易抱怨、怪罪别人。对别人千万千万要客气，每一个人都会有生气的时候，当我们对别人不客气的时候，要学会自我反省，自我检讨。因为每一个人都是很重要的，每一个人都是贵宾，哪怕再熟悉的人，我们都要有一颗感恩的心，永远都要客客气气地对待那些陪我们走过人生之路的人。因为没有他们的支持，也就没有我们现在拥有的一切。另外，以感恩之心对待他人，必然得到他人以感恩之心的回馈，那么人与人之间就会更加和谐，这个世界也会因此而美丽。

Don't Complain in Your Life

多承认自己的错误更讨人喜欢

美国前总统罗斯福在纽约市市长任内，曾经当众坦承自己因一时不察通过议案，结果赢得更多人的尊敬；统一全印度的阿育王向小沙弥赔罪，自古以来，没有人耻笑阿育王以九五之尊礼佛道歉，人们反而同声赞美他"勇于认错"的美德。

雷克恩·列瑟农是美国著名的推销大师，被誉为"推销界的奇迹"，无论什么样的商品，让他出马都会销售一空。年轻时，雷克恩读的是一所三流大学，毕业之后又遇到了美国的经济萧条，各大公司都在大规模裁员，所以他费了很大的力气才在一家保险公司找到了推销员的职位。当时，该公司规定：如果一个月内没有签下一张单子，不仅拿不到一分薪水还会被辞退。

尽管条件很苛刻，但是好歹也是个机会，雷克恩分外珍惜，不怕辛苦地推销着保险。可是经济萧条时期，人们连温饱都是勉强维持，谁还有多余的钱买保险呢。所以三周过去了，雷克恩一张单子也没签下来，眼看又要失业了，他心里暗暗焦急。

一次，他去一家大公司推销员工保险，走进去，见到了负责这件事的经理苏曼先生。苏曼先生抬起头，说："年轻人，介绍一下你的保险吧！"

雷克恩连忙拿出宣传册，卖力地做着介绍，完毕后看到苏曼先生脸上依然是冷漠的表情，心里顿时有些担心。果然苏曼先生摇了摇头，说："你认为在当前这种大裁员的形势之下，你的这个保险适合我们吗？你还是走吧，估计没人能买。"

听到最后一句话，雷克恩觉得很不高兴，不过他忍下来。谁知当他一脚跨出门后，就听到苏曼先生在后面嘀咕："哎呀，进来也不知道把鞋弄干净，看把我的地板踩的！"

这一句话立刻点燃了雷克恩的怒火，这三周蓄积的压力和委屈在此刻都释放出来，他狠狠地拍了一下门，返回去，冲着苏曼先生喊："先生，注意一下你的言辞，现在外面正在下雨，我的鞋上粘点泥很正常，你不买我的保险没关系，但是不要在背后说人。"

苏曼先生一愣，看着这个年轻人摔门离开，有些惊愕。走出了公司后，冰凉的雨打在脸上，雷克恩有些清醒了，他想起自己刚才的所作所为，不禁觉得有些冲动了。

于是他立刻折返回去，却被接待的小姐拦下来，因为雷克恩刚才的做法，让她担心雷克恩再次回来的目的。可是雷克恩只是礼貌地说："我想再见苏曼先生，为我刚才的做法道歉。"

接待小姐不置可否，得到苏曼先生的指示后，将雷克恩领进办公室。雷克恩进去后，立刻鞠了一躬，说："对不起，苏曼先生，刚才我不该那么说你。还有，其实你说得对，我在进办公室前，应该注意一下自己的鞋子，因为整洁也是一种礼貌。这次，我为我的错误深表歉意，希望能得到你的原谅。"

苏曼先生笑了，看着这个年轻人已经弄干净的鞋和涨红的脸，站起来，拍了拍他的肩说："本来我对你的保险一点兴趣都没有，但是对你却非常有兴趣。你能够认识到你自己的错误，并且能够返回来道歉，这点真是很难得，所以我决定支持你。我现在就让秘书准备钱，来，坐下，我想再了解一下这种保险。"

雷克恩喜出望外。顺利签下人生第一笔订单后，苏曼先生又叫住他，说："年轻人，记住，多承认自己错误的人更讨人喜欢，永远都不要忘了。还有，如果以后想要更好的待遇，就来这家公司，我很看好你！"

虽然雷克恩始终没有去那家公司工作，但是一直视苏曼先生为良师益友。因为一直保持着谦和，雷克恩很容易得到客户的信任，为成功奠定了基础，经过几年的努力，他终于成了一名出色的推销大师。当有人问他推销的秘诀时，他立刻回答当年苏曼先生告诉自己的话："多承认自己错误的人更讨人喜欢。"

古语云："人非圣贤，孰能无过；知过能改，善莫大焉。"人的一生不可能永不犯错，有时候错误只是自己的一时疏忽所造成的，并不会导致太大的损失；但如果不认错，"戒禁取见"，后果很可能不可收拾。所以一个人的际遇安危、成败得失，往往和自己能否认错有着十分密切的关系。就像文中的雷克恩一样，正因为他勇于承认自己的错误，所以才得到苏曼先生的欣赏和信任。凡是看不到自己错误的人，或是死不认错的人，只能在原地踏步，甚至会比以前更加退步。

错误没有大小之分，多承认自己的错误，坦诚面对错误，真心改正错误，能够赢得更多的尊重。

Don't Complain in Your Life

经常反驳别人的人最讨厌 🍵

当律师的亚度尼曾对学生说："在交往中，千万不要做那个立即反驳别人的人，更不要因为把别人反驳得哑口无言而沾沾自喜。因为此刻人们心里正在嘀咕：这真是个该死的讨厌鬼。"

亚度尼是意大利非常出名的律师，同时，他也是一名非常奇怪的律师。比起其他律师的反应灵敏和滔滔善辩，亚度尼显得有些脑子不灵光。因为，当对手律师抛给他问题的时候，他总是会下意识微笑着保持沉默，然后再用温柔的声音表达自己的观点。

起初，大家都不看好这么温柔的律师。久而久之，人们才发现看起来毫无杀伤力的亚度尼回答问题总是非常到位，他的温柔和到位常常能把对手推入绝境。此后，拥有100场连胜纪录的他名声大噪。

成名后，有朋友问亚度尼是什么时候研究出温柔的答辩手法。亚度尼笑而不语，他反而与朋友分享了自己的成长经历。

原来，亚度尼从小就是个牙尖嘴利的孩子。在旁人看来，这绝对是个拥有当律师天赋的孩子。至少，亚度尼常常听到别人这样说。

某天，9岁的亚度尼在电视上看到律师辩论的过程，从此不可自拔地迷上律师行业，他下定决心要成为一名出色的律师。于是，他不断地在生活里锻炼自己的辩论能力和反应能力，他的父亲、母亲和所有的亲友都成为他练习的对象。

记得有一次，亚度尼的舅舅来家里做客。亚度尼立即坐到客厅里细心地倾听大人间的谈话。他想找出别人的语病，然后给予反驳。当时，大家都没发现亚度尼的用心，便敞开心扉随便谈天说地。

亚度尼的舅舅对亚度尼的父亲说："现在的媒体报道越来越糟糕，很多出现在报纸上的东西都不是真实的。恐怕，再过两年，报纸上连一丁点真实的资料都没有了。"

这时，亚度尼立即反驳说："亲爱的舅舅，您错了。不管过多少年，报纸上永远都会有一项真实的信息。"

亚度尼的舅舅非常好奇地问："那是什么？"

亚度尼回答说："是日期。这点永远都不会假。"

亚度尼的舅舅听完哈哈大笑，他觉得亚度尼真是个机灵的孩子。大家继续聊天，当亚度尼的舅舅说到只有死海不产鱼的时候，亚度尼再次反驳了他。

亚度尼说："亲爱的舅舅，您又错了。像我们的《辞海》，它也不产鱼。"

这回，亚度尼的舅舅认为亚度尼是存心在捣乱。他脸上有些不悦，但是嘴上却没有表现出来。慢慢地，来亚度尼家做客的亲友都发现亚度尼存心"找碴儿"的情况，大家便越来越不喜欢到亚度尼家做客。

同样的事情还发生在学校。亚度尼常常不放过任何一个机会把同学反驳得哑口无言，这让亚度尼觉得非常有成就感。因为他认为被他反驳得哑口无言的人，在智力上肯定比他逊色。渐渐地，亚度尼的同学也不喜欢亚度尼，大家都疏远他，甚至孤立他。这让亚度尼顿时难过起来。

亚度尼把学校里的情况告诉父亲，他的父亲摸了摸他的头，问他为什么要这样做。亚度尼告诉父亲，他想成为律师，他希望能让每个对手都被他反驳得哑口无言，他说这样才是成功的律师。

结果，亚度尼的父亲却笑着说："亲爱的亚度尼，经常反驳你的长辈和同学并不是使你成为律师的最佳途径。相反，经常反驳别人会使你成为别人眼里的讨厌鬼。"

亚度尼疑惑地望着他的父亲，父亲便继续为他解释，他告诉亚度尼："没有人喜欢被别人否定。当别人说出某个观点却立即遭到否决的时候，心里肯定会有不愉快的情绪。严重的时候，这样做还会激起别人的攻击和厌恶心理。那些立即把别人反驳得哑口无言的人，看起来在口舌上占了上风，实际上早早就成了别人眼里的讨厌鬼。试想一下，处处都反驳人，处处都嘴上不饶人的人怎么可能受到别人的欢迎。"

这时，亚度尼反问父亲："难道永远都不要反驳别人的观点吗？"亚度尼的父亲回答说："可以反驳别人的观点，但是要有技巧。事实上，没有人喜欢自己的观点被全盘否定。所以，在人际交往里，如果你想否定对方的观点，你可以这样说：'亲爱的先生，你说得有一定的道理。不过，在这件事情上，我认为……'这样说，既肯定了对方，又巧妙地避免了直接指出对方的错误之处，用这样婉转的方式来否定别人会使别人更容易接受。当然，如果在法庭上，这又是另外的情景了。"

听完父亲的见解后，亚度尼彻底地改变了自己。他避免让自己成为立即反驳别人的人，想不到，这点改变却使他成为更加强大的律师。

Don't Complain in Your Life

不要成为话匣子 ☕

孔子总结三种不会说话的人：没轮到自己说的时候就贸然开口是急躁型；该说时不说，错失良机是隐瞒型；不看别人脸色就轻率说话是盲目型。所以说话也是一门学问。

卡伊索·诺奇是个很健谈的人，在家庭朋友聚会的时候，总是滔滔不绝，成了众人的焦点。开始的时候，他的存在能够活跃气氛，可是随着他的话越来越多，听的人不感兴趣还插不进嘴，就开始觉得不耐烦，背后都说诺奇是话匣子。不仅如此，因为诺奇总是很容易就把别人告诉他的事说出去，所以没有人敢轻易把重要的事情告诉诺奇。

一次，弟弟偷偷告诉诺奇，说自己新交个女朋友，但是不想让家里这么快知道，希望哥哥能保密，诺奇爽快地答应了。可是到了周五晚上的家庭聚会，诺奇如往常一样说个不停，并且说着说着，诺奇就忘了保密，一股脑儿地把这件事告诉了家里人，让弟弟很生气。两人大吵了起来，整整冷战了一星期。

诺奇并不觉得自己哪里不对，反而为自己的口才自豪，于是他找的第一份工作是在一家刀具厂做推销员。对此他做了十足的准备，拼命地加强自己的表达能力，认真地读了很多推销大师的书，相信自己能够做一名出色的推销员。

更让他感到高兴的是，他负责的地区正是这个城市最繁华的商业区，客户多，消费能力高，这让他信心倍增。可是他辛苦地忙了半个月后，居然一件商品也没推销出去，这让诺奇很疑惑。他起初认为是自己的表达不具有煽动力和诱惑力，无法吸引客户，于是把自己的推销言辞再三润色，可是过了一周，还是没有拿到一张订单。

等到月末统计业绩时，诺奇的表现让所有人大跌眼镜，居然没拿到一张订单。于是主管亲自找诺奇谈，诺奇便把自己的问题告诉了主管，说自己已经很努力，但是居然一件商品都没推销出去。这让主管也觉得奇怪，因为他就是看重诺奇出色的语言表达能力，才将这个年轻人招聘进来，认为诺奇会成为一个优秀的推销员，但是现在的结果却这么出人意料。

于是，他把诺奇单独叫到办公室，关紧门，说："诺奇，现在你把我当成客户，模拟一下你现场推销的情景吧。"

诺奇胸有成竹，拿出产品，绘声绘色地介绍了一遍，又迅速地把这套产品的优点和保养方法告诉对方，紧接着又说现在下订单，就会享受到前所未有的优惠。

一口气说下来，诺奇满怀期待地看着主管，希望得到肯定。可是主管一下子就发现了毛病所在，摇了摇头。

诺奇出色的口才也是他的弊病所在，主管指出："年轻人，你推销的语言很好，可是你要记住，不要一口气说完所有的话，你要注意观察对方的神色，听他说话，这样才能把握住客户的心理。可是你只顾着自己说，丝毫不考虑到对方的感受，这会使对方在一开始就对你失去好感。做一个成功的推销员，不只要有出色的口才，还要懂得揣摩人心。"

主管的话让诺奇受益匪浅，他开始反思自己之前的行为，发现自己的确总是说个不停，极易招人厌烦。之后，诺奇努力地改掉了这个毛病，懂得在说话中注意观察对方的反应，不再滔滔不绝，不再当话匣子，很快就突破了自己在推销上的瓶颈，成了著名的推销大师。晚年，有记者采访卡伊索·诺奇时问到他的成功秘诀，他微微一笑，回答说："之前我以为推销只要口才好就可以，但是后来明白了，不停地说话反而起到负面作用，要懂得揣摩人心，说有用的就可以了。"

真正的智者从不信口开河，都谨言慎行。只有那些胸无点墨又爱慕虚荣的人才爱说个不停，很少去顾及他人的感受，把自己的浅薄都暴露于人前。不要成为话匣子，要懂得沉默是金，聪明的人用脑子说话，智慧的人用心说话，只有愚蠢的人才用嘴巴说话。

Don't Complain in Your Life

为别人保守秘密是种美德

正如英国谚语所说："秘密是你的囚徒，一旦把它泄露出去，你便成了它的囚徒。"

罗斯福任美国总统前，曾在海军部供职。某天，一位朋友问罗斯福关于海军在大西洋小岛建基地的秘密计划，罗斯福特意向四周望了望，然后压低声音问："你能保守秘密吗？"罗斯福的朋友拍了拍胸口保证说："当然能。"没想到，罗斯福微笑着说："我也能。"在生活中，为工作保守秘密是职业操守，为别人保守秘密则是一种美德。

在18世纪70年代，美国歌唱界存在一种怪风，只有长相甜美或帅气的人才能成为歌手。然而，外表条件颇佳的人则未必会有一副好嗓音。所以，当时美国的音乐界里存在着一种特殊的职业——代唱。

这些代唱者往往拥有天籁之声，却没有姣好的外表条件。苏珊和芭芭拉就是这样两名代唱人员。

苏珊和芭芭拉是一起长大的伙伴，两人都非常热爱唱歌，也都拥有一副好嗓音。18岁的时候，苏珊找芭芭拉陪自己去参加歌唱比赛。结果，两人因为外表条件不够出色，都没能成功进入总决赛。

就在苏珊和芭芭拉要失落地离开时，有家出名的唱片公司负责人拦住了她们。这家唱片公司的负责人表示非常欣赏苏珊和芭芭拉的歌声，希望她们能成为公司的签约歌手。这个消息对苏珊和芭芭拉来说无疑是天大的好消息。就这样，两人也没有仔细看合同就成了这家公司的签约歌手。

成为签约歌手后，苏珊和芭芭拉才发现公司并没有给她们露脸的机会。相反，公司总是给她们安排唱动画片、电影的插曲。最后，她们还发现整部片子里完全没有出现她们的名字。这让苏珊和芭芭拉都觉得非常失望。

然而，更令她们感到沮丧的事情是，公司竟然安排她们分别给两位长相姣好、完全不会唱歌的女孩代唱。这个要求提出后，立即遭到苏珊和芭芭拉的反对。就在这时，公司拿出之前的合同，指出苏珊和芭芭拉有义务帮助公司完成栽培新人的工作，包括代唱工作。同时，合同里还注明苏珊和芭芭拉必须为公司和新人保守秘密。她们一旦泄露出这个秘密，则必须支付公司巨额的赔偿金。

看到合同细则的苏珊和芭芭拉都非常惊讶。迫于巨额的赔偿金，苏珊和芭芭拉只能当好代唱的角色。很快地，两名拥有甜美容貌和姣好身材的新人就凭借着苏珊和芭芭拉的天籁之音走红了。这让苏珊觉得心里很不是滋味。

为此，芭芭拉还不断地开导苏珊。她告诉苏珊，她们两个人是拥有实力的，等到合同期满，她们就能另外寻找发展的机会了。芭芭拉还鼓励苏珊，是金子总会发光的。但是，苏珊并不想一直忍下去。因为她看着自己代唱的女孩，比自己小一岁，竟然每天可以过着花钱如流水的生活，这让她既羡慕又嫉妒。她不想让这个践踏她声音的女孩继续代替自己风光下去。于是，苏珊想到一个方法——公开自己的代唱身份。

在一个周末，苏珊和芭芭拉要为这两名走红的新人代唱一场小型演唱会，到时候，预计会有三千多名观众。苏珊想趁机公开自己的身份，提升自己的知名度。于是，苏珊把自己的想法告诉了芭芭拉。芭芭拉感到非常震惊，她拒绝配合苏珊的公开行动。她告诉苏珊，没仔细看合同是她们自己的责任，既然当了别人的代唱，就应该替别人保守秘密。另外，这也是一种职业道德。

然而，苏珊并没有接受芭芭拉的劝告，她果然在小型演唱会上故意让新人出丑。当苏珊代唱的新人习惯性地拿起话筒对嘴形时，苏珊在后头故意不出声。好几次音乐响起，新人都拿起话筒却唱不出声音。就在观众都疑惑地看着台上的时候，苏珊从幕后走了出来，用自己的天籁之声演绎了新人经常唱的歌曲，并揭开了真相。

结果，真的如苏珊预料的一样，她迅速走红了。第二天的报纸、杂志上的头条都是关于她的报道，很多小型演出场合也纷纷邀请苏珊去表演。很快地，苏珊也赚取了人生第一笔财富。

不过，随着时间的推移，人们对苏珊的关注度也逐渐下降。后来，很多知名唱片公司都不敢录用苏珊，因为他们都害怕苏珊会出卖他们，会曝光他们行业里的秘密。到最后，苏珊被列入整个歌唱界的黑名单。而几年后，芭芭拉则靠着自己的努力成了真正的歌手。

在生活里，每个人都不可避免地会听到一些秘密。当听到或者获知秘密的时候，最好的选择就是闭上自己的嘴巴。因为替别人保守秘密是一种美德，保守职业秘密是一种道德。一个同时拥有美德和道德的人，怎么会不受到别人的欢迎？

Part 02

缺陷也是一种美

有位顽固的患者，在弥留之际，他想交代自己的孩子要好好经营农场。

但是，上帝却不愿意多给他一分钟，

他只说到"要好好经营"就撒手离开了人世。

见到上帝，这个人就指责上帝不让他好好地把遗言交代清楚。

结果，上帝却耸耸肩说："亲爱的，不是每件事情都需要美好的结果。"

几年后，这位顽固的患者在天堂看到自己的儿子竟然好好地经营着农场，

好好地经营着自己的婚姻，

还对自己的孙子说要"好好经营"自己的人生。

骑独轮车的盲人调琴师 ☕

> 会遇见晴天还是雨天，并不是我们可以选择的，人生的幸与不幸皆是如此。也许，有些人生来就能见到蓝天、红日、白云，有些人却注定要生活在乌云滚滚的阴天。但不论天晴还是下雨，我们都必须活下去，一步一个脚印，向着心中的美好奔去。

人生漫漫，谁不会在生命中遇到一两件不如意的事？有时，摆在面前的甚至是一道永远无法跨过的坎，或者一场无法避免的灾难。很多人在面临这样的不幸与困难时，会懊恼地埋怨命运，灰心丧气，消极应对。

其实，缺陷和不幸，有时候也是一种美，一次人生的转机。只是很多人无视了它，所以，这种美才变得黯淡了，转机也被白白错过了。

她叫燕，是一个不幸的女孩，因为患有先天性白内障，三个月大的时候就被父母遗弃了。是善良的姥姥收养了她，用爱心把她抚养成人。燕的世界虽然是黑暗的，可是她的心却始终渴望着光明。在她的世界中，光明和阳光就是山谷间的风声，就是森林里的鸟鸣，就是小溪流的叮咚作响，就是夏夜，姥姥坐在葡萄架下讲故事时温和的声音。

燕爱上了这个耳边的世界，爱上了大自然中所有美妙的声音，当然也包括音乐。小小的燕学了很多乐器，并在学有所成后逐渐走上了调琴的道路——她，成了一位盲人调琴师。

在盲校学习调琴时，燕不知道吃了多少苦头，锤子砸在手背上了，螺丝刀扎到手上了，抱木头时又伤到手了……这样的事情经常发生。

每逢这个时候，燕的心里就很难过，如果她是一个视力正常的女孩，就不会吃这么多苦了。好在这样的情绪很快就过去了，燕对自己微笑一下，鼓励自己："既然别人能学会，我也能，不过是多失败几次罢了。"

一晃五年过去了，燕终于对钢琴上的八千多个零件了如指掌。一架钢琴放在她面前，她仿佛能看到它，还能透视它。燕想，有了这样的本领，找一份调琴的工作应该不会太难吧？

可是，她错了。当她告诉琴行的负责人，她是一位盲人调琴师，想找一份调琴的工作时，对方哈哈大笑说："盲人调琴师？盲人也能调琴？"

燕在找工作的时候遇到了不少挫折。但她似乎与生俱来拥有一种不屈不挠的精神，她没有放弃，而是挨家挨户，不断去寻找。她想，总有人会相信她的。

在燕的努力下，终于有一家大琴行决定录用她。燕高兴极了，她马上买了一份地图，亲自摸索着走遍了整个城市的大街小巷，以便日后去客户家时能够不迷路。

每次有客户打来电话，让她去调琴时，燕的心情总是很激动。无论刮风下雨，还是烈日当头，她都会马上赶过去，决不迟疑。可是，客户对眼前这位不起眼的盲人调琴师却不那么信任，他们常常会无端怀疑和谴责她的技术。

有一次，一位客户要求燕给一架十年未修的钢琴调律。燕摸索着赶到客户家，仔细地为钢琴做起了检测。由于这架钢琴已经年久失修，检测需要花费较长的时间。等在一旁的客户有些不耐烦了，毫不客气地指责道："说什么盲人调琴师，我看你的技术根本不行，不过是个混饭吃的骗子罢了！"

听了客户的指责，燕的心里委屈极了。她知道，弹钢琴的人，其实有很多并不懂琴。她如此煞费苦心，认真为客户的钢琴做全面检测却无法得到客户的理解；而业内一些不负责任的调琴师，表面上装得十分高深，实际上草草了事，花几分钟就把钢琴调好了，反而会让客户们感到高兴。

虽然委屈，燕却有口难辩。她无法说服自己也像别人一样去骗人，"相信自己、坚持自己"是她做事的信念。眼前虽然受了一点委屈，但她相信，这些客户迟早会明白她的苦心的。

那天，燕测试完钢琴，又把它十分仔细地调了一遍。心中充满了怨气的客户不太乐意地坐到钢琴前，一弹，脸上顿时露出羞愧的神色。听着那纯正的琴声，他终于明白了眼前这个被她看不起的、骂作"骗子"的人，才是个真正的高手，一个值得尊敬的人。

燕从不因旁人的夸赞而扬扬得意，也不因别人的谴责和误解而心生怒气。她的心中，始终有着一个衡量、评判自己的标准。燕也相信，就算现在还有很多人不相信她，不愿意接受一个盲人为他们调琴，但他们迟早有一天会相信她、接受她的。

果然，许多年后，燕的好名声在城市中渐渐散开，人们纷纷打来电话请燕帮他们去调琴。业务多了，燕开了一家调琴公司，公司里的职员都是跟她一样，因为看不见而选择了调琴的盲人。

一个记者采访燕："现在你有了自己的家庭，生活也稳定了，还有了自己的公司，为什么还要每天出去调琴呢？”

　　燕微微一笑说：“我从来不赚员工的钱。我开公司不是为了剥削他们，而是为了帮助他们。公司只是一个平台，他们每个人得靠自己的双手从客户那里获取报酬。我也一样，我只是一个组织者。如果不出去调琴，我就没有收入了。”

　　燕对生活充满了热爱，调琴只是她生活的一部分，除了调琴，她的生活可以说是多姿多彩：练跆拳道、滑旱冰、开卡丁车、游泳。她还成了第一个会骑独轮车的盲人。

　　当燕买了一辆独轮车，在林荫道练习时，旁人欺负她看不见，发出阵阵嘲讽：

　　“真是自不量力，看不见还骑独轮车！”

　　“你瞧，她骑独轮车的姿势多可笑啊！”

　　“真是太笨了，就跟一只狗熊差不多。”

　　对此，燕并不理会，别人说别人的，她自己骑自己的，她不想因为别人的嘲讽而放弃自己。

　　命运对燕来讲，是很不公的。它剥夺了她看到光明的权利，继而又让她失去了父母的疼爱。姥姥去世后，她好不容易凭借自己的努力拥有了爱人，拥有了事业，却又不幸地患上了重病。

　　可燕没有放弃，她说，不管人生的道路有多坎坷，有多艰辛，她都要笑对人生。

Don't Complain in Your Life

人生的雨季 ☕

人生总会遇到雨季。但雨季到来时，请不要哭泣，因为雨季过了，又会遇见阳光。

英国是个多雨的国度，天空总是一片阴沉，有时连续数十日都见不到太阳。连绵小雨纷纷扬扬，湿透了土地，湿透了屋顶，湿透了衣衫，连人们的心也被打潮了，闷闷的，好像要发霉。这样的日子十分难以打发。我们的生活，有时也会遭遇这样的雨季。

露西的雨季开始于失恋。因为失恋，她独自一人在小酒吧喝得酩酊大醉。深夜，她摇摇晃晃地走上街头，一阵急刹车声在她耳畔响起……她醒来时，已经躺在了医院的白床单上，下巴上绑着绷带。

一个年轻医生告诉她，他没有别的办法，为了保住她的性命，只好给她截肢了。

听到这个消息，她又晕了过去。等她再次醒来时，她的意识清醒了一点，白发苍苍的父母守在她的身边垂泪。她睁开眼，呆呆地望着天花板，脑子一片空白。

半个月后，她回家了，装着假肢。年老的父亲背着她上楼，累得气喘吁吁。她说："爸爸，你把我从楼上扔下去吧，我活够了。"

"露西，你这个疯孩子！你的两个姐姐都不在我们身边，我们就只有你一个孩子了……"她妈妈一边说，一边又难过地哭起来。

露西不忍心再让父母伤心，只好乖乖地躺在床上。可是，她的心灰暗极了，她要求妈妈把窗帘拉上，因为她不愿意见到阳光，不愿意看见街上那些快乐幸福的人们。她几乎怀着"不得不"的心情，吃着妈妈精心准备的糕点，吃着吃着，就会停下来，流一阵眼泪。

要知道，露西从小是个淘气的孩子，以前她总是不肯乖乖地吃糕点，喜欢把饼干扔得高高的，然后再跳起来用嘴接住它。每当她这样做的时候，她的伊丽莎白———一只雪白而美丽的小狗，会屁颠屁颠地跑到她跟前，跳得老高，跟她一同抢食物。不过，伊丽莎白总是失望，因为它的主人太敏捷了，跳起来吃饼干时从来不会落空。

可是，现在的露西，连上厕所都需要叫妈妈帮忙。为了减少妈妈的麻烦，她尽量减少上厕所的次数。可她这样做，常常让妈妈很难过。

"难道你要把妈妈当外人吗，露西？难道你已经不像小时候那样爱妈妈了吗？"

听到这样的话，露西简直难过得要死。

每天，露西躺在床上，看妈妈系着围裙在厨房里跑来跑去，时而大声喊："露西，再等等，你爱吃的烤鱼快要做好了。"时而又小声嘀咕："哎呀，火，忘了关火了。"时而又叫起来："哦，糟糕，忘了烤箱里的面包了。"

她知道，爸爸、妈妈的确是老了。难道，她要让他们担心一辈子、照顾一辈子吗？如果不是自己任性，也不至于会搞成这样。露西很后悔，她知道一切都是自己的错，但不管怎样，自己的错总不能让年老的父母来承担，她要学会自己承担一切后果。

一天，露西忽然跟爸爸说："爸爸，您可以拉一下窗帘吗？"

爸爸从电视机前走到窗边，拉了拉窗帘："这样行吗，露西？"爸爸是个台球迷，不过，自从露西出事后，他就一直守在家里陪她，连老朋友的聚会也不去参加了。

"不是把窗帘拉拢，爸爸。把窗帘拉开吧，我想见见太阳。"

爸爸有些吃惊，但随即露出了微笑："这就对了，孩子，英国的阳光本来就很难得。"他说完，把窗帘整个拉开了，还把窗户也打开了。温暖的阳光顿时从窗外倾泻进来，像一只巨大的手，抚摩在露西的脸上。她从来没有觉得被阳光抚摩竟是这么舒服。

她把自己的腿挪到床边，想要下床去走走。可是，由于她不听医生的话，回家后不愿意积极训练自己的双腿，刚想站起来就摔在了地上。

爸爸把露西扶到轮椅上。

"难道我永远站不起来了吗，爸爸？我不想一辈子坐轮椅。"露西难过地说。

爸爸叹了一口气，抹了抹眼角，大声说："别担心，你会站起来的。要不了多久，你还可以跳舞哩！"

爸爸的话说得露西心里暖暖的。她坐在轮椅上，晒着太阳，心想："会好的，一切都会好起来的。"

从那天开始，露西每天都要练习双腿。虽然一开始摔了不少跤，吃了不少苦，但最终，她可以行走了，不用爸爸妈妈的搀扶，也不用拐杖。尽管走得很慢，左右摇晃，但对露西来讲，这已经很不简单了，她原以为要一辈子躺在床上度过余生了。

露西原本是一家美容公司公关部的业务员，由于双腿的缘故，她不可能回到原单位上班了。可是，生活还得继续，她不能一辈子靠父母。于是，露西开始积极寻找工作，希望有朋友可以帮助到她。正好，她有一个朋友开着一家服装设计公司，她告诉露西，如果露西愿意，她们可以合作开一家网店。露西很高兴地答应了。

一家品牌专卖网店开张了，露西主要负责网站的内部管理，需要在外面跑动的工作，都由她的朋友来完成。

生活总是这样充满希望，露西心头的乌云一点点散开，阳光照进了她的生活。露西的工作干得十分起劲，她一工作起来就没完没了，好像恨不得把自己浸泡在工作中，可以忘掉痛苦的一切。

几个月后，网店开始赢利，露西也有了收入。当她拿到第一笔属于自己的红利时，内心无比激动。

"生活还可以变得更好吗？"她这样想。

对于一个二十几岁的女孩来说，恋爱无疑是最重要的。学会行走和开了网店后，露西表面上装得无忧无虑，好像又找回了从前的快乐，可她的心里却一直很悲伤。为了他，她失去了美丽的双腿，虽然可以勉强行走，可再也不能跳舞了。有哪个男孩子会爱上一个装着假肢、走路一跛一跛、不会跳舞的女孩呢？

一年后，露西的朋友为了庆祝网上服装店的生意兴隆，决定在家举行一个欢庆会。那天，露西特意穿了一条美丽的天鹅绒蓝裙，这条裙子很长很长，一直拖到地上。聚会时，露西慢慢地坐在沙发上，尽量让自己少走动。

一会儿，音乐响起来，前来参加派对的男男女女纷纷踩着音乐，摇起了舞步。有好几个长相英俊的年轻人想邀露西跳舞，都被她婉言谢绝了。其实，她多么想跳舞，多么想拉起他们的手，重新找回恋爱的感觉，重新找回青春的快乐，可她再也不能了。

看着那些在舞池中跳着热舞、身姿曼妙的身影，露西有些难过。她趁别人不注意，一个人来到了屋外。一阵凉风吹过，撩起她金色的长发。露西扭过头，仰起脸，看着天空的星星，尽量不让眼泪流下来。

就在这时，她看见二楼的阳台上，站着一个相貌英俊、文质彬彬的年轻人，很眼熟，好像以前在哪儿见过，他也正在低头看她。她赶紧低下头，想装作没看见；他却朝她打了声招呼，并很快来到了她的身边。

"为什么一个漂亮的女孩不去跳舞，要一个人站在这里呢？不开心吗？"他温柔地问。

"没有不开心。我很好。"露西勉强地露出了笑容。

"你的腿好了吗？"对方突然这样发问，让露西觉得十分尴尬。难道他知道她截肢的事儿？露西羞得满脸通红，转过脸不说话。

"我没有冒犯的意思……"对方意识到自己说错了话，赶紧纠正说，"刚才我站在阳台上，看你从屋里走出来。我看你走路的样子……对不起，你是不是脚崴了？要不要我帮你看看？"

"不用。我的腿你看不好，谁也看不好！"露西突然生气了，眼泪再也忍不住，流了下来。

"也许我能看好……我是个外科医生……"年轻人十分诚恳地说。

露西惊讶地瞪大了眼睛。现在她想起来了，眼前这个年轻人，就是给她动手术的外科医生。而这时，医生也认出了露西。

"原来是你？"医生紧张地说。

"对，是我。这下你知道了吧，没有人可以治好我的腿！我再也跳不了舞了，就算能走路也是歪歪斜斜的很难看！"想到漂亮的长裙也无法掩盖自己走路时不雅的姿势，露西感到十分痛苦。

"不，你很美，露西！而且，你也可以跟别人一样跳舞。"医生温柔地拉过露西的手，让她抱着自己的腰，同时让她的双脚踩在他的脚背上……就这样，随着音乐，两个人在屋外跳起了舞蹈。

露西的双臂紧紧地抱着医生，她觉得他的胸膛内藏着一个火热的太阳，驱走了她心里最后一片乌云。她悄悄地把头埋在医生的肩上，露出了幸福的微笑。

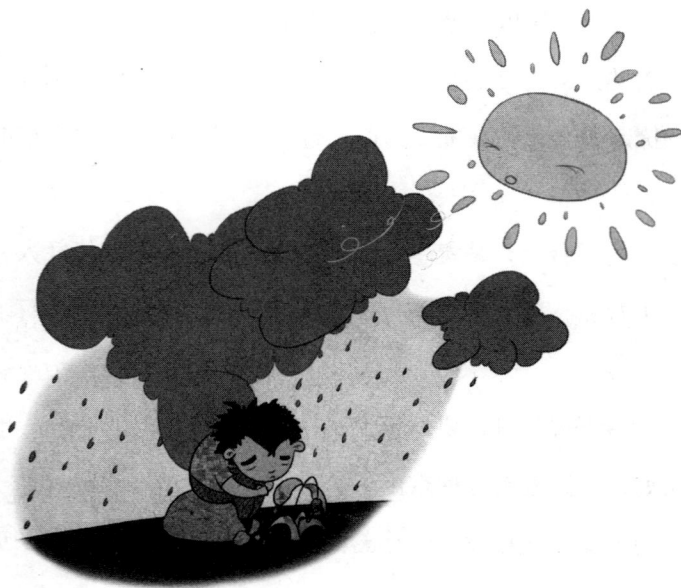

Don't Complain in Your Life

美，由心生

> 一朵花没有芳香，再漂亮，也跟假花没多大区别，它不会给人留下多大的印象。人也是一样。花的芳香好比一个人的品质，一个真正美的人，是心美，是人格美；而外表，就像名字一样，不过是一个区别的标记，好不好看都没有那么重要。再说，关于美，每个人都有自己的评价标准。

有些美有形有色，是看得见的，有些美，却是看不见的。我们无法说哪一种美更胜一筹，但只要是美的，就是好的，不必去羡慕别人。

她叫佳唯，龅牙、黑皮肤、塌鼻梁、矮个子、小眼睛，这样的长相，再加上她天生不爱打扮，佳唯的外表看起来着实很不起眼。跟身边漂亮的女孩子比起来，佳唯有些自卑。从小到大，就没有一个男生追求过她。

"难道，长得丑也是一种罪吗？为什么人们总喜欢跟漂亮的人交往？"佳唯明明觉得自己很善良，对人也很热情，可别人对她总是客客气气的，那种客气，在人与人的交往中就像一道冰墙，寒气逼人，会让靠近它的心灵受伤。

书，几乎成了佳唯唯一的朋友。

其实，有书做朋友也不错。书不会以貌取人，不会因为她长得不好看就歧视她。通过书，还可以跟古人交往，跟哲人交往，跟整个世界交往。书中的思想比身边许多人的都要高明，当佳唯读到一些精辟的语句和观点时，她常常会忍不住拍案叫绝。

只可惜，书仅仅是一本书。把它放在一边，理想中的美好生活转眼都消失殆尽，眼前只有一个冷冷清清的现实世界：没有欣赏她的朋友，更没有爱慕她的恋人。

感到孤独时，佳唯就会抱一把吉他，来到小河边。这时，她的思绪就会被小河中潺潺的流水和水中可爱的游鱼吸引，美丽的吉他声就像一阵风，拂过河面、穿过树梢，叮叮咚咚地飘向远方。

这条小河边很少有人来往，倒是有许多小动物出没。佳唯和这些小动物们相处得十分愉快。除了书，它们就是她最好的朋友了。佳唯经常会把自己的午餐分给这里的流浪狗、流浪猫，还会把那些浑身是泥的、肮脏的"流浪汉"们请回家。当小动物们再次回到小河边时，已经十分漂亮了，毛色锃亮、目光炯炯，可以跟那些娇生惯养的宠物狗相媲美。有时候，她还会充当这些小动物的护士，见它们受伤了，就主动给它们包扎伤口。

可是，佳唯还是很空虚。小动物再通人性，也不能当伴侣啊。渐渐地，她爱上了博客。博客成了她抒发心情、发挥才华的舞台。佳唯的博客上，有她自己创作的音乐，有她在小河边为小狗小猫们画的像，还有许许多多她写的故事，有些是充满了天真烂漫的童话，有些是对美好生活的期待，有些是关于她自己的故事。

渐渐地，佳唯的博客上粉丝越来越多，其中有一个叫木鱼的陌生网友几乎天天都要访问佳唯的博客。他会把自己觉得精彩的句子摘出来，放在留言板中仔细点评。每次看完木鱼的留言，佳唯就会感到欣喜不已。想不到，网络这个虚拟世界中，还会存在一个欣赏她、真正能读懂她的人呢。

通过博客上互相留言的交流，佳唯和木鱼越来越熟悉，渐渐成了网上好友。后来，网络上的交流已经无法满足两人交流的愿望，他们又开始互通电话。第一次通电话时，当手机里传来一个富有磁性的男人的声音时，佳唯的心怦怦地跳个不停。她感觉他就在她的身边，正在对她耳语。

从来没有一个男人离她这么近，从来没有一个男人对她表示过好感。他们一见到她的长相，就会后退三分，心中就断绝了跟她交往的念头。而如今，这个人一次又一次在电话那头称赞她，赞美她的才华，赞美她的细腻与善良，还赞美她的声音很温柔……这些话就像电流一样，让佳唯每次听到它们就想哭。

佳唯感觉到自己已经在恋爱了，同时她也感觉到对方似乎也爱上了自己。

"就这样，就这样一直爱下去，永远不要见面该多好！"当佳唯感到两个人之间的爱火越来越炽烈时，她害怕了。她知道再这样下去，他总有一天会要求见面，两个人见面的日子，估计也就是两个人分手的日子了。

为了不失去他，佳唯努力压制住自己的思念。好多次，木鱼来电话她也不接，木鱼留言她也不回。她不敢对他太热情，又不敢对他太冷淡。要维持这种不冷不淡、若即若离的恋人关系，真是难透了。

那一阵子，佳唯常常独自哀叹。从前，别人越是不喜欢她，她就越积极主动，哪怕明知会受伤，她也要努力尝试一把。可如今，对方明明很欣赏自己，自己却退缩了。

"这不是你自己，佳唯！为什么要这么害怕？"她一次次鼓励自己回到从前平静的心态中，她想把注意力转移到书上，转移到小河边，但她始终无法摆脱这种焦躁烦闷的情绪。

终于有一天，木鱼提出了见面的要求。尽管佳唯已经为这一天做了许多天的准备，但她始终没有想到一个推托的理由，因为延缓见面时间只会给自己增添更多的苦恼，而直接拒绝见面她又怕失去他。就在她犹豫不决时，电话那头说他手机没电了，匆匆说了个约会的时间和地点后就挂断了电话。

佳唯给对方留言，编了一条自以为还不错的不能赴约的借口，可等了一晚上对方也没有回复。第二天早晨打了一上午电话，木鱼的手机仍是关机。约会时间快要到了，佳唯很着急。

"总不能让他一个人在那里等着吧？"佳唯思前想后，最终还是决定去赴约。

下午3点，当佳唯战战兢兢，怀着又激动又害怕的心情来到约会地点时，木鱼早在那边等了。他见到佳唯时，并没有像她预想的那样冷下脸来，而是十分热情地拉起了她的手。倒是佳唯紧张得一直看着地面，不敢抬头看他。

他用手轻轻地托起了佳唯的下巴，在她脸上轻轻地吻了一下。

佳唯就像触电了一般愣在了那里。她哭了，哭得浑身颤抖。他轻轻地把她揽进怀里。这对以前从未见面的情侣，看起来倒像是一对已婚多年的夫妻了。

佳唯的心情渐渐平静了，她问木鱼："你为什么会喜欢我？"

木鱼说："因为你有许多的优点。从你的博文、音乐、绘画，还有你说的话，都可以看出你是个温柔、善良、独立，又很有才华的女孩。你就是我的梦中女孩。"

佳唯觉得木鱼说得有些言不由衷，反驳道："至少她还得是个漂亮的女孩吧？"

"漂亮的女孩？你说怎样的女孩才漂亮？"木鱼反问道。

"就是那种皮肤白白的，鼻梁高高的，眼睛大大的……"佳唯说到这里，木鱼扑哧一声笑了出来："哦，只要跟你相反的就是漂亮，是吧？你干吗这么跟自己过不去呢？如果漂亮就是这样定义的，我何必联系你呢？站在大街上随便瞅一个就可以了。难道，你找男友就是以长相做衡量标准的吗？"

佳唯赶紧摇摇头："当然不是！如果他心地不善良，没有责任心，又不能欣赏我、理解我，长得再帅有什么用呢？"

"既然你自己是这么想的，为什么非得觉得别人就那么肤浅呢？难道，你一直觉得我是一个很肤浅的人？"木鱼微笑着说。

佳唯也笑了。

上帝给你的，不多也不少 ☕

> "祸兮福之所倚，福兮祸之所伏。"
> 我们无法把握命运，却可以在不幸时学会
> 乐观地去面对。天生我材必有用，不必着
> 急，耐心等待，积极争取，该得到的你终
> 会得到。

上帝给了每个人一条褡裢，褡裢的一个口袋装着优点与幸运，另一个口袋装着缺点与不幸。悲观者整天只盯着自己的缺点和不幸，他们总是埋怨上帝不公平，给了他们太多的苦难。殊不知，其实，上帝是公平的，他给每个人的，不多也不少。

我有一个爱好文学的朋友顾白，毕业后和男友到北京闯荡，一开始没有找到满意的工作，天天忙得天昏地暗，却还要遭到老板的斥责，收入又十分微薄。顾白和男友住在一间租来的小房子里，每天省吃俭用，收入却仅够支付房租和最起码的日常开销。不久，顾白所在的企业破产了，她不幸失业在家，原本就困难的生活更是雪上加霜。

顾白是个内向的女孩，虽然很善良、踏实，干工作也很认真，但和她专业对口的工作并不多，加上她又不太会说话，见了陌生人就发怵，要找到一个理想的工作对她来讲很难。

顾白也知道找工作没必要这么紧张，可一到面试现场，一见到面试官她就脸红心跳，说话也变得语无伦次、结结巴巴。那样的面试自然很糟糕。很快，半个月过去了，顾白顶着烈日跑了不少公司，面试完回到家，她就整天守着手机和邮箱，等待着有人通知她去上班的好消息。结果却是时间一天天过去，徒留她一个人对着手机和邮箱发呆、哀叹。

失业的头一个月，顾白焦虑得夜夜失眠，人也憔悴了许多。一日，几个心疼她的好友把她约出来，鼓励她："你为什么非要挑战自己不擅长的呢？既然那么多次面试都失败了，又没有专业对口的工作，为什么不做些别的呢？你不是喜欢写东西吗？没准这是一个路子呢。"

顾白原本就爱好文学，看了不少书，文字功底也不错。起初，她对自己并没有信心，但后来一

想，与其闲着干着急，还不如静下心来写点东西，说不准还能成呢。这么一想，顾白就渐渐静下了心，抱着试试看的心态动起了笔。

动荡不定的北漂生活让顾白对人生有了更深切的体会与另一种理解。从毕业到现在，一幕幕情景浮现在她的脑海中，她以自己为原型，结合自己的所思所想，一点一滴，用文字缀连成一个披着华美外衣的世界，又用思想把这些外衣解开，露出赤裸裸的生活面目。

不知不觉三个月过去了。这三个月，顾白每天不到五点就起床，先花两个小时在网上投简历，然后就一心扑在写作中，在电脑前一坐就坐到深夜两三点钟。

面试和写作，成了顾白那三个月全部生活的缩影。这三个月对顾白来说，是无望的三个月，因为她天天盼着面试的机会，天天盼着被录用的通知，可一天又一天，她的愿望都落空了；这三个月，又是极端艰苦的三个月，因为收入少，自己又没有工作，顾白整天连饭都舍不得吃，实在饿得忍不住了，她才咬一口饼干充饥。夏日炎炎，她在几平方米的小房间里忍受着强烈的阳光，还要与满屋子乱跑的蟑螂做斗争。

三个月后，顾白的小说写成了。她一边找工作，一边在网上四处投稿。很快，又是一个月过去了，无论是投出去的简历还是投出去的稿件，都杳无音讯。顾白的心灰暗到了极点，她对生活的最后一点信心也差点要熄灭了。

就在这个时候，一个陌生的电话打了过来。

"喂，您好，请问是顾白女士吗？我是出版社的编辑……"

那个编辑说，他看了顾白的作品，觉得很满意，希望能跟她谈一谈接下来的合作事宜。顾白激动得闪出了泪花。原来，生活并非没有一线生机，当你以为生活已经没有一线希望的时候，上天也许会突然馈赠给你一个巨大的礼物。

人的命运有时候就是这样，什么时候会失去什么，什么时候又会突然得到什么，谁能料定呢？

莎士比亚年轻时曾得罪了当地一个大财主，为避免遭受报复，他逃亡到了伦敦。对一个人来讲，被迫携妻带子离开故乡是不幸的；可对莎士比亚而言，逃亡却给他带来了人生的转机。当时，戏剧正像一把大火烧遍了整个伦敦，莎士比亚有幸与戏剧结缘，他的才华也由此找到了用武之地，像一朵毫无约束的花朵，尽情舒张花瓣、灿烂绽放。

凡·高在一次精神病发作时痛苦地割掉了自己的耳朵，可他精神上的痛苦，何尝不是由于他对生活过于热爱。凡·高曾在谈到他的创作时说："为了它，我拿自己的生命去冒险；由于它，我的理智有一半崩溃了。不过这都没关系……"

凡·高的生命因为艺术而过早地熄灭了，但他那极端渴求自由、对生活近乎疯狂的热忱与爱的精神，却永远地留在了那燃烧的《向日葵》中，那旋转的《星空》中，它们化成了永恒的星星，化成了永恒的生命符号。

　　陀思妥耶夫斯基是19世纪俄国文坛上的一颗巨星，一部《罪与罚》，让他赢得了世界性的声誉；而《卡拉马佐夫兄弟》则被誉为文学史上最伟大的一部小说。曾有人这样评价陀思妥耶夫斯基与他的作品："陀思妥耶夫斯基一生执着于研讨人与上帝的关系，经常摆荡于天堂与地狱之间，穿梭于神性与魔性的两极，直到他年届六十，终于写下《卡拉马佐夫兄弟》，在人类精神领域中，树立了一座高峰。"

　　陀思妥耶夫斯基醉心于病态的心理描写，读者在阅读《罪与罚》等作品时，经常被不知不觉带入一种反复无常、矛盾重重、纷繁复杂、几乎昏迷与疯狂的精神世界中，他是心理叙事的先驱和导师，对福克纳、加缪、卡夫卡、黑泽明、弗洛伊德等人产生了深远的影响。当人们站在远处仰望他的成就时，有几个人知道这位伟大的作家，竟然是一位癫痫病病人？从9岁开始，这种痛苦的病症就一直折磨着他，伴随了他的一生。癫痫病的折磨让他备受身体和精神上的痛苦，但也让他有机会对这种病态的生活有了深刻的体会。陀思妥耶夫斯基正是从一个病人的角度，看到了一个病态的、正好与癫痫病有着某种契合的时代特征，于是才写出了这么伟大的作品。

　　没有人拥有完全的幸福，也没有人永远不幸。面对生活中的种种不幸，我们要做的，不过是顺从与接受罢了。不属于你的，你怎么抓也抓不住；属于你的，它自会降临在你的头顶。每个人都有自己的命运，失去还是获得，命运自有评判。上帝给每个人的，总是不多也不少。

Don't Complain in Your Life

天使的爱也会有缺憾

> 爱情不可能一帆风顺，天使的爱也会有缺憾。在爱的路途中，我们会错过，会受伤，会失望……但即便这样，也不要失去爱的信心。

这个世界上，也许原本就不存在十全十美的东西。有些人拥有了美貌，却没有智慧；有些人拥有了智慧，却没有美貌；有些人美貌和智慧双全，却事业不顺；有些人什么都有，就是得不到完美的爱情。

20世纪，曾经有过这么一个风靡世界的美人——人们把她看作纯美的象征，把她看作优雅、高贵的化身，把她视为上天派来人间的美和慈善的天使。当她去世时，千万迷恋她的人都为之痛哭流涕。伊丽莎白·泰勒曾悲伤地说："天使归天国去了。"这个人，就是奥黛丽·赫本。

奥黛丽·赫本出身高贵，她的母亲是一个荷兰贵族后裔，她的父亲是一个十分有钱的银行家。六岁之前，赫本过着富足而无拘无束的生活；可是，六岁之后，父亲离家出走，大战爆发，让她饱受生离和战乱之苦。

那是一个被炮火、饥饿和疾病统治的年代。为了逃难，赫本跟着母亲东奔西走，颠沛流离。虽然生活动荡不安，甚至朝不保夕，但她对生活的热爱却没有因此泯灭。小小年纪的赫本就对芭蕾舞产生了独特的兴趣。很多人说，赫本的优雅和高贵，一部分来自她的血统，一部分来自芭蕾，还有一部分来自那个特殊的年代。

也许，这些话说得没错。赫本不单是一只高贵优雅的白天鹅，还是一只经历了炮火、饥饿洗礼的白天鹅。

赫本十几岁时，已经成长为一名亭亭玉立的少女。几年后，她辗转抵达美国好莱坞，超凡脱俗的气质和天使一样的面庞立刻引来了无数人的关注和追捧。一时间，赫本以一个时代"玉女掌门人"的形象，在好莱坞迅速崛起，凭借一部《罗马假日》，几乎成了所有人心目中美丽公主的化身，成了好莱坞一颗最迷人、最耀眼的新星。

但对一个女人来说，事业当然不是生命的全部。尽管一开始，她的母亲就曾劝过她，爱情和事业往往无法两全，但赫本还是抱着鱼和熊掌可以兼得的天真想法，开始了她的初恋。

那时，奥黛丽·赫本才21岁，她的事业刚刚起步。她的恋人是英国企业家詹姆斯·汉斯。两人在一起情投意合，相处得非常融洽，已经到了谈婚论嫁的阶段。汉斯为人可靠，观念却比较保守，他认为，妻子就应该在家里好好相夫教子，把全部心思都投入到家庭中。这让赫本左右为难，因为这时，她的事业正处在飞升阶段，她不想为了结婚就放弃来之不易的担任百老汇舞台剧女主角的机会。

为了事业和爱情两不误，赫本做了种种努力，尽量均衡工作和恋爱的时间。

可是，一部《罗马假日》的上映，在全球掀起了热潮。赫本由此一举成名，生活发生了翻天覆地的变化，工作变得繁忙，各种应酬也让她应接不暇。这时，她才意识到，原来鱼和熊掌兼得只是一个不切实际的想法。她不可能一边忙事业，一边又将自己打造成为汉斯心目中理想的妻子。

在母亲的督促下，赫本忍痛割爱，选择了自己的前程。这段青涩的初恋也就无疾而终。

然而，上帝在关闭一扇门的时候，又开启了另一扇窗。就在赫本失恋的时候，一个35岁的中年男子走进了她的生命。这个人，就是好莱坞演员兼剧作家梅尔·费勒。赫本是在《罗马假日》伦敦首映式上跟费勒结识的。费勒的成熟魅力一下子俘获了赫本的芳心，两人之间很快擦出了爱的火花。认识一年后，这对恋人终于如愿以偿结了为夫妻，并有了爱的结晶——儿子肖恩。

幸福美满的日子总是那么难得，又总是这么短暂。如果时间可以停留，幸福可以永驻，该多好。可惜，时光的流逝谁也挡不住。

几年后，赫本的事业一帆风顺，如日中天；而费勒的事业却依然不温不火，仅有的几部优秀影片也是托了妻子的福才得以成名。事业上越来越大的差距让费勒抬不起头来，他变得越来越沉闷。面对光芒万丈的妻子，他对她不是更爱，而是越来越冷淡，甚至走向了频频出轨。

赫本多么想挽回这段即将逝去的爱情。她一发现婚姻的裂痕，就马上宣布息影，将全部精力都投入到了家庭琐事当中。可失去的爱情犹如泼出去的水，覆水难收，已经远去的爱情也没有了回转的余地。

赫本跟费勒还是不可挽回地离婚了。此后，赫本身心疲惫到了极点，一米七的个头，曾一度只有八十多斤的体重。好在赫本没有对生活悲观绝望，她重新振作起来，挣扎着向前，希望看到一缕新的希望。

不久，一个名叫安德烈·多蒂并小她9岁的意大利青年闯入了她的生命。他们邂逅在充满了地中海浪漫风情的希腊。这个年轻人自称从小就是赫本的影迷，相见之初，他就对赫本表现出了不一般的热情。

多蒂火一般的爱情将赫本那颗受伤的冰冷的心烘得暖融融的。热恋中的人常常是不理智的。这时的赫本也许太孤寂、太无助，她太需要一个可以依靠的肩膀。于是，不顾母亲的奉劝和反对，赫本毅然跟多蒂踏进了意大利的教堂。

可是，一个不羁的浪子注定不会为爱坚守。当奥黛丽·赫本不惜放弃纷至沓来的片约为多蒂全面息影时，他却在外面拈花惹草，享尽了风流。多蒂无所顾忌地出入脱衣舞歌厅，与众多香艳女子胡混的新闻常常成为报纸头条。

赫本有着常人不能比的隐忍和耐心，面对那些桃色新闻，她装作视而不见，尽量把心思全部放在照看孩子上，希望自己的宽容能让多蒂回头。然而，多蒂毫不为之所动，依然我行我素。他的不忠就像一条鞭子，一声一声，响亮地鞭挞在她的心上，让她那一颗伤痕累累的心充满了刺痛。

这样的爱情，早晚会走到尽头。最后，这段原本就草率结合的婚姻，在一声沉重的叹息中走到了末日。

没有人说天使的爱情就会完美无缺，天使也会在爱中受到伤害。可相信爱情的天使，最终会获得生命中的幸福。

1980年，当罗伯特·沃尔德斯出现在赫本面前时，两个灵魂终于融合在了一起。在生命最后的十数年，赫本淡出影坛，远离尘嚣，与自己心爱之人住在她的"和平之宅"内，在蓝天白云下共同分享恬静的田园风光，共同从事着奉献爱的慈善事业，相伴到老。

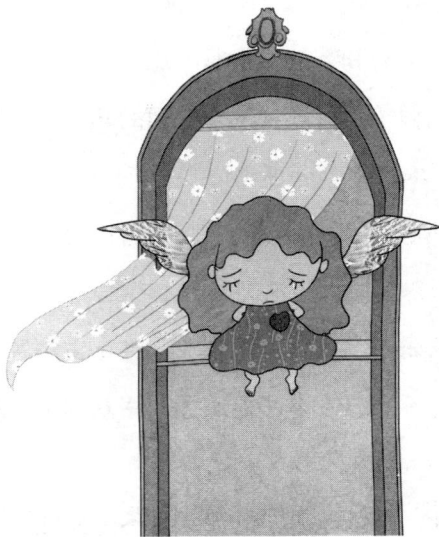

如果没有不完美

> 生活不完美，我们就追求完美；生活很完美时，我们要懂得珍惜和保持；不幸失去完美的生活时，也要用一颗平常心去对待，相信它还会好起来。这样，生活即便有缺，也会无憾了。

红花需要绿叶衬托，明月需要众星相拱。人人都渴求完美，我们却总是忘记设想：如果人生没有不完美，又将怎样？

传说，直布罗陀海峡西侧曾有过一片巨大的陆地，名叫大西洲。大西洲上，有一个神秘帝国，亚特兰蒂斯。它是世人心目中的理想国，繁荣、富裕、和平、美丽，有着极高的文明。甚至有人说，亚特兰蒂斯人创造的文明远远超过了现代人类的文明程度。

亚特兰蒂斯人拥有大量的黄金和白金，他们的建筑物镶满了黄金、白金、黄铜和象牙饰品，一片金碧辉煌。他们的城市水路交通十分发达，公共建设十分齐全，雄伟壮观的神殿、寺庙、剧场、竞技场、公共浴池、带翅膀的雕塑等鳞次栉比且极富韵味。

亚特兰蒂斯人几乎拥有一切：美貌和智慧，财富与悠闲，他们什么都不缺。他们不需要学习，因为有一种高科技的芯片，可以把哲学、科技和艺术方面的知识统统植入到人脑中，随便一个亚特兰蒂斯少年的智慧都要比现代人类的高等学者高出许多。

帝国居民生活得无比悠闲，他们不需要劳动，一切都可以交给聪明而忠实的机器人去办。作为世界的主人，亚特兰蒂斯人只需要尽情享受生活即可。

他们整日沉浸在歌舞音乐的欢乐中，偶尔也乘坐飞碟在宇宙中翱翔观光。他们利用六面体磁石吸收宇宙能，拥有取之不尽、用之不竭的能源。他们还利用基因工程创造出美人鱼，发明让人返老还童的技术……

总而言之，这个世界完美无缺，神话传说中的天堂也不过如此。

然而，太过完美的世界却让亚特兰蒂斯人变得日渐穷奢极欲、腐化堕落、不思上进、庸俗无能——因为，他们似乎也的确没有上进的必要了。

华丽掩盖下的庞大帝国开始腐朽没落，圣洁的灵魂开始被邪恶的魔虫所蛀蚀，帝国的末日也越来越近。一场史无前例的特大地震和洪水，一场激烈的战争，一场疾病，或者三者交织在一起，一同摧毁了不可一世的帝国。

一切繁荣和美丽，一切文明和骄傲，瞬间土崩瓦解，渐渐沉入海底。唯有关于它的神秘传说，还在一代一代流传，留下了多少遗憾与伤感。逝者如斯，一个人的命运，与一个帝国的命运，又何其相似？

她和他相恋多年后裸婚。一天，她靠在他肩上，痴痴地幻想着："唉，要是我们有好多好多钱就好了。"

他说："为什么？"

她说："如果我们有好多好多钱，我们就不用这么努力工作了。房子是现成的，车也是现成的，我们还可以去巴厘岛度蜜月，多浪漫啊。现在我们却要跟别人一起挤在一套小屋子里度过新婚生活，整天要为各种琐事奔波，都没有一点浪漫可言。"

他说："好，那假设我们很富有，你打算怎么度过我们的新婚生活呢？"

她俏皮地说："去巴厘岛度蜜月啊，然后我回家，给你当家庭主妇。"

他说："可是我要上班啊。你一个人在家不会孤单吗？"

她说："不会孤单，我有很多事情要做呢，比如研究美食，教育孩子，闲了自己在家里弹琴、画画，多有意思啊！"

她还说："如果足够有钱，你也不必上班了，咱们一起去旅游，走遍全世界，这就完美了。"

他说："好。我们虽然不富有，但我们可以努力。也许要不了几年，你的愿望就可以实现了。"

几年后，他开了一家公司，赚了很多钱。她终于如愿以偿辞掉了工作，当起了家庭主妇。

他为了弥补新婚时的缺憾，特意带她去了一趟巴厘岛。巴厘岛的蜜月过得很开心。度完蜜月回家，他继续忙公司的事儿，她则一个人待在家里，如她幻想了千百次的那样，亲手制作各种美食，把大房子布置得漂漂亮亮，把他们的孩子打扮成一个漂亮的小公主，亲自教她弹琴、画画。

时间一天一天过去，她当家庭主妇的热情渐渐消退，逐渐厌倦了整天购物、做饭、看孩子的生活。她总觉得心中好像少了点什么。也许，是感到孤单了吧。于是，她开始参加各种主妇聚会与沙龙，与别的主妇一起探讨育儿经验，还交了几个新朋友。

这样的生活着实新鲜了几天，可没过多久，她又不满足了。同时，她发现其他主妇也跟她一样，每天的时间多得不知道该怎么打发，常常因为时间太多而无聊。

几年前，当她还是个穷丫头时，要攒一个月零花钱才够在高级商场买一件漂亮衣服。那时，她每天都盼着攒够钱的那一天，心中充满期待。好不容易盼到了这一天，迫不及待拉着男友去商场，一直逛啊逛，逛到很晚，最后才从琳琅满目的衣服中挑出自己最喜欢的又不是特别昂贵的一件，开开心心地结完账提在手里。回到家，在镜子前比来比去，心中的快乐真是无与伦比。

当时，她总在心里想："要是我有很多钱，随时想买什么就能买什么，该多好啊！"

如今，她的愿望实现了。可每次逛商场时，心中的感觉却变得十分麻木：没有购物前的期盼，没有刷卡时的心疼，也没有拿到手之后的兴奋与喜悦。她的衣柜里堆满了各式各样的衣服，很多都是她从未穿过的，但她早已忘记它们的存在了。

她又想起过去住在小房子里时的生活；想起他为了拼事业彻夜通宵工作，经常熬出熊猫眼的日子；想起她凌晨三四点起来为他做点心还觉得很幸福的日子；想起她无数个下班后，一回家就拿起一堆跳线或破了口的袜子、裤子缝缝补补的日子；想起她和他每天只敢吃半个苹果的日子；想起两个人时不时把存折翻出来看看，看着里面的钱一点一点变多时就乐得呵呵傻笑，傻笑完仰在沙发上做无边无际的憧憬与幻想的情景……

想着想着，她突然笑了起来。这些过去认为的"苦"，现在回忆起来却极有意思。

原来，人生需要缺憾。因为缺，我们才会想办法去补。在这个缺和补之间，会发生太多有趣的、辛酸的、快乐的，值得人回味一生的故事。正是这些故事，陪伴着我们度过了那些也许艰辛却充满了美好与感动的岁月。

而满足，却会让人停滞不前，失去上进的动力，失去生活的目标，日渐变得慵懒、懈怠、无聊、不快乐。

也许，人生就像夜空中的明月，有着盈亏的轮回。一弯新月又弯又细，渐渐丰盈起来，逐渐变成满月，又渐渐亏损，直至消失不见。待过了一日，新月便又出现……月亮正因为有圆有缺，所以才更多情，更浪漫；人生也因为有着许多不完美，所以才在不懈追求中生出了许多感动与幸福。

Don't Complain in Your Life

自得其乐是一种境界 ☕

自得其乐是一种境界，也是一种人生的智慧。只要不做伤害他人的事儿，人生便没有对错、好坏之分。一个人是否成功，是否快乐，只有他自己的内心知道。走自己的路，让别人说去吧。

风过落叶起，风止浮尘落。无论是落叶，是浮尘，还是我们的人生，起起落落都没有什么。起有起的乐处，止有止的乐处，乐中有苦，苦中亦可以寻乐，只要能自得其乐，便是快乐的人生，圆满的人生。

我有一个朋友，叫天伟，天生是个乐天派。毕业前夕，别的同学都在忙着考研、找工作，为将来的打算忙得焦头烂额，唯独他依然无忧无虑，怡然自得。

别人问他："你是找到好工作了？"他摇摇头。别人又问："家里给你安排好了？"他还是摇摇头。别人说："你别这样吊儿郎当的，到时候睡大街、饿肚子就来不及了。"他只微微一笑，答道："难为你们比我还着急。但真的不必这么紧张，我有手有脚，大不了找不到工作去干苦力，总不至于饿死的。"

毕业后，天伟找了个不上不下的工作，收入并不是很高。可他却悠闲自在惯了，从来不为攒钱的事儿发愁，过得十分逍遥：一个人租了一套一居室的房子，在阳台上养满了吊兰、茉莉、文竹等花草。他还特意买了一把摇椅放在阳台上，到了周末就躺在上面，一边摇，一边悠闲地看书。

受邀去参观天伟的家时，有些朋友忍不住替他着急。

"天伟，你一个人住这么大的房间太浪费了。不如租个小的，把房租省下来将来买房。"

"天伟，你怎么租房子住还自己买那么多家具呢？搬家多麻烦啊！"

"天伟，听说你一个人在家还经常喝点小酒，做点烤肉，这也太小资了吧？"

"天伟，你时间这么充裕，怎么不趁周末做点兼职啊？"

天伟笑笑，说："嗨，我觉得这挺好的。"

在别人眼中，天伟固执，不听劝，不会精打细算地生活。可仔细一想，人生百样，什么样的人生才是对的，什么样的人生又是错的呢？对每个人来讲，其实生活并无对错，只要自己过得开心就好。

另有一位朋友，是个女孩，叫靓颖，她的个性跟天伟有着异曲同工之妙。靓颖是个十分独立的女孩，眼看就要到而立之年了，身边依然没有男友。她的朋友和家人纷纷催她："你就不要再挑了，找个差不多的就行了。"

靓颖可不太爱听这样的话，她说："我为什么非得找一个不喜欢的人结婚呢？我一点都不愁自己嫁不出去。再说，就算嫁不出去，我也照样可以过得挺好。"

靓颖不是那种吃不到葡萄就说葡萄酸的人，身边有没有男朋友，她真的无所谓。有一个，当然更好；但如果没有遇上合适的，她绝不凑合。她的生活精致而讲究，没有男朋友，她每天照样有约会，吃饭有饭友，跳舞有舞友，旅游有"驴友"……因为一个人，她无拘无束，不用跟谁吵架，也不用整天守着谁，一有时间就徒步沙漠，环游世界。

跟靓颖比起来，那些整天为她担心的人，生活得反而远没有靓颖潇洒、快乐。她们不过是多了一个男友而已。对一个女孩子来讲，男友真的就是生活中的全部吗？未必是。

有些人常常用自己的眼光去衡量别人，看到别人不如自己的地方就顿生同情之心。殊不知，自得其乐之人，不存在什么幸与不幸。你眼中的幸福，在他看来未必就很值得羡慕；你眼中的不幸，在他看来也许完全不值一提。

曾经有人惹出过这样一个笑话。他是一个老师，他班上有一个背驼得很厉害的矮个子穷学生。他看这个学生平时很少说话，也很少跟其他同学交流，总是埋头苦读，以为他是自卑所致，于是想要帮帮他。

一日，这位善良的老师提出想请这位学生吃饭，学生很高兴地答应了。

吃饭时，老师特意让学生点菜，结果学生只点了两个素菜。老师怕学生客气，又点了很多大鱼大肉，摆了一桌。吃饭时，学生却光吃素菜。他以为学生还在客气，就主动往学生碗里夹了很多肉，一边吃饭，一边对他问东问西，表现得十分关心。学生推辞不过，见肉到了碗里，只好把它吃了，但对老师的问话却是一句不答。

饭毕，这位老师十分沮丧，他叹息了一声，自言自语地说："孩子，你对老师别这么见外。我是真心实意想跟你交朋友。你想吃就吃，想说就说，有什么困难，都告诉我，老师会帮你的。"

学生听了吃惊地说："老师，我没什么困难。"

老师说："你看，不诚实吧？刚才还说不爱吃肉呢，结果还不是都吃了？你就说吧，别把老师当外人。"

学生见老师说得很真诚，果然就大胆地说出了自己真实的想法："老师，那我就实话实说了，有什么得罪的地方还请原谅。我刚才一直没有跟您说话，是因为孔子说过'食不言，寝不语'的话。从小我都就不习惯边吃饭边说话，还请老师原谅。至于您点的肉，我也不是不敢吃，或舍不得吃，而是实在不太爱吃肉。可您把肉放到了我的碗里，我再不吃就是浪费了，所以只好把它吃掉。其实，很多信佛的高僧终生吃素都可以长命百岁呢，素菜又健康又营养，我觉得能光吃素菜也挺好的，不见得必须吃肉。"

听了学生的话，老师不好意思地笑笑，接着又问："那你平时为什么总是一个人埋头苦读？你的成绩已经很好了，用不着这么辛苦。而且，班里的同学也没有排挤你的意思，你应该多跟他们交往才是啊。"

学生微笑着说："老师，我喜欢看书，所以并不觉得学习是辛苦的。我看书也并非是为了应付考试，只是想多学习知识，而且学习本身就是一种乐趣。至于我为什么不跟其他同学玩，并不是我不喜欢他们，或他们不喜欢我，也不是我不爱交朋友，只是他们喜欢打球、下棋，我喜欢看书、写字，志不同道不合，玩不到一块儿。但我在书中，却可以交到很多真正的朋友。虽然我跟书中的朋友无法用语言交流，但我们可以神交啊！与书为友，真的是很大的乐趣呢！"

学生说完这番话，老师顿时哑口无言。他没想到，自己完全低估了眼前这位学生，他实在是多虑了。

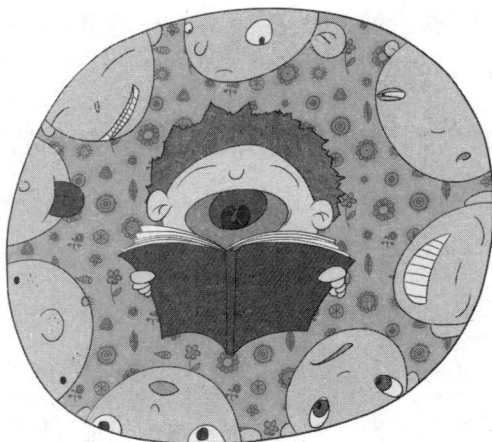

美与风雨兼程

有一种心情，叫"痛，并快乐着"。没有风雨，就没有彩虹；不忍受孤寂与痛楚，就无法成就不一般的人生。人生本来就是一种经历，何必让种种顾虑妨碍自己的脚步。

我们从哪里来？我们是谁？我们往哪里去？

每个人受着心中神的引导，马不停蹄地向着自己的归宿奔去。这一路上，我们会遇见美，也会经历风雨与痛苦，但我们一直在行走。

生命的步伐无法停留，正如时间无法停留。在如梦如幻的时空延续中，一切困苦与荣耀都将被置于身后，一切目的地都将化为虚无。唯有我们的脚步，留在时空中，成就了唯一的你和唯一的我。

在19世纪群星璀璨的艺术画廊中，一幅《两个塔希提妇女》让人眼前一亮。斑驳的树荫有着梦幻的色彩，两个年轻的女子半裸着健美的身体，眼神中透出一种平淡和宁静。在喧嚣的城市，谁还能寻见这样一种灵魂的不羁和自由？

唯有在远离文明的地方，才有着最原始的生命和最朴素的情感。《两个塔希提妇女》就是在一个远离文明的环境中创作出来的，而它的作者，正是一生充满了神秘与传奇色彩的印象派大师——高更。

高更出生在法国一个贫困的家庭，他当过海员，参过军，23岁当上了股票经纪人，收入颇丰。那时的高更，年轻、富有，还有一个幸福的家庭，身边有漂亮的妻子和可爱的女儿做伴。

高更完全可以这样一直生活下去，家庭幸福，收入稳定，何乐而不为呢？只是如果这样，这个世界就少了一个印象派大师，少了一个美丽动人的传说。

高更爱他的妻子和孩子，可他无法抵挡命运的召唤。一个人从哪里来，又要到哪里去，也许冥冥之中都是注定的。高更选择了相信命运的指引。35岁那年，他毅然辞去了银行的职务，专心学习绘画。几年后，为了更好、更专注地投入到绘画世界中，他索性离开了妻儿，过起了孤独的生活。

巴黎的天空，已经无法满足他的创作愿望，钢筋水泥建筑、冒着浓烟的烟囱、轰鸣作响的机器，只能带给他精神上的压抑与痛苦。高更十分清楚自己的理想在何处，他要远离繁荣的城市，远离人类文明，一个人去远方，去寻求那处自然与原始并存的所在。

高更曾说过："文明使我痛苦，野蛮使我返老还童。"他乐意过野人一般的生活。

高更义无反顾地投入到原始丛林的怀抱中。那些像珍珠一样散布在蓝色大海中的岛屿，是上帝馈赠给人类的极其珍贵的礼物。在这里，大自然对人类是如此的慷慨，茂盛的植物、永远蔚蓝的天空、简朴的生活，一切山石草木、虫鱼人兽，都流露出它最本真、最淳朴的灵魂。绚丽、明快的色彩，让迷人的风景充满了野性和生命力。

还有什么能比拥有这样的美景更让人赏心悦目呢？

高更爱上了这样的地方，巴拿马岛、塔希提岛，让他流连忘返。岛上的生活有时也会困难重重，甚至充满凶险，如何避免陷入部落之争，如何向当地土著表明自己的友好与诚意，不至于被当作俘虏逮捕起来，如何在岛上获得食物、治疗疾病等，都是需要解决的问题。不过，高更好像都做到了。

他那些色彩明快、线条粗犷的塔希提画作，就像一本厚厚的故事书，款款讲述着这个传奇画家神秘而浪漫的经历。

高更和岛上的塔希提土著成了朋友，他搭乘着土著渔民的独木舟，跟他们一起出海捕捞金枪鱼；他拿着斧头上山砍木头，悠闲地晒着金色的太阳，做着木雕；他还在塔希提岛上与14岁的塔希提少女瓦依奈相爱了，他们温馨地生活在一起……这一切，都是那么的美好。

谁说原始的生活便是不幸？谁说原始的生活就是野蛮？充斥着钢筋水泥的大都市，哪里还能找到这样的闲适？生活在现代文明笼罩下的人们，绝大多数都活在算计中，活在虚荣和攀比中，活在忙碌和焦虑中。他们早已经忘了生活的本意，他们早已丧失鉴别美的能力。

几年后，高更因为一些事由回到了法国。塔希提岛上金色的日光，给高更镀上了一层原始而别样的色彩，他精力充沛，既带着尊贵与高傲的气息，又有着一种粗鲁与野蛮的个性。他的绘画，也有着跟主人相似的特质，大胆、抽象、超脱自然、明快、简约。

只可惜，这些新颖、神秘与野蛮并存的绘画，却遭到了巴黎文明人的嘲弄，他们根本欣赏不了生命中这些最原始、最本真的美。画展的彻底失败，物质上零的收入，评论界的揶揄和嘲弄，让高更十分痛苦。

可是，历史不正是这样吗？那些随波逐流的、庸俗的东西，往往很容易就得到大众的认可和理解，它们也许永远也成不了经典，可它们却换得了实实在在的利益和好处。而天才，总是孤独的，因为他过于超前的精神和过于超凡脱俗的生活，总是不被人理解的。

也许，精神上的痛苦和孤寂，就是一个人成就天才伟业的代价吧。对于这一点，高更深有感触。他曾对他的女儿说："大众总想用一天甚至一分钟，去理解和学会艺术家花费数年时间学来的东西。"话语中流露出的感情，是多么无可奈何，多么孤独。

高更觉得自己的艺术才华和绘画作品，就跟塔希提岛的美景一样，它的美与众不同，而且毋庸置疑；可那些自诩文明的人竟然看不上它们。精神上的孤寂、贫病交加、丧女之痛，让高更做出了愤怒的反抗。他跑到深山里，吃下了毒果，企图自杀，但被人发现救起。

而后，高更突然产生了强烈的创作欲。那生与死之间的梦幻般的经历，让他看到了一幅画，他变得空前狂热，夜以继日地工作了整整一个月的时间，终于把梦幻中的景象搬上了画板。

一个初生的婴儿，一个摘水果的青年，一个行将就木的老妪，在原始而神秘的背景衬托下，勾勒出了生命由生到死、生生死死的循环与轮回。

绘画中，那流动的色彩究竟蕴含了什么，寄托了什么？也许，它凝结了画家全部的生命与才华；也许，它是死神捎给世人的一封神秘书信；也许，它是画家一辈子都在苦苦追求与思考的核心。

高更给这幅画取了一个名字：我们从哪里来？我们是谁？我们往哪里去？而后，高更还是遵从了命运的召唤，移居马尔萨斯群岛，在那里度过了生命中最后的岁月。

高更是幸福的，因为他找到了自己想去的地方。可我们呢？我们从哪里来？我们是谁？我们往哪里去？这是永恒的问题，也许原本就没有答案。如果真要回答，也许只好说，每个人正是从来处来，往去处去，每个人的足迹，勾勒出了他不同的生命轨迹。足迹所在之处，一路上，往往美与风雨同在。

生命就是这样，有得必有失。想成为独一无二的你，就必须付出不同于常人的代价。当你感谢命运馈赠的美丽时，也别抱怨遭受的不幸与痛楚，因为它们正是你之所以为你的标志。

Don't Complain in Your Life

碎了的青花瓷

　　我们的生活，有时就像一只美丽的青花瓷瓶，就算完美无瑕，也有被不小心打碎的时候。打碎了，可以想办法弥补；实在无法弥补，就干脆忘记它，换一只新的。没有人的生活不存在一点缺憾，学会原谅，缺憾就会过去，完美就会再现。

　　心如青花瓷，清脆而美好，可易碎。青花瓷瓶不小心落在地上，脆响炸开，满地碎片，谁忍心拾掇？有人说："碎了就碎了，让它去吧。"有人却含着泪，一片一片，小心翼翼将它拾起……

　　稳定的工作、体贴的老公、健康的孩子，有这些，她就足够了。她孜孜不倦地为了这个幸福的小家庭奉献着一切，她是多么快乐、多么幸福，以至于从未想过自己的生活会出问题。

　　一天，她老公上班时不小心把手机落在了家里。她平时对他很放心，从来不翻看他的短信，也很少接听他的电话。可那天，有一个电话打了又打，她接起电话，那头传来一个女人的声音。

　　也许电话那头的女人过于着急，没有听清接电话的是谁，一接通电话就大声嚷起来："你的离婚手续办得怎样了？你再拖咱们的孩子就保不住了。"

　　她听到电话，愣住了。愣了半晌，才呆呆地问："你是不是打错了？"

　　对方也噎住了，半天后说："没打错，等他回来你自己问问吧。"说完，电话就挂了。

　　她的脑袋像是被铁锤砸了一般，几乎昏过去。好端端的生活，怎么会变得这样？她有些不相信眼前发生的事情。那天，她什么事儿都干不了，就等着下班，等着回家问问虚实。"嘀嗒嘀嗒"，钟摆好像故意放慢了脚步，折磨着她的心，她真有一种度日如年的感觉。

　　总算熬到了下班，她匆匆赶回家中，看见他垂头丧气地坐在沙发上。

　　他问："你都知道了？"

　　她反问："我知道什么？"

他说："我和她的事儿……"

那一刻，她多么绝望！她多希望他还像往常一样，高高兴兴地回家，拥抱她、亲吻她的脸颊，然后说一声："老婆，你辛苦了，我来做饭。"她多希望他能说："什么她？完全子虚乌有，肯定是打错电话了。"

她努力忍住伤心，抱着最后一丝希望问他："你和她的什么事儿？"

他说："她有孩子了，我不能对不起她。"

听到这一句话，她差点晕倒，这完全在她预料之外。她压根儿没想到他会有外遇，更想不到他竟然要为了另一个女人抛弃自己、抛弃这个家。愤怒、委屈、悲伤，顿时像狂涛席卷泥沙，在她的胸膛里翻滚，让她窒息。她只觉得眼前一阵黑暗，一手扶在门口的桌角上。一个坚硬而光滑的东西翻过她的手背滑落在地，发出一阵刺耳的响声。一只青花瓷花瓶——恋爱时她送他的青花瓷花瓶，碎了。孩子受到了惊吓，大声哭起来。看着满地的碎片，听着孩子的哭声，她也哭了出来，仿佛她的命运和这地上的青花瓷联系在了一起。它们都碎了，粉碎一片，再不可能回到过去。

她用尽最后一点力气，踩着满地的碎瓷片走到沙发边坐下。那时，他已经走进屋里，一声不吭地收拾着他的东西。他要走了，就这样突兀地要离开她和孩子，离开这个他们辛辛苦苦经营起来的家了。他很快收拾好了行李，把一张银行卡放在门口的桌角，轻轻说一声："对不起，我走了。孩子就交给你了。"

她闭上眼，不忍心看他就这样离去。她多希望这不过是一场噩梦，马上就可以醒来。

离婚前一周，她没有去上班，一直在家等他。她原以为自己有爱情洁癖，眼里揉不得沙子，可当真正遇到这种不幸时，她却选择了原谅。不管是出于什么原因，留恋也好，爱也好，软弱也好，她已经这样做了——她忍着心痛，一点一点把地上的青花瓷花瓶碎片捡起来，一点一点粘起来。

花瓶粘好了又碎，还割伤了她的手。她的眼泪滴在花瓶上，却不愿意放弃努力。一天，一天，她就做着这样徒劳无功的事情。花瓶，似乎永远不能恢复原形了；他也没再回来，等来的却是一份离婚协议书。

离婚半年后，她在一个街角遇见了他，只有他一个人。他张了张口，似乎想跟她说话。她低下头，快速从他身边穿过去，头也没回。这个时候，他还想说什么呢？说什么都没有用了。

有一天，她的好友告诉她，他并没有和那个女人结婚。原因是那个女人要求他把他的房子要回来，给她和孩子住。他拒绝了，那个女人就大吵大闹，威胁说没有房子她就宁可不要孩子。他对那个女人十分失望。最后，两人大吵了一架，那个女人赌气打掉了孩子。他和那个女人之间的感情也越来越差，没几个月就分手了。

她的朋友告诉她，现在他一个人在外面租房，天天垂头丧气的，也不好好吃饭，饿了就冲一袋泡面打发，已经不是原先那个意气风发的他了。

　　不知道为什么，听到这些消息，她一点也高兴不起来。她嘴上说："活该，都是他自找的！"心里却在痛。她还是爱他，还是心疼他。她知道他不好意思回来求她原谅，她也知道即便他回来了，她也绝不会再原谅他。

　　一天下班后，她见到他在单位楼下等她，骑着一辆自行车，面容憔悴，一脸的诚恳与愧疚。当年他们恋爱时，他就是这样天天骑自行车带她上下班的。她的眼眶里顿时泛起辛酸的眼泪，快步往前走。他一路默默紧跟在后面，一直跟到车站，看着她跳上车走远。

　　此后，他每天都会骑着自行车在她单位楼下等她。车上有时是一束鲜花，有时是她从前最爱吃的点心，有时是买给女儿的玩具。每次她一个人上车，回头看见他失落地站在原地，目送自己远去时，她就会忍不住一阵心酸，想："早知今日，何必当初呢？"但她终究还是被他的诚意打动了。那一日下班后，她一直在路上走着，他就一直跟在后面。她走到一个安静的公园边，冷淡地说："你别这样了，我不会原谅你的，女儿也不会原谅你的。"他说："我不求你的原谅。我只想弥补我的过失。就让我对你和女儿好一点吧！"这一刻，她多么恨他。

　　她愤怒地冲着他大骂："别以为你这样我就会心软！虚伪，残忍，没良心！你抛弃我们的时候是多么无情啊！为了不伤害她，你就伤害我们。我们不需要你的怜悯！"说完，委屈的眼泪沾湿了衣襟。他也哭了，掏出纸巾，小心翼翼地擦去她脸上的泪水。

　　哭完，她还是没有原谅他，因为咽不下那口气。可她心里很乱，不知道该怎么办。后来，她生病了，需要动一个小手术。他不知怎么知道了这个消息，天天在医院照顾她。他把亲自煲好的她最爱喝的鸡汤送到医院，一勺一勺喂她喝下。她一边喝，一边流泪——他煲的鸡汤，还是原汁原味，可她差不多已经有一年没有喝到了。

　　她冷冷地说："你走的那天，我的心和那只青花瓷瓶一样，已经碎了。我们的生活已经只剩支离破碎的残片。我也想过要原谅，要修复那只瓷瓶，可失败了，我做不到。"

　　她出院那天，他开车接她回家，她没有拒绝。回到家的时候，她一打开门，就闻到了一股淡淡的花香。门口的梨木桌上，一只漂亮的青花瓷瓶重新出现在那里。她走近一看，竟然没有一丝裂痕。

　　她惊愕地瞪大眼睛看着他。这时，他们的女儿大声喊着"爸爸"，朝他跑过去。他一把将三岁的女儿抱在怀里，亲了亲她的脸蛋儿说："既然修不好那只碎的，我们可以重新买一只。上回那只打碎的，是你送给我的，我找了好久，终于找到了一只一模一样的，算是我送给你的吧。如果你心中还有不满，也可以把它打碎。希望那样，你的心里会好受一些。"

　　她看着他和女儿，又流下了眼泪。不过，这一次的眼泪，是幸福的。

　　此后，一年，两年，十年，二十年，她和他永远幸福地生活在一起，白头偕老。

相信一切都会好起来 ☕

> 生活的智慧有时候不一定是什么真理，它可以是一种良好的心态，一种乐观的态度。当生活遭遇不幸时，对自己说一句："一切都会好起来的。"黯淡的生活就会重新充满希望。

人们太容易看见自己的不幸和痛苦，但从不幸和痛苦中解脱却是那么困难。其实，天底下只有一个最不幸的人，如果你不是他，你就没有理由悲伤失望，想一想那个最不幸的人，至少你要比他幸福一些，命运没有将你置于死地，你就还有翻身的机会。如果你觉得自己就是那个最不幸的人，也不必悲伤，既然你已经是最不幸的人了，生活不会变得更悲惨了——它，只会好起来。

她叫爱莲，是一个善良、纯朴的西北女孩。她的家，在一个偏僻的小山村，初中刚毕业，她就在家里人的安排下嫁人了。她很想跟同龄人一样，继续在学校里学习，可她不得不为整个家庭做出牺牲。因为，她心爱的弟弟病了，急需一笔钱动手术。他们家没有富亲戚，唯一的办法，就是把她嫁了，然后从她夫家得到一笔丰厚的彩礼钱。

她有着自己的梦想，原本想通过好好学习，去大城市闯荡，当一名服装设计师。可如今，她要嫁的这个人却是个没上过一天学的放牛娃。爱莲心中有些不甘，可为了救弟弟，她只好委屈答应了。她想，不管嫁给怎样的人，只要自己好好努力，生活总会好起来的。

爱莲的夫家并不富裕，出了那笔彩礼钱后就变得一贫如洗。爱莲说服丈夫，让他把牛卖了，给她买一台缝纫机。当不了设计师，她想自己总可以当一个裁缝。怎么说，当裁缝总比在家务农、养牛强一些。

爱莲的丈夫因为家里穷，没上过几天学，脑筋却挺活。他很高兴妻子有这样的想法，很爽快就把牛卖了，第二天就给爱莲买了一台缝纫机。没想到，这竟然成了婆媳不和的导火索。爱莲的婆婆不满儿媳妇一进门就把儿子支使得团团转，还卖掉了家里唯一的牛，吵吵嚷嚷要分家。

爱莲知道，和这样的婆婆无法长期相处，于是只好搬了出来。公婆分给他们的家产只有一间狭窄的窑洞，窑洞里什么都没有；还给他们分了一屁股欠下的债。夫妻俩默默忍受着，东拼西凑，从邻里朋友那儿借得了几件做饭用的锅碗瓢盆——新婚生活，就这样开始了。

爱莲是个勤劳又十分隐忍的女人，她的脾气很好，一点也不嫌弃丈夫没文化，两个人相亲相爱，靠着双手渐渐撑起了一个家。看着日子一点一点好起来，爱莲就感到很满足，她觉得眼前的辛苦根本不算什么，只要明天会更好，生活就是甜美的。

几年后，爱莲学成了手艺，也攒了一些钱，正准备去镇上投资开一家服装店时，丈夫却不幸得了病。这场病来势汹汹，她的丈夫卧在床上不能动，连自己吃饭喝水都成问题。

开服装店的计划泡汤了。她只好整天守在家里，伺候丈夫。婆婆不愿意帮她带孩子，她只好自己带；没人帮她干农活，她只好拿辛辛苦苦攒下的钱买了一头牛，自己犁地、种粮食、种蔬菜；娘家人没钱，婆家又不愿意借，她只好山上山下、家里家外忙碌，自己做一些手工活儿，卖一些野菜，以换取一些微薄的收入。

丈夫的病花了不少钱，却一点起色都没有，反而越来越重。家里的境况越来越困难了。为了给丈夫看病，最后，她忍痛把缝纫机也卖了。她四处打听，一听说哪里有名医，就立刻赶去求救，结果医生们都告诉她："你还年轻，趁早另寻出路吧。你丈夫这种病没希望的。"

听到这样的话，她的心中充满了悲伤。可是，她从没想过放弃，孩子还小，他不能没有爸爸。后来，她几乎把所有能打听到的但凡有些小名气的医生都访遍了。实在没有办法，只好把希望寄托在江湖郎中身上，希望能求得一个治病的偏方。一个老人告诉她，有一种草药也许可以治病，只是它生长在悬崖峭壁间，很不好找。

她打听清楚了草药的特征，拿着一把镰刀，背一个背篓，一个人进山去了。

爱莲是天还没亮时出发的，到达山脚时已是晌午。她拿着镰刀披荆斩棘，穿过密密匝匝的灌木丛，一路上寻找着那种救命草药。山上有毒蛇、毒虫，时不时还传出一阵阵阴森恐怖的叫声，忽远忽近，犹如鬼哭狼嚎一般，十分吓人。她常常吓得直冒冷汗。但她别无选择，只能壮壮胆，继续往更深、更险处行进。

第一天，她就采到了不少草药。等她下山时，天已经快黑了。山林里静悄悄的，见不到一个人影儿，黑黢黢的十分恐怖，山路又极不好走。她脱下外套把背篓裹得严严实实，然后几乎是一路摔着跌跑下山的。

摸着夜路，她走了好几个小时才回到家，回家时已是汗流浃背、浑身湿透——是急得，也是吓得。

此后，每隔几天，她都要上山去采药。有一次，她差点被一条毒蛇咬到；有一次，她不慎从一块巨石上栽了下去，摔得身上瘀青，脸、胳膊、腿被荆棘划破了无数处；有一次，她的脖子不知被什么毒虫叮了，肿了好几天才消退……

可是，只要丈夫的病能好起来，她就无怨无悔。她在心里想："我一定要尽力，尽力了，总会好起来的。"

令她欣慰的是，她的孩子还算懂事。当她外出干活或采药时，六岁大的儿子主动承担起了力所能及的家务，他已经学会了简单地加热饭菜，给爸爸喂药，在家也不吵闹，乖乖地等她回家。每天再苦再累，一见到儿子，她又充满了希望和力量。她觉得，她还不是最不幸的人，至少，她有一个听话懂事的孩子。无论如何，就算为了儿子，她也要努力生活，要努力治好丈夫的病。

命运并没有把好心人逼上绝路。

爱莲辛辛苦苦坚持了三年。这三年中，她每天早出晚归，吃的却常常是干馒头蘸粗盐。她的脸黑了，身子又小又瘦，原先光滑细腻的手上长满了老茧。而在她的照料下，丈夫的病却一点一点好起来，他先是能慢慢自己吃饭，然后渐渐能下地行走，再后来竟奇迹般地恢复了正常，虽然身体还有病痛，但他也能下地干活了。

对这一家人来说，这不能不算是一个奇迹。

丈夫病好后，这家的日子又渐渐好了起来。干馒头蘸盐的日子一去不复返，孩子也不用整天穿缝缝补补的旧衣裳了。几年后，爱莲一家搬出了老窑洞，住进了宽敞明亮的砖房大院里。再过几年后，爱莲如愿以偿地在镇上开了一家服装店，与丈夫一起，把小店的生意经营得红红火火。

当年村里最贫穷、最困难的一家人，如今却过上了令人羡慕的生活。

不管生活发生了怎样的变故，经历过生活的劫难，又从劫难中一步一步艰难地走过来的人，不会忘记生活教给她的智慧。当身边有朋友或孩子在生活中遇到困难时，她总会告诉他："不要担心，努努力，总会好起来的。"

人们听到这句话的时候，心中就会充满勇气和力量。

Don't Complain in Your Life

苦难，是一场凄美的约会 ☕

> 人之所以悲哀，是因为我们无法抵抗厄运、留住岁月；而人之所以可贵，在于我们因着时光的改变，在生活中得到长进。苦难的降临固然是无可奈何，而人却可以在苦难中读到另一种生命的意义，这何尝不是一种收获。

有时候，命运就像一块透明的玻璃，它越是明亮，越是闪亮，就越容易破碎。

他和她相恋五年了，情投意合，谈婚论嫁，对未来充满了美好的期待。

他说："再等一年，再等一年，等我攒够30万，我们就去一个僻静的地方买房置地。我们离开喧闹的都市，去深山里隐居吧。养鸡、种田、生孩子，过一种拥抱大自然的生活。"

她说："好啊！我讨厌闹哄哄的城市生活。到时候我要买一架织布机，亲自给你和孩子们做衣服。我还要成为一名很棒很棒的厨师，每天都让我最爱的人吃上最美味的食物。"

说完，她倚在他怀里"咯咯"笑了，笑得那么美，美得让人心醉。

笑完了，他继续拼命工作，他多想快点攒够那30万。这30万背后，可是"面朝大海，春暖花开"般的美好生活啊！为了这个目标，他整天不辞辛劳地工作，有时候身体太疲惫，感觉快撑不住了，可一想起那美好的生活，他又鼓足了干劲。

然而，命运的脾气总是这么古怪，让人捉摸不定。就在他和她快要实现美好的愿望时，它粗暴地捏碎了他们的美梦——他突然得了一场大病，立即需要30万元换肾，否则将会有生命危险。

这一场突然降临的灾难，犹如一个晴天霹雳，把他和她都吓蒙了。他和她的头顶布满了乌云，对他们来说，整个世界都是黑沉沉一片，没有一缕阳光，没有一丝清风。

几天下来，一向乐观开朗的她再没出现过笑脸。她才二十几岁，从小娇生惯养长大，她的肩膀太柔弱，担不起如此沉重的负担。且不说眼前的30万手术费和日后一大笔健康护理费怎么办，就算借够了所有的钱，能否及时找到合适的肾源，手术能否成功，他的病能否一天天好起来，日后能否完全恢复健康，这都是不确定的问题。

她心里明白，得了这种病的人，最终能治愈的少之又少，数十万的手术费和护理费，不过是因为不甘心就这样放弃而做的最后一搏，但跟顽固的病魔相比，这一搏是那么无力。她伤心透了，一半是为了他，一半是为了自己。

她对自己的前途感到忧心忡忡，不知道该怎么办。离开他，于心不忍，感到是一种罪恶；不离开他，她实在无法想象自己该如何面对那可怕的未来。她父母都年老退休了，还指望靠女儿女婿来养老。她平时什么都依靠他，没有他，她什么主意都拿不了。她才二十多岁，难道就要把大好的年华浪费在照顾一个病人，拼命赚钱为他治病上吗？

她一直没有跟他说过这些话，她觉得有些难以启齿，尽管她常常受到良心的谴责，暗骂自己不该在这种时候想这些问题，但她做不到。

他的病越来越重，可他的心却是明白的。他知道她很为难，心中也十分难受。他爱她，不想让她痛苦，于是跟她说："我无法给你幸福的生活，真的很对不起。不要为我难过，我可以照顾自己，你走吧。"她默默地听着，泪水涟涟，内心充满了愧疚。

两天后，她趁他熟睡时，悄悄收拾好东西离开了。

他醒来，看着空空的屋子，一滴眼泪掉下来。他说让她走，可他的内心是多么希望她能够留下来。他曾经还幻想他和她的爱情与别人的不同，可以海枯石烂，不承想任何爱情都如纸一般脆弱，一点即破。虽然伤感，他对她却没有一点点恨。因为他知道，爱她，不是当灾难降临时带着她一同毁灭，爱她就要让她幸福，让她自由，让她过她真心希望的生活。

她走后，他住进了医院，一边接受着治疗，一边等待着肾源。他脸色惨白，恶心、呕吐越来越严重，抽搐也越来越频繁。有时候，他还常常产生幻觉，看见她穿着白裙子从门口走进来，端起碗跟他说："乖，吃吧。好好吃饭，病会好起来的。"她一边说，一边把碗里的食物一勺一勺送到他的嘴边……

当他恢复神志时，他听见自己的肚子正在咕咕作响，屋子里也没有一点她来过的踪影。有时候，他还会问护士："刚刚有人来看过我吗？"听护士说"没有"时，他不禁感到一丝失望。

他没有因此消沉，浓浓的相思没有化成根，而是化成了爱，化成了一篇篇爱的日记、一首首爱的情诗。生命愈是脆弱，他愈是珍惜。他知道自己的时间不多了，他决定点燃这一段最后的生命，让它化成美丽的火焰，尽情地燃烧。

每天，他不顾病痛的折磨，都要坚持给她写信。信有长有短，都记录在一个黑色的日记本里。有的是一首美丽而忧伤的情诗，有的是他对自己现状的记录与描述，有的是他对她的想念，有的是他被病痛折磨时产生的幻觉，有的是他对他们过去美好生活的回忆……

他在日记本的扉页上写着："我无法做到曾经答应过你的一切，但我愿意燃尽自己全部的生命，爱你一生一世。如果这些信有幸能到你的手里，你未必就要打开来看，这完全取决于你是否乐意。当你收到它时，千万不要难过。它代表了我的心，不要把你的眼泪滴在我的心上。因为我喜欢你快乐的模样。"

几个月后，经过一阵剧烈的抽搐，他闭上了眼睛——脸上带着一丝微笑，眼角挂着一滴眼泪，手中握着一支黑色的圆珠笔。日记本掉在了地上，犹如一声沉重的叹息。随着这一声叹息，他去了，永远离开了这个让他舍不得又痛苦不堪的世界。

她拿到他的日记本时，悲恸欲绝。打开日记本，一页一页往下翻，那些熟悉的笔迹仿佛是他的呼吸，她在他的呼吸中轻柔地抚摸着他的心、他痛苦的灵魂、他对她的爱和思念。她的眼泪"啪嗒啪嗒"掉落在他的心上……

她哭着翻到了日记本的最后一页。他说，他知道自己活着不会有多大希望，他已经不打算再与命运抗争。但他还是感谢命运让他遇见了她，因为爱，他的生命变得十分美好。

他在信的最后一页这样说："以前我们太傻，总在憧憬未来，以为未来就是一切美好的所在，未来就可以好好相爱，未来就可以幸福生活。后来生病了，一个人孤孤单单地躺在病床上，我才发现，未来并不可信。

"感谢命运，感谢这一场突如其来的病，让我看懂了人生。我不再谈未来，我只要现在，抓住生命中最后的分分秒秒来爱你。这几个月，我爱得很用力很用力，比从前任何时候都更爱你，也更珍惜生命。也许你看不见，但没关系，我的心就在这里，在这日记里，在这信里，我相信，你我的心会相遇的……"

故人走了，心可以留下来；生命结束了，爱情可以留下来。没有什么比生离死别更悲伤，也没有什么比生离死别时的爱更美丽。请不要憎恶那命运的不公，给予你太多灾难，欣然接受它吧。将苦难看成一场约会，也许它有些哀伤，却也格外美丽动人。

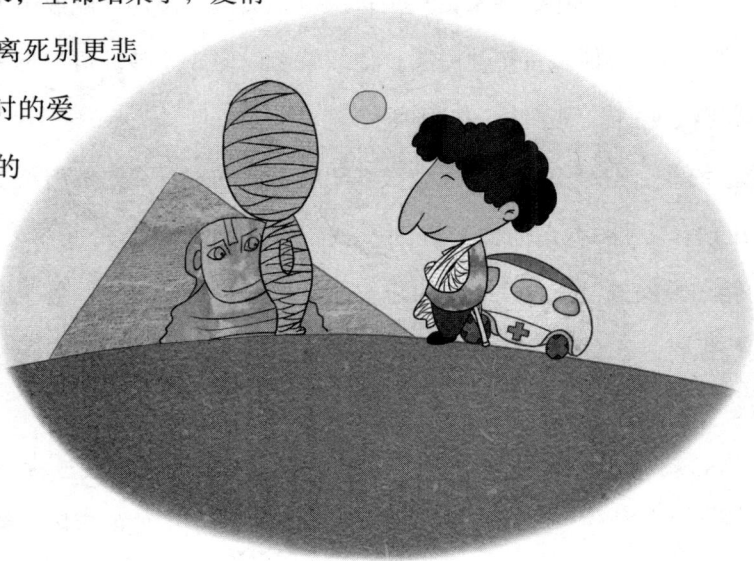

太阳会再次升起

当你失去一件宝贝时，生活又会赐予你一件新的。太阳下山了，第二天还会重新升起。不要恋旧，向前看，生活才能幸福。

我们的生活就像太阳一样，有时候阳光灿烂，有时候会被乌云遮盖，有时候会日薄西山，有时候会进入沉沉黑夜。不要为见不到阳光而悲伤，因为黑夜过后，太阳又会再次升起。而那夜色，虽然没有阳光的华彩，却也有着月光和星星的美丽。这也是一番别样的美丽。

有一个男孩叫约翰，小时候曾有过一段幸福的时光。

那时，每天傍晚，他们一家三口就会去附近的林荫道散步，约翰骑一辆三个轮子的小自行车，他妈妈挽着爸爸的胳膊，在落叶缤纷的大道上款款地行走着、交谈着。

夕阳的余晖斜穿过浓密的树林，像一道道神奇之光，把整片树林照得异常美丽。他们一家人偶尔也会突发奇想，在树林里跑来跑去，捕捉阳光。这样的日子，他觉得好开心、好幸福。

可是后来，不知道为什么，爸爸和妈妈开始总吵架，有时候还凶巴巴地摔盘子砸碗。那时，约翰还小，不知道他们为什么吵架，只是每次听到父母吵架，他就放声大哭。他觉得，好像要发生什么不得了的大事了。他多希望他一哭，他们就可以停止争吵。可父母一吵起来，就什么也不顾了，有时约翰哭哑了嗓子，他们还在吵闹不停。

终于，约翰七岁那年，历经无数次吵架后，他的爸爸和妈妈离婚了，他跟着妈妈一起生活。

约翰的妈妈从来不在他面前提到爸爸，每次约翰问妈妈爸爸去哪儿了，妈妈就说："他死了。"约翰知道爸爸没死，只是离家出走了，可他为什么要走，去了哪里，他一点都不知道。他只知道，妈妈恨爸爸。他想，既然她恨他，他也不回来看自己，他的爸爸肯定不好。于是，渐渐地，他也对爸爸产生了敌意。

有一次，约翰在放学路上遇见了爸爸。他只瞅了爸爸一眼，就一声不吭地低头从他身边走过去。爸爸追上来，拉住他，在他兜里塞了一点钱，拍了拍他的肩膀，微笑了一下，然后一直蹲在原地，目送他远去。

没想到，那竟是约翰和爸爸的最后一次见面。不久，他爸爸死于急性肺炎，而爸爸去世的消息，他竟然是好几年后才知道的。那时，他有了继父，生活在一个幸福的新家庭里，差不多快要忘记自己的爸爸了。

想起爸爸活着的时候，他们不能见面，就连他死了，他都不知道，忽然觉得有点伤感。

约翰不知道，是母亲故意没有告诉他父亲去世的消息，还是她自己也压根儿不知道，但这件事情深深地伤害了他。一想起自己的父亲，他就难过得掉眼泪。

父母的离异和父亲的死，这两件事深深地影响了约翰。他的心中没有一点安全感，觉得身边的幸福、身边的人不知道什么时候就会失去。约翰整天生活在担惊受怕当中，不愿意出门，不愿意交朋友，不愿意跟任何人交流。他觉得任何东西都是不可靠的，无论是一件物品，还是一个人，抑或是一份感情。他不想拥有或得到更多的东西，那样只是意味着将来他会失去更多，并承受更多的痛苦。

约翰的妈妈和继父担心他得了抑郁症，为他请来了一名十分有经验的心理医生。这位心理医生知道，约翰之所以如此自闭，是由童年的不幸经历导致的。他并没有说教，也没有急于用药物给他治疗，他甚至并不急着引导他。

一天，心理医生来到约翰家探望他。约翰沉默地坐在一个阴暗的角落里，有些忐忑不安。医生轻手轻脚地走到约翰身边，拿起一幅自己的亲笔画交给他，说："这是我的亲笔画，送给你。我希望你每天都可以看一看它，也许，它会帮助你。"

约翰根本就不相信医生的话。不过，他倒是想看看，这幅会帮助他的画究竟长成什么样。于是，医生走后，他把画拿到自己的房间里，挂在墙上，仔细地看了起来。这幅画十分血腥，画的是一个男孩手里拿着刀，刺向了自己的母亲，母亲的肚子在滴血。

约翰不明白这幅画的内涵，他很想等医生下次过来的时候好好问问他。一周后，心理医生如约来到了约翰家，但他什么话也没说，只是坐在沙发上看起了报纸。

约翰等不下去了，终于主动开口问道："你为什么要画这样的画？"

医生叹了一口气说："如果我说那个拿刀的小男孩就是我，你相信吗？"

约翰瞪大了眼睛，有些震惊地看着心理医生。

医生说："等你相信我的时候，我再告诉你吧。"

约翰没有追问，而是怔怔地盯着墙上的那幅画，又看了许久许久。"难道，心理医生小时候杀了他的母亲？他为什么要杀他的母亲？结果怎样了？"他一边看，一边呆呆地想。等他回过神来时，一个小时的咨询时间快结束了。医生说下一次再告诉他。

医生和约翰的第三次见面约在一条小河边。为了弄清心中的疑问，几个月没出门的约翰还是应邀去了小河边。医生拉他在河边坐下，讲起了自己的故事："那一年我八岁，十分淘气。我的母亲怀着身孕。当我知道将拥有一个弟弟或妹妹时，心里十分开心。一个傍晚，夕阳下山了，家里灯光昏暗，母亲刚睡完午觉下楼。我埋伏在楼梯下，见到母亲一副慵懒的样子，就戴上我的鬼面具，猛地蹿到她的身边，尖叫一声，还把染绿的手指伸到她的面前。我只是想吓吓她，没想到母亲一声尖叫扑了下来，然后摔下楼梯不省人事了。后来，母亲苏醒了过来，可她肚子里的孩子却保不住了，而且听医生说，她以后再也无法怀孕了。尽管母亲一直都说是光线太暗，她自己不小心踩空才摔跤的，可我永远无法原谅自己，我是个凶手，我害了自己的母亲，杀死了自己的弟弟。"

医生一边说着，一边流下了眼泪。

约翰坐在一边，沉默着，表情十分凝重。

过了半天，医生的情绪好一些了，才接着说："曾经有很长一段时间，我不敢再接近母亲，也不敢接近任何人，总怕我一个不小心就会伤害到他们，我真想把自己关起来，不要跟任何人发生联系。但我这样做让母亲很担心。有一天，她走到我的身边，摸着我的脑袋，说：'孩子，生命中有太多意外，但一切都是上天注定的。也许，命运注定我们将只有你一个孩子。这是天意，并不是谁的错。'我扑进母亲怀里痛哭了一场。听了母亲的话，我果然不再自闭了。也许，我找到了一个逃避责任的借口。但在以后，我逐渐明白，人生很长很长，而我们可以预见的却太短了。我十五岁那年，小城流行一种怪病，那些年龄不到十岁的孩子都被夺去了生命。母亲很庆幸她只有一个孩子，否则，她将承受更大的悲伤。从此以后，我也彻底释怀了。"

"年轻人，你也一样。"医生拍拍约翰的肩膀说，"你的父母年轻时因为不和离婚了，这总比他们天天在一起吵架强，那样，他们谁也不会幸福。现在，你的父亲去世了，但至少他去世前还过了几年愉快的生活；而你母亲，我如果没有说错的话，跟你的继父还是很恩爱的。这难道不是一种更好的选择吗？你父亲得重病走了，难道不比留在世上忍受病痛的折磨更幸福吗？你失去了自己的父亲，可你的继父却能比他对你还好，难道这不是命运对你的眷顾吗？孩子，当你失去一件宝贝的同时，你往往会得到一件新的甚至更好的礼物。"

后来，约翰和心理医生渐渐成了好朋友，他也在医生的引导下，渐渐走出了生活的阴影，重新见到了生活中的阳光。

Part 03

淡定的人生不寂寞

生为世间人，我们无法都像佛一样看空一切，

求得永无烦恼的极乐世界，但如果明白了"空"的道理，

至少可以放下一些烦恼，学会淡定，学会无为而为：

烦恼无法了结，就不了了之；

忧愁如果无法排遣，就不遣遣之。

这，也是人生的一种智慧。

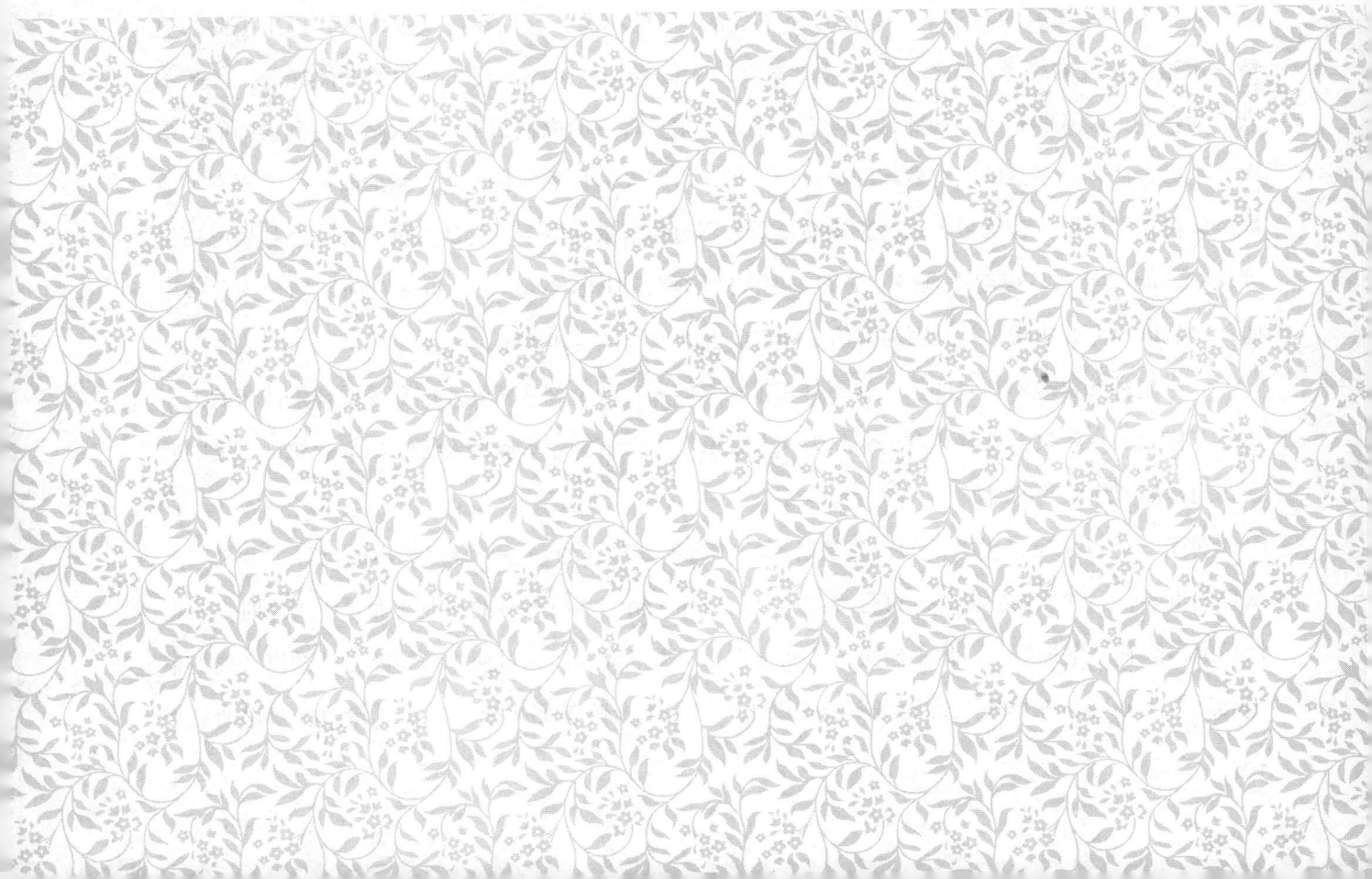

寂寞如甘草

黑格尔曾说:"运伟大之思者,必行伟大之迷途,贲起行囊,独自旅行,做一个孤独的散步者。"

寂寞,犹如一株奇特的甘草,一开始尝,它的滋味也许是苦的;但渐渐地,你会发现这苦中却藏着一丝甜。这甜,是那么宁静、那么芬芳,直抵你的内心,浸染你的灵魂。

贝多芬是19世纪德国最伟大的音乐家之一,他创作了《月光曲》、《英雄》、《暴风雨》、《热情》、《命运》……当一支支乐曲时而低沉婉转,时而激情昂扬,时而恬静流淌,如那变幻无常的雨洒向人间时,无数灵魂被它打动了。

贝多芬十指飞舞的琴键下,所有的音符都成了活的精灵,它们在空气中跳跃,舞出生命的热情,带给人深沉的思考。几百年过去了,这些伟大的音乐依然被一代又一代的人演绎着,经久不衰。为什么贝多芬的音乐会如此打动人心?很多人把贝多芬的成就归于他的天赋和受到大师们的熏陶。不可否认,贝多芬的确有着超群的音乐天赋;可当人们称赞他是音乐神童的时候,不要忘了他被严父关在琴房里苦苦练琴、因为犯错而遭受打骂时的情景。也不可否认,贝多芬曾经师从尼福、莫扎特、海顿等人,在创作风格上受到了很大的影响;但也不要忘了,贝多芬前期创作的很多乐曲,之所以不那么成功,就是因为模仿了太多前人的创作元素和风格。

一个精神和灵魂不独立的人,就不是真正独立的人;一个刻意卖弄才华和炫耀音乐技巧的人,成不了伟大的音乐家。贝多芬真正崛起为一个音乐巨人,不是才华被世人赞叹、事业如日中天的时候,而是他因病致聋的时候。

对于一个音乐家来说,他的世界是听到的,而不是看到的。一个寂静无声的世界,就是一片灰色的世界,一片死亡的世界。可是,命运总是这样无情。当贝多芬的事业正如日中天之时,一场怪病悄悄降临。生病期间,他不断腹泻,而且听力严重下降。风拂过河边绿树时沙沙的声音离他越来越远,鸟雀降落在草地上也变得寂静无声,有月光的夜晚是那么寂静,暴风骤雨也变得悄然无声……面对这一切，贝多芬心里是多么绝望。

他憎恶那场疾病，憎恶这个听不见的世界，哀叹自己不幸的命运。他觉得，生命中那盏照亮世界的灯就快熄灭了。一天天远去的世界，让贝多芬灰心无比，为此他曾一度写下遗书，决定弃世而去。但这份遗书并没有催着贝多芬去自杀，而是让他从生命的痛苦中触摸到了自己的内心。他竖起耳朵，拼命去听这个世界，以挽住那最后一点可怜的声音。

在痛苦挣扎中，贝多芬创作了一大批流传广泛的名作，如《月光曲》、《暴风雨》、《春天》等。在此期间，他还创作了《第二交响曲》。《第二交响曲》前两个乐章演奏出了光明与黑暗苦苦搏斗的过程，到了三、四乐章，旋律开始变得轻松、欢快起来，光明战胜了黑暗，正义战胜了邪恶。这首交响曲，是贝多芬对生活的希望，对生命的赞歌。那奔涌于旋律中的不懈抗争的元素，既是贝多芬内心痛苦经历的写照，也是这首曲子真正打动人心的地方。

在此一年后，贝多芬又创作了《第三交响曲》，这首交响曲是贝多芬专门献给当时的风云人物拿破仑的。在那个时代，法国军人拿破仑被许多人视为"自由"和"平等"的象征、拯救整个欧洲的英雄，他也由此受到了无数人的崇拜，贝多芬也是其中的一个。

对自由的向往与追求奏响了贝多芬心中的浪漫英雄主义之音，他想象着心目中那个伟大的英雄用琴键奏响了那个时代属于英雄的最强音。听着《第三交响曲》，人们不禁热血沸腾，犹如回到了那个动荡的年代，正骑着矫健的骏马，与伟大的英雄一起厮杀疆场，为自由、平等、正义，英勇作战。拿破仑的独裁和暴行被世人所知后，贝多芬大为失望，还气得生了一场病。他没想到心中的偶像竟是如此一个"凡夫俗子、野性暴君"，但这并不影响《第三交响曲》这部作品本身的伟大。

你也许不知道，这样一部洋溢着浓郁的英雄浪漫主义激情的大作，竟然是在一个宁静的田园中孕育并创作而成的。作品中的英雄不是拿破仑，而是贝多芬理想中的英雄；作品中战斗的气息和自由的理想，是贝多芬对自己的理想和追求的抒发。此后，贝多芬又创作了无数伟大的作品。

在我们仰望这样一位音乐巨人的时候，不要忘了，他是一个耳聋的音乐家，一个什么也听不见的音乐家。当他的十指在钢琴上飞舞时，他奏响的世界是他心中的世界，他聆听到的琴声，是他心中的琴声。

寂寞和孤独，一开始会让人痛苦，但它也会让人在寂寞和沉思中触摸到自己的灵魂。我们只有在寂静中才能排除干扰，把握自己的心灵。把握了自己的心灵，才能真正看清自己、看清外面的世界，也才能让我们真正感到安全、感到宁静。

世界，不是用眼睛看到的，也不是用耳朵听到的，而是用心体会到的。贝多芬正是在那个看似完全封闭了的世界中，从那扇叫作寂寞的窗里，用心看见了这个世界，听见了这个世界。用他自己的话说："创作音乐，就是为了让心中的东西完全释放出来。"

人生的加减法

人生，犹如一场旅行。有人喜欢做加法，结果把自己累得气喘吁吁。其实，人生的旅行很简单。如果懂得减法，当肩上感到有压力时，能及时将那些不必要的东西卸下来，你就会发现，人生的旅途原来是这样轻松、愉快。

一个人最初来到这个世上时，除了一个身躯、一个灵魂，别的什么也没有；可随着生命的成长，我们拥有的东西会越来越多。这些东西，可以是舍不掉的钱财，可以是割不断的感情，也可以是放不下的名利。世界上的东西太多了，人们往往贪心不足，要了这个还要那个。因此，人生就变成了一道加法。

可以说，人生的痛苦，很多时候是这道加法得来的。

英国有个叫约瑟夫的人，是公司项目部的主管，他在公司踏踏实实工作，在家老老实实生活，对老板忠诚，对妻子温柔，对孩子宠爱，算得上是一个好员工、好丈夫、好爸爸。他虽然赚钱不多，开的也是二手车，住的是租来的小房子，生活却很充实、快乐。

有一次，他的妻子珍妮去参加一个同学会，回家后，便有些闷闷不乐。

约瑟夫问她："甜心，你今天是怎么了？怎么这么不高兴？"

珍妮唉声叹气地说："也没有什么，只是看到那些老同学一个个事业有成，开着豪华的轿车，我们却连一辆普通的新车都没有，有些难过。"

"新车？我们有一辆可以开的车就可以了嘛……"看到妻子不太高兴，约瑟夫又改口说，"不过，买一辆新车也不错。那我们就买一辆吧！明年之前，我一定会攒够买新车的钱的。"

为了买新车，约瑟夫每天都起早贪黑，白天去公司上班，晚上还要做兼职。一年过去了，约瑟夫瘦了一圈，不过总算攒够了买新车的钱。

　　把新车开回家，约瑟夫心里十分得意。他跟妻子说："甜心，为了这辆新车，我们去庆祝一下吧！"

　　没想到珍妮却说："这有什么值得庆祝的？为了买这辆车，全家省吃俭用，已经整整一年没有出去旅游了。看看人家艾伦，一家人过得多么自在逍遥啊！"

　　艾伦是珍妮的好朋友，她的丈夫开着一家公司，效益很不错。他们住在高档小区里，每个暑期都要去阿尔卑斯山下度假，旅游时拍下的照片，已经装满好几本相册了。照片中美丽的风光和灿烂的笑靥，真是让人羡慕不已。

　　"可是，我们没那么多钱啊！"约瑟夫刚想辩驳，看见妻子的脸色不好看，赶紧哄道，"不过，一年旅游一次还是可以的。明年夏季，我们也去阿尔卑斯山下避暑吧。"

　　为了兑现诺言，实现去阿尔卑斯山旅游的梦想，约瑟夫不得不更加拼命工作。为了赚更多钱，他还常常把兼职工作带回家来，一干就是一个通宵。次年夏天，约瑟夫终于攒够了去瑞士旅游的钱。"好啦，好啦，出发吧。"出发那天，珍妮收拾好东西去卧室催约瑟夫，发现他躺在沙发上睡着了，双目凹陷，周围挂着两个大大的黑眼圈。约瑟夫被珍妮叫醒后，拖着疲惫的双腿，把珍妮收拾好的大包小包都放上车，随后坐在珍妮旁边，开车往机场的方向驶去。

　　按理说，度假是为了休闲、娱乐，应该快快乐乐才是，但这次，约瑟夫一家的瑞士之行却不太理想。度假时，约瑟夫对珍妮大手大脚购买旅游纪念品有些不满；珍妮却责备约瑟夫干什么都无精打采的，一路上只知道睡觉，没有一点浪漫可言，大大破坏了她旅游的兴致。

　　结果，不到半个月，约瑟夫一家就提前结束旅游回到了英国。

　　"你看看，出国旅游也没有多大意思，你还非要吵着去。"约瑟夫对妻子说。

　　"这都怪你！整天都无精打采的，大白天打瞌睡，买些纪念品还要阻拦我，太扫兴了。"

　　"我那么拼死拼活地赚钱，能不累吗？你还不体谅我，花钱那么大手大脚。"

　　"都怪你没本事，干了这么多年还不过是个小主管，赚的钱还不及别人的一半。不说别的，你至少也得为孩子着想一下。别人家的孩子都能上最好的学校，家里都有一大堆玩具，我们的孩子从小到大却只有一个维尼熊做朋友……"说到这里，珍妮哽咽起来。

　　约瑟夫的气消了下去，心里有些自责，觉得自己对不起妻儿，让他们跟着自己受苦了。

　　为了满足妻子的愿望，约瑟夫没日没夜地拼命工作，常常顾不上吃饭。但是，妻子想要的东西总是那么多，他总也满足不了她的愿望。好不容易一个小目标实现了，她的头脑中又会马上蹦出三个新的目标。

　　什么时候才是个头啊？

　　有时候，约瑟夫真的觉得好累，身体累，心也累。可他不能停下来休息，甚至连喘息的时间都没有。因为有太多需要做的事情了。

在这些事情中，赚钱是第一要务：每个月的房租、汽车的油钱、日常开销、给孩子买钢琴和玩具的钱、给妻子买昂贵衣服和首饰的钱。此外，他还要为一家人来年的旅游做好准备，为妻子买一辆新车攒钱，为凑齐买大房子的首付攒钱……

这么多花钱的地方，靠他现有的薪金根本应付不过来。为此，他不得不拼命做兼职，一份、两份，两份还不够就三份。然而，约瑟夫这样做往往得不偿失，这些兼职没有给他带来多少收益，反而影响了正常的工作。最近，约瑟夫总是在工作上出现失误，领导已经对他发出警告，再这样下去他项目主管的职位就保不住了。

约瑟夫工作不顺心，回到家却还要听珍妮抱怨：

"一年一年，你怎么没有一点长进呢？薪酬没变，职位也没变。你那些老同学哪个不是经理、总监啊？你却连一个项目经理都当不上。"

"你心中还有这个家吗？你有没有想过多久没开车陪尼可去海边了？"

"我是个保姆吗？为什么看孩子、干家务都是我一个人的事儿？你搭一把手就不行吗？"

听到妻子说这样的话，约瑟夫心里十分难受，有时候也忍不住发泄几句心中的不满。他觉得妻子不体谅他，还对他冷嘲热讽，分明是瞧不起他。

约瑟夫想不明白，为什么自己那么辛苦工作，却还是不能改善生活，也不能讨妻子欢心，连儿子尼可也似乎对他颇有意见，总是离他远远的，不愿意亲近他了。

一天，又急又愁的约瑟夫累倒了。躺在病床上，他的心却还一直惦记着工作，盼望自己能快点好起来，结果，病却迟迟不好。三天后，约瑟夫实在耐不住性子，趁护士不防备，自己拔掉了手上的针头，穿上鞋就要下床。

"约瑟夫先生，你现在身体很虚弱，千万不要动。"医生在一旁劝阻他。

"我得立刻回去上班，我在这儿已经待三天了，不能再待下去了。"

"可是你还没回到办公室，又会马上回到这里来。如果你再那样不要命地工作，总有一天会彻底垮掉的。"

这时，在一旁的珍妮听医生的语气那么郑重，也劝丈夫先躺下，过几天再出院。约瑟夫还是坚持要回公司上班，医生怎么劝也劝不住。

"你不让我出院，那些完不成的事儿怎么办？买房子的首付还差得远呢。"

"买房子就差这一两天吗？"医生不解地问。

"可是，我还有好多别的事情要做啊……"接着，老实的约瑟夫就掰着手指头，把今年他答应妻子、答应孩子的事儿一一说了一遍。

"你这样生活太累了。一个人就像一座房子，你不断往里面添家具，再大的房子也会被装满。到时候，你又要说：'这房子怎么这么小啊？'房子里的家具不是越多越好，有几件必需的就足够了。对一个人来讲，世界上有那么多的事，你干得过来吗？我们总得挑着干。那些重要又紧急的最先干；那些重要却不着急的可以缓一缓，有计划地安排着干；那些可干可不干的就不干。依我看，好好养病对你来说就是当务之急。不过，对你来说哪些事重要，哪些事不重要，还得你们夫妻俩自己商定。"医生说完，摇摇头走了出去。

听完医生的话，约瑟夫和珍妮四目相对，若有所思。沉思了一会儿，珍妮对约瑟夫说："亲爱的，我觉得医生讲得很有道理。现在，你先把身体养好再说。买房子的问题，可以缓一缓嘛。"

"可是，今年给你买新车的钱也不够啊！"

"但医生说你再不好好休养就要得大病了。到时候，钱都进了医院，车还是买不了啊！"

"那怎么办呢？"约瑟夫急得直咳嗽，眼前一阵眩晕，赶紧扶着桌子坐回了床上。

看他这个样子，珍妮赶紧说："我那辆车又不着急，其实干脆不买也行。我只是觉得别人都有，自己也想买一辆。现在仔细想想，平时用到的机会也不多。"

约瑟夫想了想又说："可是我答应在尼可生日时送给他一架钢琴的。艾伦的孩子既然有一架，咱们也不能委屈了尼可啊！"

"没关系，先给他买个电子琴吧。我来说服他。"

听完妻子这些话，约瑟夫感动得说不出话来。没想到，珍妮还是很体贴他、心疼他的。

病愈回到家，约瑟夫和珍妮一起将未来的生活梳理了一遍。他们把原计划要做的大大小小的事情罗列在纸上，然后把今年必须做的事标红，把必须做但可以慢慢来的事标黄，再把那些没必要做的事打上叉。还不到两个小时，这项梳理工作就完成了。拿着这张花花绿绿的纸一看，夫妻俩惊讶得瞪大了眼睛：标红的事情不到十件，标黄的事情只有五件，剩下的好几十件竟都被打上了叉！原来，自己的生活中可以砍去这么多没有必要做的事情啊！

看着满纸的叉，约瑟夫顿时感到浑身放松，心里十分轻松、舒畅。

没了那么大压力，约瑟夫也不必再那么辛苦了。他辞掉了兼职，专心地投入到自己的本职工作中，工作效率有了很大提高。一年后，约瑟夫被提升为项目经理，薪酬也翻了几番。工作轻松了，赚钱多了，约瑟夫陪伴家人的休闲时光也多了。

几年后，约瑟夫一家搬进了宽敞明亮的新居，珍妮的新车有了着落，尼可的钢琴也买了，一家人还经常一起出去旅游……真是"踏破铁鞋无觅处，得来全不费工夫"啊！

看着约瑟夫的故事，我不禁心想：原来，当人生是一道减法的时候，生活是这么简单，快乐是这么简单。

Don't Complain in Your Life

生命不设限

人生是没有限制的。当你开始抱怨，开始灰心丧气时，等待你的命运将会如你抱怨的那样，变得越来越糟糕。你的抱怨、怯懦、愤怒和绝望，就是你人生旅途中的障碍。有信念，你不会失去什么，却可以让生活过得更好。

熬过冬日的寒风和霜雪，枯枝上便可长出一树的绿叶和鲜花。冰冷枯燥的死亡季节总会过去，只要活着，就会迎来春暖花开，迎来欣欣向荣；只要活着，便可迎来生命的无数种可能。

世人中，很少有人的命运会比海伦·凯勒还要坎坷。厄运降临时，她还是一个不到两岁的孩子。多么无辜啊！可她却要被迫生活在一个黑暗的无声世界中。这样的打击，与其说成是寒风和霜雪，不如说成是绝望的深渊。

可深渊，也会有希望。

海伦·凯勒用她独特的生命个体证明了这一点。她用顽强的毅力克服了精神上的痛苦，开始朝着阳光的方向奔去。她抚摸天空，抚摸云朵，抚摸清风，抚摸文字，抚摸自己的内心，抚摸别人的灵魂……

当她用双手抚遍了这个世界的时候，她意识到：原来，上帝是仁慈的，他不会将一个人置于死地，也不会把一个人所有的希望之窗都关上。

海伦·凯勒看不见、听不见，但她有一颗顽强又细腻的心，有两只灵巧的手。感知这个世界，不一定要用眼睛，也不一定要用耳朵。有时候，只用心、用手感知到的世界，可以比眼睛看到的、耳朵听到的更真切、更广阔。海伦·凯勒正是用她的心和她的双手，使她苍白而悲惨的生命渐渐走出黑暗，走进阳光。她奇迹般地学会了说话，同时还掌握了英语、法语、德语、拉丁语和希腊语，成了一位学识渊博的作家、教育家。她把她的一生都献给了她爱的世界，献给了那些同样看不见光

108

明的人，献给了生活在黑暗世界中的不幸的人。

海伦·凯勒变成了一个英雄、一个天使，她的光芒让全世界的人都受到了鼓励。很多人听说海伦·凯勒的故事后，惊叹："这怎么可能！""是什么让她拥有了如此惊人的力量？"

是信念，对生活永不熄灭的信念。只要有信念，就会有希望；只要有希望，就会等到春天，感受温暖。就像一棵树，有时候，要挺过冬天，再次见到春的美好，并不需要它太强大，只需要它足够坚韧就可以了。

坚韧，是一种多么美好的品质。水滴石穿是因为水的坚韧，磨铁成针是因为磨针人的坚韧。坚韧，其实并不难，只要心中不放弃梦想，生命就可以不停地朝梦想的方向靠近。那些看似坎坷的道路，说不定就是一条捷径。

力克·胡哲，这个澳大利亚的残疾人，曾感动并鼓舞过无数生活在痛苦中的人。

如果说一场疾病夺去了海伦·凯勒的视力和听力让她变得不幸，那么力克·胡哲也许比她更不幸，因为他一出生就患了海豹肢症，天生没有四肢，只有两只长着两个脚指头的小脚。

力克的父母都是基督徒，当他们看见自己的孩子竟是这样一个四肢不全的怪胎时，也不禁开始怀疑上帝。但他们并没有因此抛弃这个可怜的孩子，而是怀着痛苦和怜悯的心将力克抚养大。

很多人埋怨生活太压抑、太痛苦，没有自由。那是因为他们不知道，这个世界上还有比他们更痛苦的人。对没有双手和双腿的力克来讲，"自由"从来就是两个可望而不可即的字眼。离开照顾他的父母，他除了叫喊，别的什么都办不到。绝望的力克曾三次自杀，试图了结自己可怜的生命。但痛苦让他早熟，十岁那一年，他突然意识到：人，要为自己的快乐负责。

这是一种生命的觉醒。从此，力克的生活逐渐有了转机，追求快乐、追求无拘无束，成了支撑他顽强活下来的信念。这种信念让力克充满了勇气，他尽量学会掌控他那两只小脚，用它们来滚、踢、推及支撑身体，并用它们来做更多的事情。

生活就是这样神奇。当力克对生活充满希望时，生活就越来越有希望；当力克坚持不懈、努力去做一件事时，他真的做成了。

力克勇敢地登上演讲台，跟别的孩子一起竞选学生会主席，虽然没有获得压倒性的胜利，却被封为"勇气主席"；他不顾风浪，大胆潜入海中，与海龟一起潜水、游泳；他出现在足球场上、高尔夫球场上；他游遍了全世界……

力克超越了自己，他不仅让自己的生活过得多姿多彩，还用自己的行动感动了周围无数的人。他曾说过一句话："我不需要成为正常人。"是啊，既然无法改变上帝赐予你的一切，为什么要勉为其难呢？一个真正智慧的人，往往不是一个反抗命运的人，而是一个接受残酷命运，从残酷中去发现美好、发现希望的人。

有时候，生命需要安静下来。当我们遭受病痛几欲失去生的勇气时，当我们跌入低谷比周围一切人过得不幸时，请告诉自己："不必害怕，不必惊慌，因为你还活着。活着就代表希望，代表有无数种可能。"

上帝给我们生命，就是给了我们爱；既然得到了爱，就不要埋怨爱太少、爱太偏；有爱，就足够了。只要你相信上帝还在爱你，幸运总会降临，你的生活总会好起来。

感情也好，事业也好，我们的生活不会一帆风顺。为什么有些人遭遇了一路坎坷与不幸，甚至被逼到了绝境，却依然还能绝处逢生？不是因为有天相助，只因他们都有一颗淡定自若的心。这颗心把他们从自怜中拯救出来，让他们充满信念，最终成为生命的强者。

对一个人来讲，有一颗淡定自若的心，比拥有智慧和美貌更加重要。

一个人没有理想，没有远大的追求，就不可能在人生的路上走得太远；一个人如果不相信黎明的曙光，就熬不过漫漫长夜；一个人要是畏惧病魔，往往不等大病来袭，自己就先把自己吓倒了。

那些头脑灵活却表现平庸、遇到一点极小的挫折就从此一蹶不振、只得了一点不痛不痒的小病就呼天抢地的人，不是命运对他们不公，而是他们遇到挫折时无法淡定，无法正确地看待自己、看待生命。是他们自己，限制了自己的生命。这样的人，是多么可怜、多么可悲。

很多人都知道《老人与海》，也有许多人被故事中那个硬汉的形象感动了。殊不知，这样的硬汉无处不在。有坚定信念且敢于行动的人，就是一个铁骨铮铮的硬汉。罗斯福坐在轮椅上当总统，克里斯多夫·李维坐在轮椅上当导演，史蒂芬·霍金在全身肌肉萎缩的情况下写出了《时间简史》。

路在脚下，更在心中；心随路转，心路常宽。

学会淡定自若地面对挫折，学会在遇到绝境时转弯，也是人生的智慧。因为挫折往往是转折，危机同时是转机。

人生如果以悲剧开始，你我可以让它以喜剧结束。

相信自己，相信命运，就一切皆有可能。

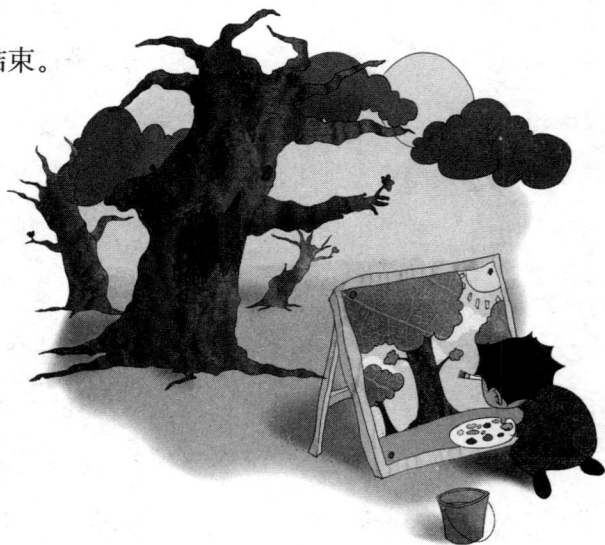

Don't Complain in Your Life

当你置身小径纷繁的花园

> 人生的道路看似小径分岔，有时会让人不知所措，不知何往。但凭着良心去走，脚下的路就会走得无怨无悔。

　　人生，有时就像一片小径纷繁的花园，不知道哪一条路会通向最美的景色，哪一条路又会把你引向迷途或绝境。

　　我们能做的，只是相信自己内心的感觉，凭着良心去走路，这样才会走得踏实。

　　他出生在一个贫穷的小山村，父母辛辛苦苦供他上学，希望他有朝一日能出人头地。他从小的梦想就是当一名厨师。上大学时，他一边按父母的意思学了法律，一边勤工俭学，用自己的钱报了一个烹饪培训班，进修烹饪技术。

　　毕业后，他一个人来到深圳，在一家大酒店当起了厨师。

　　有人问他："你父母希望你当律师，结果你却当了厨师，他们知道了会失望的。"

　　他却说："只要问心无愧，当律师当厨师都一样。"

　　他是个干什么事都很投入的人，一进那家酒店，就把菜单上每一个菜都仔细研究了一遍，怎样才能保持鲜亮的色泽，又能合乎顾客的口味，还不造成营养的流失，他都弄得一清二楚之后才动手。

　　在厨房工作，免不了被烟火和油烟熏烤。但他每天都要在家里冲完澡、洗完头才去上班。他的厨师帽和工作服也要每天都洗、每天都换。有几个同事跟他开玩笑："又不会把你切了下菜，洗这么干净做什么？一天下来还不是浑身烟火味儿？"

　　"人家主厨还不天天换洗呢，你也太讲究了一点吧！"

　　"你是期待有谁拿你去摆人体宴吗？"

　　每次，他只笑而不答。

　　由于他做菜用心，所做的菜经常受到顾客好评，很快就受到了酒店老板的信任和重用。一年后，酒店里凡是有大客户来，都会让他担任主厨。

可是有一天，他遇到了一件十分棘手的事情。那天，他们酒店来了一个G老板，为了谈成一笔几千万的生意，竟然要在这里宴请客户吃猴脑。

酒店的菜单上并没有猴脑这一道菜，但店里有个不成文的规定：如果有哪个客户想吃猴脑，就把服务员叫到身边，然后用勺柄在桌上轻轻敲六下；服务员也不在菜单上记录这道菜，只写"佐料"俩字，厨师就会心领神会，准备好猴子和各种吃猴脑所需的调味品。

他做齐了顾客所点的菜，就是迟迟不准备那份特殊的"佐料"。传菜的服务员来回奔跑，催了他好几次，他都不为所动，还对服务员生起气来："你不觉得很残忍吗？"

"当然残忍啊！但人家是大老板、大客户，我能怎么办啊？"

"你能怎么办？不理他不就行了吗？"

服务员见说不动他，只好跑去找老板。

老板到厨房时，别的人已经把一只小猴子五花大绑用绳子捆好了，身上盖着一块白布，脑袋也被洗得干干净净的，顶上被剃去了一撮毛。老板亲自劝他，说了一堆好话，又说了一堆做生意也不容易，往后还得靠人家罩着的道理，希望他通融通融，把这件事做好了。

他听了老板的劝，依然一声不吭。

见他如此顽固不化，老板发飙了："你以为你是谁啊？让你当主厨是看得起你。没有你，这事别人一样可以做。不愿意干，现在就可以走人。"

老板说完，给另外一个厨师使了个眼色，气愤地走开了。

几分钟后，几个服务员领着猴子，端着七八个小碟子从厨房走了出去。他赶紧脱下厨师的衣帽，紧跟在后，一同来到了G老板所在的包厢。酒店老板正在一旁陪着说好话。

在那儿等着的G老板见猴子终于过来了，马上喜笑颜开，他示意领头的那个服务员赶紧动手。

一伙人正要将那只可怜的猴子推到中间带孔的桌子下面时，突然听人大喊一声："住手！"

顿时整个包厢的人都怔住了。

酒店老板和那群服务员也吓了一跳，不知道这个说话之人是什么时候跟进来的。几个服务员小声劝他劝不动，推他推不走，又不能在包厢里打架，站在一旁没了办法。

酒店老板气得脸都青了，正不知所措时，只见他已经走到餐桌跟前，尽量保持平静的语气说道："不好意思打扰了大家。各位都是做大生意的人，肯定也是心胸宽广、知书达理的人。我虽然没有资格在这里说这些道理，但我有一个不情之请，还希望各位能够高抬贵手，放了它。"

做东的G老板气得浑身发抖，脸色铁青地看着酒店老板，一言不发。包厢里的气氛十分尴尬。

这时候，一个中年男子站起来说："G老板，我们也没想到你说的惊喜是'猴脑宴'。多谢你费心了。只是我们在海外从来没有吃这个的习惯，不如就把它放了吧？宴席是宴席，生意是生意，我保证这绝不影响双方谈生意的事儿。"

见对方这么说，G老板也只好点了点头。

猴子得救了，他却被解聘了。

有几个要好的同事劝他："有很多事，大家都知道不应该那么做。但是你不做，别人也会做。今天你救了这只猴子，不见得它就能活过明天。有些事睁一只眼，闭一只眼就过去了，何必较真儿呢。"

他却说："这话说得也对，也不对。这只猴子是不一定能活过明天，但我们谁又一定能活过明天呢？意外太多了。就算好不容易熬过了明天，也不知道后天会怎样。总之，过一天是一天吧，只要每一天都问心无愧就好。"

以后，他又在不同的大酒店当过厨师，也因为相似的原因被开除过好几回。但他对自己做出的选择无怨无悔，因为他做的每一件事都对得起自己的良心。

闲看庭前花开花落

万物皆不过是心中的一场幻影。那名利得失，就是心中的一朵花；那悲喜忧愁，就是心中的一朵云。心中之物源自空，最终又将瞬息幻灭，归于空寂。你我何必为之喜、为之悲呢？

"宠辱不惊，看庭前花开花落；去留无意，望天外云卷云舒。"短短二十二个字，便将人生之淡定自若刻画得淋漓尽致。

这样的人生，虽然人人都向往，然而红尘多姿，凡夫俗子有几个能禁得住这般诱惑？那些能放下世界诱惑，看淡名利的，皆是真英雄、真名士。

陶渊明堪称史上宁静淡泊第一人，他不为五斗米折腰，辞官归里，安贫乐贱，过着"躬耕自资"的生活。一处茅屋，一个酒壶，一栏秋菊，逍遥游于世外，"采菊东篱下，悠然见南山"，是何等的安闲自在。

这里没有官场倾轧，没有宦海沉浮，世间一切纷扰都在那秋菊、南山之外。友人、乡人来了，不管他是谁，只要家中有酒，就坐下来共饮一盏再说。话可以慢慢谈，酒可以慢慢喝。喝着喝着，喝醉了，就对客人说一声："我喝醉了，想睡会儿了。你可以离开了。"

一切都是自然，都不需要应景。心里怎么想就怎么说，怎么想就怎么做，是何等的随心所欲。

后来，陶渊明家遭遇了火灾，"方宅十余亩，草屋八九间"的家没了。也不要紧，搬到一个新地方，重新开始生活。遇上丰年，舂米酿酒，宴请亲朋好友，将园中的瓜果蔬菜也分人一些，与人共享；遇上灾年，饿一饿肚子，忍一忍寒冷，困难的日子也就过去了。

有一个老农带了一壶酒，送到陶渊明家里，劝他说："你出身侯门世家，是个高雅之人，如今却衣衫褴褛，住的也是几间简陋的茅屋，这不应该是你过的生活。古来历朝历代官场都有清有浊，我劝你还是复出当官吧。"

陶渊明把老农拉进家里一起喝酒，说道："我怎么能违背自己的心意呢？违背自己的心意就是迷失了方向。我的心意已定，已经无法改变了。"一句话，婉言谢绝了老农的劝告。

到了晚年，陶渊明的生活越来越贫困，常常不得已向友人借贷。然而，他固穷守节的志趣却老而益坚。他曾写诗说："死去何所道，托体同山阿。"对死都能看得如此之平淡，生之艰辛又有何惧呢？

比起陶渊明的宁静淡泊，李白自有一份与众不同的潇洒。

"君不见黄河之水天上来，奔流到海不复回。君不见高堂明镜悲白发，朝如青丝暮成雪。"人生苦短，如白驹过隙，倏然即逝。既然如此，为什么还要苦苦追求那些俗世名利呢？人的生命本来就是一场经过、一场体验，钟鼓馔玉皆不足贵，贵的是自己可以把握的当下，是那稍纵即逝的生命。

李白少时学剑求仙，二十几岁"仗剑去国，辞亲远游"。驾一叶扁舟，从此犹如一朵野云，自由飘摇。他乘舟既至江陵，又到岳阳，后来又到了金陵、扬州等地，辗转于越中山水之间，访遍天下名山胜水，结交天下志士豪杰。

后来，李白因其非凡的才华受到唐玄宗赏识，在宫中当了官，供奉翰林，陪侍君王。然而，他放浪形骸的禀性却丝毫未改。

李白根本不把宫中的明规暗矩放在眼里，常常溜出皇宫，在长安街上饮酒徘徊；对待那些看不顺眼的权贵，不管他是王公贵族，还是名相宠臣，从来不会摧眉折腰。

有一次，唐玄宗和杨贵妃一起在后庭赏花，兴致正高时，遣人去找李白前来吟诗助兴。众人在长安城外一家酒馆找到了喝得酩酊大醉的李白，把他抬回了宫中。借着酒力，李白呼宦官高力士为他脱去皂靴，又唤杨贵妃为他磨墨，这才动手创作。

试问，今人有几个能做出这样的豪举呢？

李白并不糊涂，他也知道得罪权贵的下场，在长安几年后被赐金放还便是他即将面临的命运。李白初来长安时，也怀着建功立业的雄心壮志，他也不想把事情搞砸，但一切都是天意，都由命定。在古代，君王是天子，就是百姓头顶的一片天。君王如果圣明，臣子的忠言建议自然会起到成效；君王如果昏聩，做臣子的再讨好他、讨好他身边的人也将无济于事。

"人生得意须尽欢，莫使金樽空对月。"既然无法改变这个世界，无法功成名就，就把握自己，活好当下。骑一头白鹿，去青山绿水间漫游，寻求天地之精魂仙气，未尝不是另一种人生。

山水有情，草木有意。在大千世界，人和万物其实没有多少区别。区别的只是人心，因为万事万物原本就是人心对外在的一种幻觉。在遇见一个人之前，你并不知道他的存在，你也不了解他的世界，他的喜怒哀乐都跟你没有关系。他其实是存在的，但对你来说，他又似乎不存在。那他究竟算存在还是不存在呢？

笛卡儿曾有一句名言："我思故我在。"佛说："心动，则万物动；心静，则万物静。"

原来，万物都存在于人的心间。心原本是空的。于是，万物既源于空寂，又将归于空寂。

很多人不明白其中的道理，硬要辩解："这万物怎么是空的呢？蛋糕和苹果都有味道，房子和桌子都有形状，它们明明存在啊！"

这样问的人估计没有想过：蛋糕和苹果从何而来？房子和桌子从何而来？这些东西又将去到哪里？

过去有七个比丘，去深山里修行，希望能够永远摆脱烦恼，去到传说中的极乐世界。这七个人在山洞里苦修了整整二十年，还是没有修得正果。其中有一个比丘忍受不了整日在山洞里修行的清苦，开始抱怨："修了二十年还修不得正果，看来我们没有慧根，不如还俗去呢。"

另一个附和道："是啊，去了俗世至少还有田种，还可以盖一所房子，娶妻生子。有的吃，有的住，身边又有人陪，难道不是很好吗？"

这两个比丘的提议得到了另外五个人的认同。于是，修行了二十年的七个比丘决定重返俗世去生活。一天，这七个人行至谷口，遇见了一个沙门。

沙门问他们："你们在这里修炼了几年？现在是要去哪里呢？"

比丘说："我们在这里修炼得太苦了，整整二十年还是没有修得正果。与其在山中老死，不如还俗去创造一番功业，等年老了再上山修行。"

沙门微笑着说："那么，你们以为修了的房子永远都会存在于那里，有了妻儿之后他们就会永远陪伴着你，创下的家业也能昌盛千秋万代吗？人生无常，一切都变幻不息。俗世万物和心中的念想都是烦恼的根源。放下它们，才能修得正果，拥有真正的快乐啊！"

几个比丘听了，这才顿悟，重回山中修行，最终修得了正果。

如果一个人想要获得内心的安宁与平静，就需要懂得修行，懂得清空自己的内心。克制内心的欲望，把心清空，视万物如那庭前之花、天上之云，闲看花开花谢、云舒云卷，你也可以得之不喜、失之不忧、去留无意、旷达风流。

Don't Complain in Your Life

坐看云起时

> 生命犹如一座迷宫，我们的脚下小径纷杂。但是，当人生遇到障碍时，切莫懈怠，切莫灰心。继续前行也好，就地止步也罢，一个抬头，一个转身，也许又会是柳暗花明。

在生命的过程中，不论是追求爱情、事业，还是学问，人们勇往直前，到后来却常常会发现那是一条绝路，没法再走下去了。山穷水尽时，难免会产生悲哀失落的心境，此时，不妨想一想唐代诗人王维的两句诗："行到水穷处，坐看云起时。"

细细品味，你会发现：原来，人生其实没有尽头；你看到的尽头，不过是一个新的开始。

王维从小聪颖过人，21岁就中了进士，在京城当官。由于王维才华出众，不仅写得一手好诗，同时工于书画，在音乐上也有着非凡的天赋，京中的王公贵族都十分乐于跟他往来。当时，王维真可谓是"春风得意马蹄疾"。他的人生，如那长安的牡丹，在春风中绚烂开放。

王维34岁那年，张九龄当了中书令，他十分赏识王维的才华，举荐他当了右拾遗。张九龄是一位颇有胆识且远见卓绝的政治家，他心怀百姓，对朝廷忠心耿耿，敢于直言勇谏，大胆反对朝廷滥施爵赏，坚持跟朝中浊流做不屈斗争。

王维将一切都看在眼中，他十分佩服张九龄的为人和勇气，于是作了一篇《献始兴公》，以称颂张九龄为谋民利，宁可得罪权贵的品质。

只是，那时的唐玄宗已经日渐昏聩。不久，张九龄被罢了相，李林甫接任了他的职位。

张九龄被贬后，李林甫等人在朝中为所欲为，朝廷一天比一天腐败糜烂。大唐王朝已如一座飘摇的阁楼，岌岌可危。

张九龄对王维有知遇之恩，他的为人和主张也深得王维赞赏，况且，他也是一位有真性情的诗人。看到这样一位刚正宽厚的上司被贬，王维心中十分沮丧。他越来越厌恶官场的黑暗与腐败，对王朝的未来感到忧心忡忡。若不是为了那一点微薄的俸禄，他也早想弃官隐居了。无奈终于还是恋栈怀禄，不能决然离去。

此后几年中，王维屡次升官，曾一度被擢升为给事中。然而，身在官场，只为一禄。王维不想与那些结党营私之辈同流合污，更不会对他们溜须拍马、曲意奉承来换得升迁的机会。他只想当一个小官，希望能够安安心心地过完下半辈子。

后来，王维得了宋之问的蓝田辋川别墅，在那里隐居。别墅周围有山有湖，林荫处处。春来花草遍地，夏来流水潺潺，溪中游鱼成群，好不自然清新。在这样一片大好的山林间，几处馆舍随意散置，十分亲切。

比起灯火繁华的长安城，这里真如一处世外桃源，可以让人忘记俗世的纷扰，修得一片内心的宁静。

自从有了辋川别墅，王维一得闲就会驱车来此小住一阵，也常邀裴迪等好友在此游山玩水，写诗作画。清晨，开窗远眺，湖边草木葱茏，春山可望；傍晚，月色溶溶，荷月而归，辋水泛着涟漪，波光粼粼。

幸福的生活总觉得过得太快，一晃便是数十年的光阴过去了，王维在这里的生活倒也无风无波，甚为恬静安逸。在辋川别墅的日子，可以说是王维人生中最惬意的一段时光了。

然而，好景不长，一场惊天之变凭空而起。安禄山攻破两京，唐玄宗仓皇出逃，王维因出逃时晚了一步，被贼兵抓住。为了保持名节，王维曾服药装病，想蒙混过关。谁知安禄山不但不生气，反而更加喜欢他了，他特意派人把王维迎到洛阳，把他拘禁在普施寺里，逼他当官。

在古代，为君尽职保节是当臣子的天职。王维是个有气节的人，当然知道当伪官意味着什么。可他却觉得活着总有一天能看到大唐重新兴盛，所以，最后他还是选择了在陷落的洛阳城里苟延残喘，可心中却天天都在自责，天天在思君。

王维在洛阳被困期间，他的好友裴迪曾冒着生命危险潜入洛阳探望他，裴迪告诉王维安禄山大摆筵席犒劳叛军将士，朝廷旧臣们一个个流着眼泪在凝碧池边为安禄山表演歌舞的事情。王维听了之后，心中又气又愧，万千感慨凝成了一首《凝碧池》：

"万户伤心生野烟，百僚何日更朝天？秋槐叶落空宫里，凝碧池头奏管弦。"

以诗明志，表达了自己不愿做伪官，却又身不由己的无奈之情。

安史之乱平息后，王维在朝中大臣的保举下被赦了罪，后来又重新当了官，一度官至尚书右丞，也算要职。然而，这么多年来，历经官场沉浮，他早就看透了官场的黑暗和仕途的艰险，归隐之心日甚。

晚年，王维归隐山中，定居在终南山的一座别墅里，一心修佛，看空名利，过着自由自在的生活。

一天，王维乘兴独自在山中行走，一边走，一边欣赏着路边的美景。他沿着一条小溪不断向上游走去，渐行渐深。走着走着，不知不觉走到了小溪的尽头。小溪不见了，路也没了，他一时不知道该去向何方。于是，他索性坐下，看那悠闲无心的云在山林中兴起飘游。

看云之时，他突然想起，这云的家不正是这山林中的溪谷吗？原来，那小溪并没有消失，它是化成了云，去了天上，去了更广阔的空间。这小溪也不会断流，因为那云越积越厚，自然又会降落到这山林里。这么看，那溪的尽头，便不是尽头，而是成了云起处，成了新的开始。

如此一想，心中便自在起来。抬头望云，恍恍惚惚间，感觉自己也轻飘飘的，如那天上的云，眼前不再有障碍，心中不再有拘束。

能进入到如此心境，何尝不是一种境界？能悟到如此人生，何尝不是一种智慧？或许，这便是人生最宽广、最深远的境界吧。

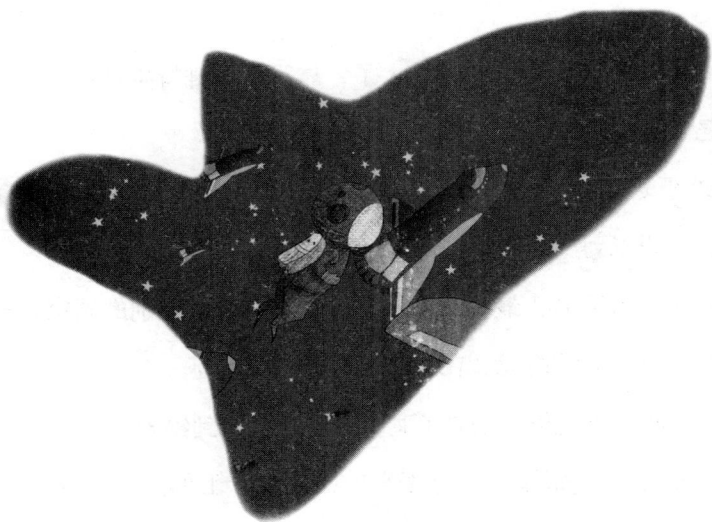

从容的自持

走自己喜欢的路，一辈子才会无怨无悔。把世俗名利和成败得失放一边，从现在起，走自己想走的路，做自己想做的事，学会从容，学会坚持自己，幸福就会来敲门。

生活的最高境界，莫过于"随心所欲"。

每个人若能遵照心里所想、自己喜欢的方式去生活，该是多么美好。可惜，人们总是顾虑太多，觉得这样不行，那样不妥——结果，人生如白驹过隙，倏然而逝，到时候再想做自己想做的事，已经来不及了。

日本有一个叫春水上行的年轻人，大学毕业后当了一名外科医生。这个行业报酬丰厚，收入稳定，为很多人所向往。可是春水上行却感到十分苦恼，因为他并不喜欢当医生，他真正热爱的是写作。

放弃待遇优厚的工作去写作，是不是代价太大了？靠写作能维持生计吗？这样的代价和牺牲能换回相应的回报吗？自己快要30岁了，现在开始写作还来得及吗？

春水上行心里七上八下，犹豫不决。1960年的一天，他给当时闻名全球的摩西奶奶写了一封信，倾诉了自己的苦恼，希望得到她的指点。

摩西奶奶是20世纪初美国最著名、最多产的原始派画家之一。跟别的画家相比，摩西奶奶77岁才开始学画，80岁才成名，可谓大器晚成。在成名之前，她不过是一个靠刺绣乡村风景为生的民间农妇，后来因为关节炎的缘故，才不得已放弃了刺绣，转而投入到绘画之中。

去信不久，春水上行收到了一张摩西奶奶寄来的明信片，上面写着一行字："做你喜欢做的事，上帝会高兴地帮你打开成功之门，哪怕你现在已经80岁了。"

这句话深深地触动了这位年轻人的心。他下决心放弃了医生的职业，一心投入到了文学创作中。这个年轻人，就是后来享誉世界的日本情爱小说大师——渡边淳一。

如果不相信自己，不坚持自己真正喜欢的东西，这个世界也许就会少了一个渡边淳一，少了《失乐园》等上百部优秀的文学著作。其实，一个人真正愿意做的那件事，才是他的天赋所在。这天赋犹如深井里的泉水，只要你坚持不懈去挖掘，它就会报于你甘甜清冽的清泉。

说到坚持自己，有一个人可谓是达到了极致，她就是被称为"美国最牛插画家"的塔莎奶奶。

塔莎奶奶的全名是塔莎·杜朵，她曾两次获得有"绘本奥斯卡"之誉的凯迪克大奖，还是女王终身成就奖的获得者。她的插画弥漫着一种"早春夜晚般的柔弱之美"，那画中的世界是如此迷人，受到了无数绘本迷的憧憬和向往。

可这样的生活，当真只存在于绘本中，只存在于幻想的童话中吗？很多人不知道，塔莎奶奶笔下那个迷人的世界，那片理想的伊甸园，就是她本人生活的地方。

蓝天白云下，一座19世纪的大庄园里，花草繁盛。一群鸡在草地上走来走去，低着脑袋啄食草籽和草叶上的小虫；几头奶牛被拴在树桩上，哞哞地叫着。庄园里十分安静，这里没有电，没有自来水，人迹罕至。一个老妇人穿着复古长裙，头上戴着碎花头巾，在院子里摘了一篮子草莓，安静地坐在树荫下做果酱……

一切都是那么原始，那么自然，就像一个虚构的童话世界，但这一切又都是真实的。

塔莎奶奶就生活在这样一片虚幻的真实中：春耕、夏种、秋收；在散发着泥土气息的庄园里挑水、做饭、开辟菜园、摆弄花草；跟孩子们、木偶们一起设立"麻雀邮局"，互相写信；亲手制作肥皂、蜡烛和油灯，吃粗面包；每天纺线织布，为全家人裁做衣裳；冬季宁静的夜晚，坐在亮堂堂的火炉边作画。

这一幕幕闪过的瞬间，看起来多么美好，多么令人向往。但要真正生活在这样的世界里，就要学会忍受亲自劳作的艰辛，忍受古老生活的种种不便，忍受与世隔绝的寂寞，学会从容和淡然处世的心态，学会坚持与淡定。

能像塔莎奶奶这样，孤独地在一个19世纪的庄园里生活一辈子，常人是做不到的。

然而，喧嚣寂灭，尘土落地，塔莎奶奶一生的执着和坚守，换来了心灵的净化，灵感的升华。

如今，"塔莎奶奶"已经成为一个象征理想的符号，很多人把塔莎奶奶的生活当成一种梦想去追求。殊不知，这种梦想离我们并不遥远。

每个人脚下都有一条通往梦想的途径。你要做的，只是不要犹豫，大胆迈出第一步，然后勇往直前地走下去。

淡定，然后追求

> 终日忙忙碌碌的人，最终庸庸碌碌的多。淡定，然后追求，是一种人生的智慧。出发前，先想一想：活着是为了什么？什么才是你真正喜欢的生活？什么才是值得追求的理想？

佛经云："摄心为戒，因戒生定，因定发慧，是则名为三无漏学。"

这句话的意思是，人们只要做到了戒、定、慧，便可以达到"无漏"，达到脱离一切烦恼、追求人生圆满的境界。可见，"戒、定、慧"三字，实乃人生的大智慧。

在这三字之中，"戒、定"二字又是"慧"的前提。只有心定了，看淡尘世，不再妄想，才能确保自己不受外界的迷惑，最终才能参透人生，悟出生命的智慧。心定、看淡，用通俗的话来说就是"淡定"二字。古往今来，历史上真正的智者，莫不是做到了淡定的。

淡定，有时是"忍"。所谓"忍一时风平浪静，退一步海阔天空"。越王勾践打了败仗后，选择了"忍"，他含羞忍辱，跟妻子一起给吴王当马夫，当侍从。有一次，吴王生病了，他还亲自尝了吴王的大便，以了解他的病情是否已经有所好转。如此能忍，不是一般人可以做到的。

正是勾践的淡定，迷惑了吴王的心。吴王以为勾践对他忠心耿耿，于是把勾践放回了越国。结果，勾践卧薪尝胆，几年后就把吴国灭了。如果勾践在遭遇困境时做不到淡定，而是意气用事，说不定早被吴王杀害了，根本无法谋生谋国，更别说日后称霸诸侯了。

淡定，有时是"知退"。看淡眼前的功名利禄，适时而退，就可以在危难中保全自己，可以在人生的道路上走得更远。勾践灭吴、越国不断强盛，大臣范蠡可谓立下了汗马功劳，被封为上将军。但范蠡深知"大名之下难久居"的道理，携着美人西施，乘一叶扁舟，泛江远去。

据说，范蠡隐退后成了一名商人，生活得十分安宁幸福。他还曾悄悄遣人给同为越国功臣的文种送了一封信，信上说："飞鸟尽，良弓藏；狡兔死，走狗烹。越王为人长颈鸟喙，可与共患难，不可与共乐，子何不去？"可惜文种没有听劝，不久就被勾践赐剑自杀了。

淡定，有时是"静"。以静可以制动，以逸可以待劳，以柔可以克刚。

三国时期，谋士诸葛亮运用"静"字的功夫可谓到了炉火纯青的境界。周瑜妒忌诸葛亮的才华，命其三天之内造出十万支箭，如若不能按时完工，就要按军法处置诸葛亮。明眼人一看就知道，这已经超出了一般的苛责与刁难，是有意加害。诸葛亮不急不躁，静静等了两天，等到第三天大雾满江的时候，使出一招草船借箭，彻底破坏了周瑜的阴谋。

再说空城计。诸葛亮屯兵平阳，大部队被派去攻打魏军了，平阳城内只留了一些老弱病残的将士。不料此时，魏军大都督司马懿突然率15万大军来袭。诸葛亮一没有仓皇出逃，二没有整队让一群老弱病残的将士与魏军拼命，而是命人大开城门，自己则拿着一把琴，在城楼上轻轻抚了起来。魏军见诸葛亮如此淡定自若，以为城中有诈，最终退兵而去。

古来打仗讲究"兵不厌诈"。但凡打仗之人，谁不知道那些兵书上的计谋，又有谁没听说过空城计、连环计、美人计呢？只是，同样的计谋，不同的人来使用，就会产生不同的效果。后人称颂诸葛亮神机妙算，把一切都归于他超凡的智慧；其实，人们忘了，诸葛亮不是神，他也是一个普普通通的人。他之所以高，就高在他有一颗淡定的心。于是，他才能临危不乱，以静制动，以逸待劳，以柔克刚。

三国时的周瑜也是个大谋士，也很聪明，很会算计。可人们也知道，跟诸葛亮相比，周瑜是个出了名的"小心眼"。也许，正是因为他心眼小，才常常过急过躁，最终误了自己，被诸葛亮活活气死了。历史上有如此之多的前车之鉴，今人能以古为鉴的却不多。总是有许多人，整天忙忙碌碌，跟在别人的背后追来追去，结果什么也没有得到。遇到挫折时，他们也许会抱怨，会哀叹，会自责，但很少有人停下来，好好想一想：事情为什么会这样？

我有一个朋友，就是这样一个急性子的人。他干起工作来风风火火，走路快得像在一路小跑，吃起饭来也总是狼吞虎咽，整个人就像一台机器，每天都保持着高速运转。有时，周围有些人会好奇地问他："你怎么这么忙？到底在忙什么呢？"他就会急匆匆回答一句："我也不知道。"然后，风一样走开了。其实，了解他的朋友们都知道，他之所以那么忙，是因为他的生活太乱了。因为乱，所以忙；因为忙，所以更乱了。

按他自己的说法，他之所以很忙是因为着急赚钱，赚钱是为了更好地生活。

为了赚更多的钱，他白天在公司上班，晚上又做了一份翻译的兼职。为了多挤出一点时间赚外快，他尽量压缩吃饭和睡觉的时间。他常常一边啃包子，一边迫不及待地看书稿，往电脑上噼里啪啦地打字。自从做了那一份翻译的兼职，他就成了夜猫子，每天不熬到凌晨两三点誓不睡觉。

一开始，他好像尝到了一些甜头，因为他觉得收入突然间增加了许多。可不到一年的时间，他就挺不住了。体质比以前差了很多，不但无力熬夜，连白天上班也迷迷糊糊的。这样的状态自然影响到了工作效率。工作表现不好、效率低，赚的钱自然也就少了。

更可悲的是，因为他长期狼吞虎咽地吃饭，进食又极不规律，不幸得了胃溃疡，发作起来十分厉害。为此，有一阵他三天两头就得进一趟医院，耽误了工作不说，辛辛苦苦赚到的钱都大把大把扔进了医院，自己还吃了不少苦头。

每次从医院出来，看着存折里越来越少的钱，这位朋友就会心疼好几天。于是，他在心中暗暗发誓：这一阵一定要好好工作，把因病耽误、因病损失的钱都赚回来……就这样，他就像被卷入了一个旋涡，不停地重复着"拼命赚钱—体质变差、看病花钱—更加拼命赚钱—体质更差、花钱更多"的恶性循环。既然他明知赚钱是为了更好地生活，又为何因为赚钱的缘故废弃了生活呢？

不为其他，只为他不够淡定。因为不够淡定，所以急于追求，忙乱的生活得不到及时清理，变得越来越忙乱。这样的人生，岂不可悲？由这件事，我不禁想起了一个走迷宫的心理测试游戏。

一位心理学家陪一群孩子玩走迷宫的游戏。游戏在纸上进行，规则很简单：每个孩子都拿一张画有同样迷宫图案的纸张，一支红笔，谁最先在纸上画出从起点到终点的路线，谁就获得了胜利。

这样的比赛连续举行了好几场，结果其中有一个孩子总是赢得冠军，他总能最先交上答卷，图纸上的线条画得十分清晰，没有一点涂涂画画的痕迹。与他相比，别的孩子不但答卷交得晚，还总把图纸画得满是乱七八糟的线条。

心理学家禁不住好奇地问他："难道你知道所有迷宫的答案吗？为什么一点都不用修改呢？"

孩子回答说："因为我是先看好了才动笔画的。"

孩子告诉心理学家，当他拿到一张迷宫图时，他不会急着动笔去画，而是会端着图纸，整体浏览一遍，先找到起点和终点的位置，然后从终点出发，用眼睛逆向往回找出一条通往起点的大概的路径，最后再沿着这个大概的方向，用笔标出那条确切的路径。

与之相反，这群孩子中有一个孩子，几乎每次都走不出迷宫。

心理学家看他急得满头大汗，就问他："你走了这么久，离终点还有多远啊？"

孩子惊讶地抬起头："终点？终点在哪里？"

原来，他每次走迷宫时，都只看起点，不看终点。这样走迷宫，当然费力了。

不要笑话这个孩子。其实，人生又何尝不是一个迷宫呢？很多大人在走人生的迷宫时，不也总犯这样的错误吗？

既然人生是一个迷宫，就不要急于出发，在出发前先看一看、想一想，从起点到终点，究竟有一条怎样的路可走，然后再沿着这条路一步一步向前走。

毕竟，人生这张图纸无法打草稿，我们没有那么多时间可以重新来过。

Don't Complain in Your Life

看淡是智慧，放下是爱

> 看淡是智慧，放下是爱。学会急流勇退，学会随遇而安。那些不属于你的，迟早会离开你；那些属于你的，谁也拿不走。

《诗经·关雎》里有这样几句话："窈窕淑女，寤寐求之。求之不得，寤寐思服。"这个世界上，有很多让我们"求之不得，寤寐思服"的东西。得不到怎么办？苦思苦求并不是解决之道。与其让自己痛苦煎熬，不如学会看淡，学会放下。

要说看淡与懂得放下的人，林语堂可谓是个中翘楚。他曾在婚后不久做了一件让外人瞠目结舌的事情——一把火将刚领的证书烧掉了。他说"结婚证书只有离婚才用得上"，烧掉它，表明了他要和妻子永远相爱、白头偕老的决心。

烧结婚证书，是对形式的看淡。爱，是一种真正发自内心的东西，抛弃那一纸的形式，把两个人的缘分埋在心里，才是真爱。

林语堂和妻子廖翠凤鱼水和谐，一辈子相亲相爱，可谓是一段幸福、美满的姻缘。同时，很多人也知道，林语堂心中还爱着一个人——陈锦端。陈锦端是林语堂一个同窗好友的妹妹，长得很漂亮。她爱慕林语堂的博学多才，林语堂也为她的美貌所倾倒，两个人一见钟情，双双坠入了爱河。

可是，陈锦端的父亲是一个名医，家庭富裕；而林语堂却出生在一个贫穷的牧师家庭。两个家庭悬殊的差距成了这对恋人越不过去的坎儿。陈锦端的父亲明确告诉林语堂自己的女儿已经定亲，让他死了这条心。

林语堂知道这件事情没有回旋的余地，就不再苦苦纠缠。他忍痛与陈锦端分了手，心里却对她念念不忘，还一直爱着她。每次陈锦端来家里做客，他都会十分紧张；平时画画时，林语堂也会不知不觉把画中女子画成陈锦端的形象：留着一头长发，用一个发卡别在脑后。

但林语堂对初恋情人的爱恋是光明磊落的，从不躲躲藏藏，也从不隐瞒妻子和自己的孩子。有一次，女儿问他为什么总把画中女子的发型画成那样，林语堂就直言不讳地告诉她："因为你锦端阿姨的发型就是这样的啊！"

还有一次，陈锦端的嫂子去拜访林语堂。那时，林语堂住在香港，当他听说多年无音讯的陈锦端在厦门时，好像一下子忘了自己是个疾病缠身、靠坐在轮椅上才能活动的老人，高兴地说："你一定要告诉她，我要去看她。"

也许你会问，难道林语堂这样做，他的妻子不会吃醋吗？若换成别人，看到自己丈夫对另一个女人念念不忘，肯定心里很不好受。可廖翠凤是一个很聪明的女人，她懂得要想闲适地生活，就必须学会看淡，学会放下。

过去的事情无法改变，藏在别人心中的感情也无法改变，哪怕这个人是自己的丈夫。真正爱他，就接受过去的他，接受真实的他。

同样，林语堂对这段未竟的恋情能表现得如此磊落和坦然，正是因为他已经看淡，已经放下了。

坦然面对过去和自己真实的内心，好好珍惜当下拥有的生活，这就是林语堂夫妻二人的相处之道。

感情的事情是这样，别的又何尝不是如此。我有个朋友十分爱好收藏古币，他把古币视为珍宝，几乎把自己所有的积蓄都投入到了古币收藏中。为了买古币，他变成了一个不折不扣的"月光族"，有时候还沦落到借钱为生的地步。

不过，朋友们从未见到过他买的古币。因为他怕古币氧化了，或丢失了，一买回来就把它们分好类，做好记录，然后层层包裹，小心翼翼地存放起来。为了防盗防偷，降低风险，不引起别人注意，他还刻意在装古币的袋子外面缠上一圈又一圈的破布，然后跟一堆别的旧衣服、破袜子，或一堆不起眼的杂物一同放在不能上锁的地方。真是用心良苦！

"你既然喜欢古币，为什么又要把它们藏起来呢？买了后又不见，又不摸，还有什么意义呢？"有人这样问他。

"喜欢不一定要看要摸啊！心里有就行了。"他得意扬扬地回答。

"既然心里有就行了，你还买它们做什么呢？"

"我要把它们都搜集起来，等我老了就跟我埋在一起。"

我们都认为这个朋友的举动有些疯狂。难道爱一样东西，就是为了活着时占有它，死后把它一同带进坟墓吗？

那个朋友没有想明白这个道理，常为收藏古币的事情把生活搞得一塌糊涂。比如，他不愿意把自己偷偷买古币的事情告诉女友，原因是怕遭到她的反对，尽管这件事情已经昭然若揭，人尽皆知。每次他背着女友偷买古币后，两人总要大吵一架。她生气的，其实不是他买了古币这件事，而是他背着她做事还不让她知道的态度。

又比如，为了不让别人不小心在他家翻到古币，他干脆拒绝任何人登门拜访。久而久之，人们都觉得他太不信任朋友，渐渐疏远了跟他的关系。

此外，他还常常因为古币的事情焦虑不安。他曾好几次连夜折腾，把那些分散在各处的古币整理到一起，过几天，又将它们分散开。如此循环，乐此不疲。别的人不太理解他，问他为什么要这样做。他的回答是："一想到万一哪天发生火灾，我就想把它们放在一起，到时候方便抢救啊！可是，如果都放在一起，遇上小偷就麻烦了。"

为了看住他那堆"宝贝"，他平时很少出去长途旅游，就怕出现意外让那些古币遭了殃。即便在家，他出去几分钟都要把门锁上，因为生怕此间有人乘虚而入，拿走了他的宝贝。

因为几个古币，何至于此？说轻一点，这个朋友是不够淡定，把身外之物看得太重，过于焦虑了；说得重些，也可以说他有些疑心病、强迫症的症状，心理有些不正常。

如果他懂得看淡，懂得放下，大概就不至于此吧。

本来无一物，何处惹尘埃

生为世间人，我们无法都像佛一样看空一切，求得永无烦恼的极乐世界，但如果明白了"空"的道理，至少可以放下一些烦恼，学会无为而为：烦恼无法了结，就不了了之；忧愁如果无法排遣，就不遣遣之。这，也是人生的一种智慧。

五祖年老时欲传衣钵，命各弟子在墙上作偈。扫地的慧能小和尚趁别人不在，也在墙上题了四句偈："菩提本无树，明镜亦非台。本来无一物，何处惹尘埃。"

五祖看后大喜，就将衣钵传给了慧能，慧能即后来的六祖。

一千多年过去了，当我们回头再看这四句偈的时候，仍然不得不叹服古人的智慧。短短几句话，便将这世间人、世间事，点得通透。在无数天花乱坠的解说和阐释背后，其句中意则始终只有一层，那便是"空"。

这世间最令人难以了却的，莫过于一个"情"字。

一个郁郁寡欢的年轻人来到五台山寻求解脱。

寺里高僧问他："年轻人，你因为什么而烦恼？"

年轻人说："我爱一位姑娘，她曾经也爱我，可她后来爱上了我的朋友。我在失去爱情的同时，也失去了友谊。这让我十分烦恼，不知道如何解脱。"

高僧说："爱是什么？友谊又是什么？你可曾遇到过爱？你可曾真的爱过？"

年轻人一时被问住了，答不上话。

高僧微笑着继续说："年轻人，你既然不知道爱是什么，友谊又是什么，也不曾见过它，为什么说是为爱而烦恼呢？你若真爱姑娘，真爱你的朋友，就会宽恕他们的一切，只想他们的好。想起他们的好，你的心中便只会有快乐，不会有烦恼。你的烦恼，不在那位姑娘，也不在那个朋友，更不在看不见的爱和友谊上，而在你自己心里。"

年轻人赶紧问："在我心里？那我是在为什么烦恼呢？"

高僧说："为你心中的尘。"

年轻人急切地问："那我要怎么将它拂去呢？"

高僧答："心中本无尘，你怎么拂？"

年轻人不解地问："大师，你一会儿说我心中有尘，一会儿又说无尘，我心中究竟有没有尘呢？我到底该怎么消除我的烦恼呢？"

高僧答："原本没有烦恼，可你觉得有烦恼，想着这烦恼，烦恼就会在你心里滋生，这烦恼就是尘。你觉得自己没有烦恼，烦恼自然就消逝了，心中也就无尘了。烦恼的起落，是一个从无到有再到无的过程。世间万事万物又何尝不是如此呢？草叶间原没有花，如果忽然花开时有人为之惊喜，那么花败时必然有人为之嗟叹。其实想想，花开了又谢，对没有见到它的人来说，就是不存在。即使有人见过它，它的存在也不过是刹那的幻影。既是幻影，何必为之烦恼？念由心生。你只要记住把心扫空，然后让它起善念，烦恼就不消自除了。"

年轻人似有所悟，点了点头，下山去了。

回到家中，他躺在床上，反复咀嚼着高僧说的话，"念由心生"四个字在耳畔久久回荡。年轻人开始回想自己对这姑娘最初的印象，她的美、她的好，犹如那花香，淡而不艳，有恰似无，萦绕在心间。这么想时，他的心情就愉快起来，姑娘仿佛从未远去，她的美好就一直留在他的心间。

他再想起好友往昔对自己的情谊，也不禁惭愧起来。好友和姑娘两人既是两情相悦，就应该是值得祝福的一对。两个美好的人结合在一起，自己应该感到高兴才是，自己之所以不高兴，是起了嫉妒心，起了贪欲，这都是自己的恶念在作祟。

想明白后，年轻人不再整日躲在家里嗟叹。他找到了姑娘和好友，真诚地为他们送上了祝福。姑娘和好友也十分高兴，与他和好如初了。

每个人最难解脱的，除了"情"，还有"欲"。"欲"字为一个"谷"，一个"欠"。谷物对人来说是缺不得的东西，一旦缺了，就会饥饿，从而引出想念、追求。欲有多种，如财欲、色欲、名欲、食欲、情欲，等等。饥饿让人产生食欲；精神的空虚让人产生财欲、情欲、名欲、色欲。一个人的肠胃尚有限，吃饱吃够了，食欲就满足了。可精神之欲却是可怕的，因为它永远都满足不了。

曾有个布衣，于山间劳作，自食其力。日间插秧种菜，偶然抬头看看蓝天白云；夜晚点灯夜读，听妻儿说话，日子过得平淡却充实。一日，布衣在城里做生意的邻人给妻子买了一件好看的绸衣，布衣见了十分羡慕，决定挑着家里的余粮去城里卖了，也给妻子买一件绸衣。

到了城里，布衣见街道上的人一个个身着绫罗绸缎，潇洒阔气，不禁大开眼界。他想："原来生活可以这么美好，我也一定要过上这样的生活。"

数年中，布衣渐渐放弃了种粮种菜的生活，学着邻人做起了生意。由于布衣踏实肯干，他的生意做得红红火火，不久就发家致富了。布衣家也拥有了一座豪宅，家中资产千万，顿顿都有美酒佳肴，人人都穿绫罗绸缎，真是好不富贵。

可是，好日子过了没几天，突然闯入一群强盗，把布衣家洗劫一空。几年辛苦创建的家业都毁于一旦，布衣心里十分凄苦。正当他愁苦之时，邻人告诉他："做生意人是没有保障的。你要想生活富贵又稳定，不如去当官。那些盗贼，也只敢欺负老百姓，哪里听说过有盗贼洗劫当官的啊？"

布衣一听有理，于是借钱捐了个贡生，在城里当了一个小官。当小官自然不如当大官，当没有实权的官自然不如当有权的官，就这样，布衣想尽各种办法，一步一步往上爬。等他如愿以偿当上大官时，已经年过半百了。不过，他总算什么都有了：家中广厦千万，佳肴美酒无数，娇妻美妾成群。

可是，当大官似乎还有烦恼，就是不能自由自在。官场中暗流汹涌，布衣整天要看着皇帝的脸色行事，还要应对同僚的排挤，日子过得战战兢兢。

一次，布衣陷入了党派纷争的旋涡，他站在左边不是，站在右边也不是，站在中间更不是，愁得整夜辗转反侧，难以入眠。

正发愁间，他在迷迷糊糊中看见一团白光从门外飘进来，渐渐显出一位白衣仙人，说："布衣，你不是心中有烦恼吗？有烦恼且随我来，我带你去看看没有烦恼的极乐仙境。"

布衣应答一声，轻飘飘地从床上起来，随着那白衣人腾云驾雾，来到一处云山雾海的仙境。

布衣环顾四周，这里除了漫无边际的云海，别的什么都没有，大惊道："这就是你说的极乐仙境吗？这里既没房子，也没鲜果、美酒，连一个做伴的人都没有，怎么会快乐和满足呢？"

那仙人道："神仙本来就无身无形，不过是天地间的一股精气。它无所往，又无所不往，浩浩荡荡，飘飘忽忽，没有拘束，有什么烦恼？其实，每个凡人的灵魂也是精气凝成的，原本与神仙一样，没有烦恼。烦恼是因为受到了俗世间的各种束缚，钱财、名利、情色，每一样都是束缚。一个人对这些所求越多，所受的束缚就越大，烦恼就越重。那世间最可悲的人，就是那些把自己深深套在了俗物中的人。他们已经没有了灵魂，只是一具行尸走肉。你瞧……"

仙人说着，把布衣带到一座仙池边，指给他看凡间形形色色的人的生活：

那凡间之人，有人为追求财富卖儿鬻女，挥霍尽钱财后孤老死去；有人浑身被锦绣绫罗包裹，心中却千疮百孔；有人年轻时风光无限，追捧者无数，年老色衰时身边却冷冷清清，常暗自对镜流泪；有人仗势欺人，失势时被人骑在胯下当猪狗牛马；有人贪财好色，花天酒地，享尽荣华富贵却不得好死；有人身份至尊，享尽世间一切荣华富贵，却没有一个知心的家人或朋友……

一幕幕图景从布衣眼前飘过，忽然，眼前飘过一个熟悉的人影。定睛一瞧，原来是自己。他看见自己已经死了，正躺在棺材里迅速腐烂。他宠爱的妻妾们纷纷另嫁他人，旧人就成了新人，过得好不快活，早把他忘在九霄云外了。他那养尊处优惯了的儿子不久就把他的家产挥霍殆尽，如今衣衫褴褛，正可怜地蹲在一堵墙边乞讨呢。

布衣看着看着，心中无限悲伤，他问仙人："难道我已经死了吗？难道我辛辛苦苦努力的结果竟然就是这样的吗？"

仙人哈哈大笑说："你把自己视为那一个俗世的躯体，你就已经死了；如果你把自己视为天地间的精魂，你怎么会死呢？这池中照出的不过是种种幻象，你若能从这幻象中悟得大道理，你就会复活。要不然，我也救不了你。"

布衣跪下来，连连磕头，只听神仙大喊一声："仙本在你自己心中，你缘何求我！"说完一闪不见了。

布衣在大喊中惊醒，原来不过是一场梦。布衣觉得这不是一个平凡的梦，于是细细品味仙人之语，心中有所悟，遣散妾奴，携妻带子辞官还乡去了。

从此，布衣回到故里，重新过起了躬耕自资的生活。粗米淡菜、几间茅屋，用心细细体味，竟然远比那佳肴、宫殿可爱、亲切许多。白天，他荷锄上山，累了就看看天，自己的心就像天上的云，飞得很远很远。这种舒适和惬意，这种自由与放松，他很久没有体会了，顿时，心中一阵释然。

布衣临终时，内心十分平静满足，他把自己的梦告诉了妻子和儿子，说自己要去见那仙人了，并希望他儿子牢记他的教诲，这样就可以永远快乐，没有烦恼。

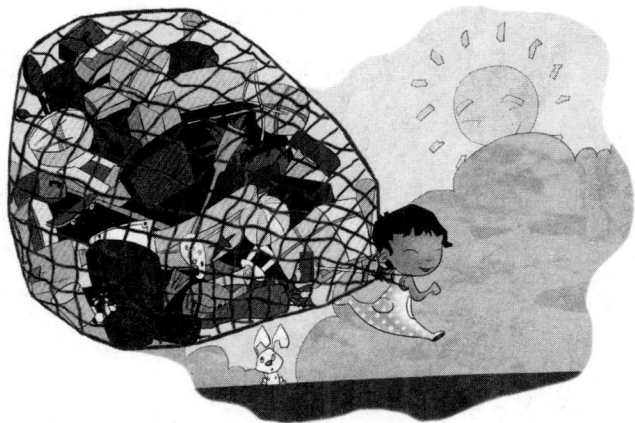

秋日的守望者

心中坦荡，每一分每一秒都认真生活、踏实生活的人，一路都在笑，最后获得的也是快乐；急于求成的人，过程中患得患失、忧患无常，到了最后也不见得能收获多么理想的结果。做一个秋日的守望者，耐心等候那秋日的果实吧。

人在做，天在看，每个人的付出都会得到相应的回报。我们不必急于求成，只需慢慢等待。那春日之花，必会结出丰硕的果实，等待你去采摘。

过去有一个叫宋的官，因为得罪了朝中权贵，遭到了诬陷，被罢官还乡，心中十分郁闷。临走时，他的好友给他送了一篮颜色橙黄、散发着淡淡清香的果子，跟他说："以前总听你说爱吃这果子，如今就带上一些路上慢慢吃吧。只是不要丢了这果子里的核。挑出那些饱满的果核，拿回家去，埋在土里，一年或者两年，就会出苗，八年或者十年后就可以在秋天收获果实了。"

宋十分感激地收了朋友的礼物。一路上吃了果子后，果然把果核都留了下来。回到家中，他按朋友说的办法，将数枚果核埋在一处潮湿又阳光充足的地方，还在果核四周围了一圈篱笆。宋每天都要去院子里浇水、施肥、拔草，希望种子会冲破坚硬的果核，钻出地表。

快到一年时，宋的心情一天比一天激动，常常早晨刚看了篱笆中还没有长出幼苗，中午又看，傍晚还看，甚至夜晚还要打着灯笼看。

一天又一天，掐指一算，离他种下果核的那天已有一年零八个月了，怎么幼苗还没长出来？那时没有电话，宋没有办法问朋友究竟怎么回事儿，也不能翻开泥土看（万一幼苗还在土壤里，翻土时很容易被折断），只好耐心等着，还是每天都坚持浇水、施肥，照料得十分周到。

又过了半个月，果苗还是没长出来。宋有些着急。

宋的儿子劝他："我看是没有希望了，不如放弃吧。"

宋却坚持再等等看，这一等，便是两年。第三年，宋发现篱笆内长出了几株十分独特的苗芽，心中十分欣喜。他小心翼翼地将它们移植在三处，依旧每天浇灌、施肥、驱虫，照料得十分仔细。遇上暴风骤雨的坏天气，宋亲自带头，命家人和仆人一人撑一把伞，为幼苗遮风挡雨；到了严冬，宋又令仆人专门给每棵幼苗建造一所透光的"小房子"。

到了第四年，幼苗苗壮成长起来，一时长得跟人一般高了。宋的心中十分喜悦，还是一丝不苟地呵护着这几株幼苗，就像爱护自己的孩子一般。

这样一年又一年，不觉过去了八年的光景。果苗已有数米之高，并开出了鲜艳的花朵。这花朵比当地所有的花都漂亮，不禁引来了一群群蜂蝶，在花间飞来飞去，热闹非凡。

可是，连续好几年，这树都只开花，不结果。到了第十年，果树长得密密匝匝，枝繁叶茂，遮住了庭院的阳光。

宋的儿子说："都十年了，我看它是不会结果了，不如把它砍了吧。"

宋却说："为什么要砍它？如果它结了果，当然更好。要是它真的不结果，用来赏花不也很好吗？"

这么说，是因为宋由此联想起了自己的仕途。宦海浮沉二十年，他一心为国为民，对朝廷忠心耿耿，也为百姓做了不少好事，不想最后落了个遭谗言被罢官的下场。一开始，他还觉得心中愤愤不平，如今想来，人生有时候不正像栽培一棵果树吗？为百姓做的好事如那果树的花和荫，虽然没结果，可还是给别人带来了益处。为官多年，只要问心无愧就可以胸怀坦荡，何必去追求升官加爵？

这么想时，对树也好，对自己的人生也好，宋都看淡了许多。

他不再想着结果的事情，只想一如既往地照看好它们，不辞辛苦，一年又一年为它们松土、浇水。只要果树能一天天苗壮成长，能在夏季开出鲜艳的花朵，他就心满意足了。

几年后，宋的老友辞官还乡，去宋的故乡探望他。再见故人，一对好朋友都十分高兴，手拉手相谈甚欢。聊天时，老友突然问起果树是否结了果的事儿。

宋想了想说："树上未结，心中先结了。"

是年秋，老友辞去。宋闲来无事，一个人在树下闲坐看书。忽然空中坠下一物，打在他的背上。俯首一看，竟是一只橙黄、透亮的熟果。

种瓜得瓜，种豆得豆。只是什么时候得，收成怎样，还得看天气、看年份。你我可以把握的，就是专心致志地把瓜和豆种好，做到尽力而为，问心无愧就好。

有一个叫琳达的女孩，大学里学服装设计，硕士毕业后进了一家大企业。可是，不知道为什么，领导并没有把她放在设计部，而是把她放到了生产部。她觉得用人这样的事情，领导绝不可能糊涂搞错，兴许他是有意要让自己在生产部锻炼锻炼呢。这么想着，琳达就安心待在了生产部。

很快，一年就过去了。琳达的工作做得很好，跟普通的缝纫工相比，她总能在一些细小处下功夫。同样款式的衣服，从她手里出来的，要比别人做得漂亮精致许多。而且，她也经常指出某款服饰在设计上的缺陷，并提出了很多切实可行的改进方案。

年底时，琳达的工作得到了领导的认可，他说了一些夸赞琳达的话，却忘了把她调回设计部。一年来，琳达发现自己的设计水平要比现有的设计员高出许多，可她却没法施展自己的设计才华，待在生产车间，只拿不到他们三分之一的薪酬。对此，琳达却并没有感到有多委屈。

也许是自己的工作还不够出色吧，她这么想。接下来的工作还是开展得那么一丝不苟，孜孜不倦。她一心一意只想把手头的工作做好，并不想别的事儿。很快又是一年过去了，琳达被评为了公司的杰出员工，可是领导依然没有把她调回设计部。

亲朋好友纷纷劝她，问她是不是没有搞好跟领导之间的关系，要不要趁圣诞节给领导送一些礼物，要不要换一家工作单位等。琳达都没有采用，她觉得，自己干工作并不是为了领导，她没有必要去刻意讨好领导。如果领导有眼光，他迟早会发现自己，提拔自己；如果领导没有眼光，她总有一天会离开这里，到时候损失最大的还是领导。

就这样又过了两年。由于琳达的卓越表现，公司里几乎没有人不知道她的大名，尽管她的职位不过是生产部的一名缝纫工。琳达觉得自己已经做得最好了，如果过了新年，领导还不给她调动工作，她就会选择离开。

然而就在这时，领导把琳达单独叫到了办公室，对她说："这几年来委屈你了。这么多年来，我都会在所有应聘设计师的职员中挑出我最看好的一名，让他去生产部锻炼。这些人，有的干不到半年就走了，有的熬过了一年就要求调回设计部，有的答应在生产部待着，但要求五倍的薪酬……像你这样的，这么多年来还是第一个。你踏实、勤奋、用心，又不斤斤计较，我觉得你是个能挑大梁的人才。从明年起，我想让你当设计部总监，我相信你会胜任的。"

很多时候，人生就像一粒种子，要在泥土中孕育很久，才能破壳而出，长成幼苗；幼苗又要生长很久，才能长成参天大树；大树又要过很多年，才能开花结果……

面对人生，我们不必着急。当一个秋日的守望者，耐心等候，等候我们生命中的果实。

Part 04

人生是一场修行

活着是一场艰苦的修行，

也许是意识到了未来要经历的磨难，

所以每个人都是哭着来到这个世界上，但是却必须要笑着面对生活。

因为，虽然我们无法选择自己的出身，

但是我们却可以选择自己的人生。

我们唯有对生活报以微笑，生活才会回馈我们一份美好。

所以，无论如何，请微笑着活着吧！

即使是苦涩的修行，也要笑着面对。

阳光会拐弯

> 最深刻的爱，往往在逆来顺受中体现出来。当你取笑一个人、讽刺一个人、欺负一个人时，而他却不顶嘴、不抗争，不是因为他怕你、他本性怯懦。恰恰相反，这是一个内心足够坚强、胸怀足够宽广、心地足够善良的人才能做到的。

爱美之心人皆有之，绝大多数人做不到博爱，他们往往喜欢聪明、漂亮的人，而对那些丑陋、贫穷、有缺陷的人，天生抱着一种偏见，以为他们又蠢又笨，粗俗，没有教养，甚至还把扰乱社会、骗人偷盗的坏名声也强加在这些人身上。

这种偏见，真是害人不浅。其实，那些外表丑陋、有缺陷、家里贫穷的人，他们的灵魂有时候要比很多表面光鲜的人高尚许多。

美国一个叫哈利的男孩，长着兔唇和塌鼻梁，父母又是别人家的用人，很被人瞧不起。虽然长得丑，他的心地却十分忠厚善良，而且他也十分聪明。

他的小主人尼尔与他同岁，是家里的独生子。平时在家的时候，尼尔由于太孤单，也会跟哈利一起玩耍。可一旦有了别的玩伴，尼尔就会把哈利丢在一边，不去理他。

有一次，尼尔和哈利正在院子里爬树。他们坐在高高的树枝上晃来晃去，玩得十分愉快。这时，邻居家的女主人牵着一条狗从院墙外路过。尼尔迅速掏出装在口袋里的弹弓，瞄准狗的脑袋狠狠射去。那条狗被打得疯叫起来，狂跳不止。女主人也登时吓得尖叫起来。

尼尔见到如此情形，乐开了怀，在树上拍手大笑。哈利也跟着憨笑起来。笑了一会儿，尼尔突然停了下来，因为他看见隔壁女主人正气呼呼地朝他们家大门走来，她肯定是来告状的。尼尔意识到自己闯了祸，便迅速溜下了树，朝屋子里跑去。

果然，隔壁女主人敲开了尼尔家的门，一见到尼尔的父亲就气呼呼地把刚才的事情说了一遍。

"您一定要惩罚一下那个小兔崽子！"女邻居气得一时失去了贵妇风范。

尼尔躲在爸爸的身后，他见到哈利从树边走过来，突然大声说："哈利，你这样做太丢人了！我希望你说拿弹弓打狗这件事并不是你做的！"他尽量放大声音说话，好让别人明白这件事与他无关。

哈利知道尼尔这样做是为了什么。他走到女邻居的面前，没有辩解，而是默默地低下了脑袋："对不起，以后再也不会这么做了。"

尼尔的爸爸当着女邻居的面，狠狠地揍了哈利一顿，女邻居才稍稍消了一点气，小声咕哝着出了门。

还有一次，哈利和尼尔正在山坡上玩耍，他们正玩得高兴呢，对面突然走来一群孩子。他们都跟尼尔一样，是有钱人家的少爷。当他们见到尼尔居然跟哈利在一起玩耍时，带头的那个讽刺道："想不到尼尔少爷会堕落到如此地步，竟然找不到玩伴就跟一只狗腻在一起。"

听了这样的话，尼尔十分生气："我根本没有跟他一起玩，是他非要跟出来的。"

"那你就没有一点少爷的威风吗？如果是我，就会像赶一只狗那样，把他赶得远远的。如果他实在赖着不走，我就把他当马骑。总之，与这种下等人并排站在一起简直就是耻辱！"

尼尔听了别人的挑衅，好像一下子有了为自己开脱的理由："难道你没看见吗？他刚才就趴在地上给我当马骑呢。"为了证明给对方看，他真的让哈利趴在地上，然后骑了上去，嘴里还大声喊着："驾！驾！"

尼尔这样对哈利，哈利从不反抗，他的性格总是这样温和。他觉得，既然自己一家人都靠尼尔的爸爸养活着，他就应当对主人一家忠心耿耿。毕竟，比起别的富人，他的主人还算仁厚，他不想因为自己的缘故连累父母。而且，他知道小主人尼尔的本性并不坏，只是他有些胆小怕事，又很要面子。对于一个本性好的人，哈利决定原谅他的所有过错。

有一次，尼尔被一群坏小子围了起来，他们正打算殴打他。这时，哈利正好拿着钱替妈妈去买菜。当他看见尼尔被困时，立即取出弹弓，在后面大叫一声："住手！谁敢动手我就打烂谁的脑袋！"

平时，这群人最看不起哈利。这个丑陋贫穷、衣衫褴褛的小子居然敢这样说话，气得他们浑身颤抖。可是，他们都看见了哈利手中的弹弓。弹弓虽小，可谁要是被打中了，一点也不比挨了枪子儿更好受。这些人谁也不想吃眼前亏，只好散开了。

哈利替尼尔解了围。惊魂未定的尼尔看都没看哈利一眼，飞快地跑回了家。一半是因为害怕，一半也是因为羞愧吧。

十几年来，哈利和尼尔就这样一同长大。哈利像对待自己的兄弟一样时时处处让着尼尔，爱护着尼尔。尼尔也知道哈利对他好，但他却不愿意承认这一点，他总觉得哈利对他忠心耿耿是应该的。他从没有把哈利当朋友看待，在他的心目中，哈利不过是一个丑陋的、愚蠢的，被所有人看不起的仆人。

后来，南北战争爆发，尼尔一家逃离了美国，哈利的父母也在乱世中逃到了北方。那时，哈利已经二十多岁了，他坚持一个人留下来，替主人看守家业。战争结束后，尼尔家的庄园侥幸躲过了炮火的狂轰滥炸，丝毫未损地保全了下来。而且，屋子里的东西也一动未动，每一件物品都放在原来的地方，没有被挪动，也没有缺失。

几年后，尼尔一家回到了原来的住所。哈利一瘸一拐地走了很远，在庄园门口迎接他们。他看到他们时，那挂着一道深深的疤痕的脸上，流露出的那种纯真、善良、诚挚的笑容，完全跟当年一模一样。

见到哈利的表情，尼尔的心情十分复杂。

在国外居住期间，他也听说了哈利为保住家业，拼死与两个土匪搏斗的事情。最终，哈利凭着自己的勇气击退了土匪，却因此瘸了腿，脸上也留下了永久的疤痕。

回想起过去那么多年，他对哈利的种种不好，以及哈利为他所做的一切，尼尔的心中真像打翻了五味瓶一样，说不出是什么感觉。

吃晚饭的时候，尼尔对哈利说："你为什么要留下来？去北方你完全可以拥有不一样的生活。"

"我习惯了这样的生活。我已经把这里当成自己的家了。"哈利的回答十分简单。

"这里根本不是你的家！你在这里不过是一个奴隶！一个没有尊严、像狗一样被人瞧不起的奴隶！"尼尔突然大声嚷起来。

"如果您愿意这样看待我，就当我是吧。"哈利沉默地低下了头。

尼尔一声不吭，沉默良久，两行眼泪像小溪一样涌了出来，滴在了盘子上。

从那时起，尼尔彻底改变了对待哈利的态度。他们成了朋友，或者说成了兄弟，平等地生活，一起经营着尼尔家的大庄园。

哈利耐心、持久又深沉的爱，终于赢得了尼尔的爱和尊重。尽管他曾经可能取笑过他，侮辱过他，伤害过他，但尼尔的本性是善良的。哈利用爱的诚意，穿透尼尔心中的坚冰，将阳光折射进了他的心底。

用一颗平等的心去爱这个世界，爱你自己，因为一个喜欢嘲讽、欺侮别人的人，终将会在高尚的灵魂前低下头。他们迟早会为自己因自负、高傲及无知而犯下的错误感到羞愧，感到脸红。

Don't Complain in Your Life

爱的接力 ☕

> 爱，可以传递。一个人心中的爱，像火把一样，会点燃另一个人心中的爱。爱之花开放的地方，生命就会欣欣向荣。请接过爱的接力棒，去爱那些需要爱的人，生活就会充满光明。

我们不是没有爱的能力，但我们却常常具有爱的惰性，尽管爱并不需要你付出多少行动。有时候，一句话、一块钱、一个轻轻的拥抱，就可以带给人爱的阳光、爱的温暖。

国际上有一个资助基金会，叫"瑞恩的井"。该基金会成立于2001年，它在刚成立的一年内就为非洲的8个国家打了30口水井。可是，为什么这个基金会要叫"瑞恩的井"呢？瑞恩又是谁呢？

瑞恩不是什么大名鼎鼎的人物，也不是什么巨商富贾，他不过是一个普通的加拿大男孩。那是1998年3月的一天，一个老师在教室里给一年级学生上课。讲着讲着，她提起了非洲的孩子们，说道："非洲的孩子们都十分可怜，他们没有玩具，而且连活着都成问题。这些孩子经常饿了没有食物，生病了买不起药，甚至连一口干净的水都喝不上。在非洲，每年都有大量的儿童因为喝不上干净的水而死去。其实，挖一口水井并不需要太多的钱，只要有人肯捐出70元钱，就可以帮他们挖一口井了。"

6岁的小瑞恩坐在下面听得聚精会神，他把老师的话牢牢记在了心里。放学后，他迫不及待地跑回家，一进家门就冲着妈妈大喊："妈妈，给我70元钱吧，我要给非洲的孩子们挖一口水井。这样，他们就有干净的水喝了。"

妈妈没有直接答应瑞恩的请求，她跟瑞恩说："70元钱可不是小数目，你得靠自己的努力来挣得这份钱。"瑞恩毫不犹豫就答应了。接下来的一段时间，他替妈妈打扫卫生，替爷爷捡松果，帮邻居捡树枝，还通过在学校里优秀的表现来获得父母的奖励……一转眼到了4月份，瑞恩通过各种方式，终于攒够了70元钱。

瑞恩揣着辛辛苦苦赚的70元钱，将它们全部交给了募捐机构。募捐机构的项目责任人告诉瑞恩，其实70元只能买一个水泵，挖一口井得要2000元才行。

"没关系，我再多干一些活儿就行了，我会挣够这些钱的。"小瑞恩不假思索地回答。

小瑞恩的坚持和爱心感动了周围许多人。瑞恩的妈妈有一个朋友在报社工作，他得知小瑞恩的故事后，写了一篇报道此事件的文章。不久，整个加拿大的人都知道了这件事。一周之后，一张张支票像雪片一样飞到了瑞恩家里。短短两个月的时间，瑞恩就凑齐了2000元钱。

"终于可以打一口井了！"小瑞恩高兴地跳了起来。

9月，加拿大援助乌干达的一名工程师专程回到加拿大，跟瑞恩讨论有关打井的事儿。工程师告诉瑞恩："人工凿井十分困难，需要20个工人连续工作10天，才能挖出一口水井。可是，如果有一台钻井机，就会快得多。"

小瑞恩听了后，坚定地说："那我来攒钱买钻井机吧。"

爱心是可以传递的，它就像阳光，可以照亮每个人心灵的角落。只要一个人心中有爱，他就会唤起许多人心中的爱。

瑞恩的一言一行，深深影响了他的同学们。一群六七岁的孩子，纷纷慷慨解囊，加入到了捐钱打井的行列中。此外，在老师的帮助下，一群孩子还跟非洲孩子通起了书信。

甘洌的井水从一口口水井中喷涌而出，它们像美丽的花朵，在非洲这片干旱的土地上热烈开放。那一口口水井前的水泥基座上，都刻着这么几个字："瑞恩的井——为了这个痛苦的社会。"

2000年，8岁的小瑞恩随父母一道，坐卡车一路颠簸来到了乌干达。他像一位小英雄一般，受到了当地村民的热烈欢迎。一个老人热泪盈眶地说："你瞧，我们这儿的孩子多么健康！这完全要感谢瑞恩的帮助。对我们来讲，水，就是生命啊！"

一阵微风可以吹散遮日的乌云，一片阳光可以照亮一个黑暗的角落，一个小小的爱的举动，就可以唤起很多人的爱，带给很多人健康和快乐，甚至还能挽留住许多即将逝去的生命。

有一个女孩，正值二十五六岁的大好年华，却得了一场大病。因为这场大病，她丢了工作，相恋多年的男友也抛下她，离她而去了。女孩一个人躺在医院里，没有人来探望她，也没有人问候她，更没人照顾她。

女孩绝望地躺在病床上，感觉自己坠入了无底深渊，看不到一点生活的希望。于是，她产生了轻生的念头。几天以来，她一直在思考该以怎样的方式结束自己的生命。跳楼？上吊？割腕？……她都下不了决心。最后，她决定服用安眠药来结束自己的生命。

一天，女孩悄悄地离开医院，回到了自己的住处。她关好手机，把安眠药的瓶盖打开，然后端了一杯开水放在桌上。但她还是没有下定决心，她对生命多少还有些留恋。

"这世上还有在乎我的人吗？"女孩这样想，又打开了手机。她静静地坐在床边等着。十分钟、二十分钟……一个小时过去了，没有一个人给她发信息，也没有一个人给她打电话。她生病已经有半个月之久了，这期间，无论是之前的好友，还是自己的亲人，都没有一个人给她打过电话。

也许是因为他们太忙了，也许是他们中根本没有人想起她。

"不管什么原因，都是他们的错。如果我真这样死了，他们有谁知道我的死活呢？"一想到这个世界上没有谁真正关心她、疼爱她，女孩又垂下了眼泪。

可她还是下不了决心。于是，她开始给每一个人发短信，亲人、朋友、同事、搬家司机、快递员……短信的内容是一样的："我想找人说说话。不过，你要是没时间就算了。"这是她最后一次叩问这个世界，叩问那些身边的人。她想知道，她在他们心中究竟有多重要。

过了半个小时，陆陆续续有人回信了。她激动地打开手机，逐条看起来：

第一条："你是谁啊？"四个字的内容，无比简洁。这是她之前的同事，他显然已经忘记她了。

第二条："= ="两个等号的回复。这是她上学时的同窗好友，在一个外企工作，可见她很忙，忙得说一句话的时间都没有。

第三条："亲爱的，我今天很忙，有空了我找你聊。"这句话还有一点人情味、一点温暖。可是什么时候才有空呢？"我也许等不到你有空了。"女孩在心里难过地想着。

第四条："？"她看了后，凄苦地笑了一下。"这个时代，人们已经变得这么吝啬了吗？连一句完整的话都不会说了吗？"她怔怔地想。

过了一会儿，又来了一条短信，来自她的前男友。内容是："我们已经结束了，以后别再找我了。"她本来不想给他发，但她忍不住。她想，毕竟相爱一场，就算他怕她的病会连累他，至少他对她也该心存一点点怜悯。如今看了这条短信，她彻底绝望了。

"无情的人！"她伏在枕头上痛哭起来。

不知不觉间，又半个小时过去了。一共有十几个人回了信息，但内容基本雷同，都说自己忙，等有空了再联系她。

忙，其实只是一个借口。一个真正关心她的人，看了她的短信，会看不出那18个字中包含的绝望和失落吗？就算他们看不到这一点，也至少应该猜出她可能出了什么事儿，或心情不好吧。她想，归根结底，还是这些人没人重视她，没人真正在乎她。

她知道，有两个人是不会给她回短信的。那就是她的父母，他们年龄大了，连看短信都不会，更不会回复。她为什么要这样做，她自己也说不清。

给大家发这样一条短信，也许只不过是生命结束前她跟所有人做的一个游戏。它对参与者来说究竟意味着什么，也许只有等游戏结束了才能知道。

现在，这个游戏已经接近尾声了。

女孩找来一张纸，用钢笔端端正正地写上了这么一段话："为了不让那些爱我的人懊悔，我给了他们一个小时，也给了我自己一个小时。这一个小时，对我来说很漫长，我在漫长中等待一个电话，但它迟迟不来。现在，一个小时结束了，我也要走了。收到短信的人，爱我或不爱我的人，再见吧。"

泪水啪嗒啪嗒滴在遗书上。她把这张纸夹在一本书里，放在一个显眼的位置，然后将一把安眠药放在手心，端起了水杯……

就当她把药放进嘴里，准备喝水时，手机响了。

女孩含着药，闭上眼睛，泪水哗哗地流淌。手机一直响个不停，停了又响，停了又响……她含着药，拿起了手机。来电显示为"房东"。

"也许是来催房租的，凑巧。"她这样想着，就把药吐了出来。

"阿姨，我们的合约还有三个月，下一季度房租您就不必过来取了。告诉我卡号，我打您卡上吧。"

"哦……房租不着急。我是觉得你的短信有些奇怪，你没事儿吧？"

女孩在电话这头不吭声，哭了起来。她没想到，在她最绝望的时候，可以抓的最后一根救命稻草，竟然是平素几乎不打交道的房东。

房东听见女孩在哭，就关切地询问她出了什么事，又说了很多"人生要看开"、"有困难总会过去"等宽慰人的话。房东的话就像一股股暖流，温暖了女孩的心。

女孩只是哭，心底的委屈和绝望，统统随着眼泪奔涌出来。哭了半天，心里的乌云不知不觉就散开了。女孩心中有了阳光，生活也便有了希望。

最后，女孩放弃了自杀的念头，重新振作起来。几年后，她终于渡过难关，凭自己的努力开创了全新的生活。但她始终住在当年那个房东的屋子里，她说，住在那里，她就会感受到爱的温暖、爱的力量，就会有克服一切困难、重新生活的勇气。

此后，女孩对待别人的态度也改变了：只要有人向她请求帮助，她就会立刻答应，然后尽自己所能去帮助别人；只要知道谁有了困难，她也会主动去关心他、安慰他。

生命有时候真的很脆弱，但又很顽强。只要还能给它一点点爱，它就可以复活，就能够茁壮成长。

Don't Complain in Your Life

拾荒者与宝马车

凡·高曾说："人间如果没有爱，太阳都会死。"送人玫瑰，手有余香。你在别人有困难时伸出援助之手，那个受了帮助的人就不会对别人的困难视若不见。说不定哪天，他就会帮到你。助人就是助己，爱人就是爱己。

爱，不需要豪言壮志，不需要山盟海誓，不需要惊天动地。有时候，那些默默无言的爱，才更伟大，才更感人。爱，也不分身份，没有高低贵贱。只要付出了爱，就会享受到爱的喜悦，得到爱的回报。

他是一个拾荒者，没有妻儿，也几乎没什么朋友。他的所有家产是一间二十来平方米的平房，一辆修了又修的老三轮车。屋子里，除了一个灶台，一张简陋的木板床，一张黑漆漆的木方桌，两把椅子，一个摇摇晃晃的矮木柜，剩下的就是一堆捡回来的"废物"了：各种饮料瓶、酒瓶、罐头瓶、发潮发霉的废纸、破铁锅、笨重的电脑显示器、各种散发着锈味儿的破铜烂铁……

很多人都对拾荒者存在成见，以为这些人总是跟垃圾打交道，又臭又脏，跟乞丐差不多。他们忘了，人的高低贵贱，并不依靠职业来划分，也不依靠财富来划分。只要不偷也不抢，靠自己的辛苦劳动换回正当的报酬，只要胸中有一颗善良的心，不论他是谁，都值得尊敬。

他，就是一个值得别人尊敬的拾荒者。

二十几年来，他天天起早贪黑，不论晴天、雨天都坚持工作。一天下来，他的收入虽然不多，但应对日常生活还是绰绰有余的。可他的生活却过得十分朴素：好几年了，他都没有吃过一顿肉，也没有买过一件新衣服，更是没有添置过什么新的家具。每个月，他的生活费都不超过100元钱。

这么算来，那么多年过去了，他少说也该攒了十几万积蓄了。可他依然一贫如洗。仅有的一张存折上，也不过才几千块钱的存款。

也许你会奇怪：他的钱都上哪儿去了呢？

他的钱都捐了，捐给了一个个不认识的陌生人——那些生活在同一个城市却无钱上学的孩子，那些远在千里之外的需要资助的贫困学子们。二十多年来，他一共资助了数十个贫困学子，圆了他们的求学梦。他只求这些孩子将来能有出息，从来不要求回报，甚至不想跟他们往来。因为怕那些孩子将来会找他，他甚至在给他们汇钱时，连自己的姓名和地址都不留下。

如今，他老了，但还在坚持拾荒。

邻居劝他说："这么一大把年纪了，你也该为自己想想了。过几年要是走不动了，谁来照顾你啊？你这一辈子都是为了别人活的，白活了，不值得。"

老人却回答："没有什么值得不值得的。只要那些孩子出息了，我就值得。"

一个炎热的夏日，老人在外拾荒时中暑了，晕倒在大街上。大街上的行人来来往往，可没有一个人去搀扶他。这时，一辆宝马车在路边停了下来，车内走出一个戴眼镜的年轻人。他三步两步走到老人身边，轻轻推了推他。

大街上的行人纷纷停下脚步，站在旁边围观，脸上露出惊讶的神色，有些人还交头接耳小声议论着。

老人动了动，微微抬了抬眼皮，但还是睁不开眼。年轻人脸上凝重的表情略微好转了一些，露出一点喜悦的神色。他不顾众人的目光，把拾荒者扶起来，将老人灰黑的胳膊搭在自己穿着雪白衬衣的肩上，将他扶进了宝马车，径直朝附近医院的方向开去。

在护士的照料下，拾荒老人感觉好多了。他醒过来，听见身边有人在说话。

"他是你亲戚吗？"一个女人的声音，好像是护士。

"不，不认识。我在路上遇见他昏倒了，就把他送了过来。"

"你还真敢！现在骗子可多了，你不怕他赖上你？你没听说过做了好事还遭人诬陷的事儿吗？"

"怎么会呢！如果大家都这么想，就没人帮他了。他倒在地上时眼睛都睁不开了……这么大年纪了，哎……其实，他没准曾经还帮过我呢。我这样做也算是报恩吧。"

女人咯咯地笑了起来："怎么可能？你曾经昏在地上被一个拾荒者救了？"

"他对我的恩比这大多了。我小时候家里穷，上中学时受过一个人的资助。虽然生活在同一座城市，但我一直不知道那个好心人是谁。他每次给我汇钱，都不留姓名，也不留电话地址。后来听说了一些报道拾荒者救助穷学生的新闻，我想，当年帮助我的好心人，可能也是一个拾荒者吧。当然，也可能是一个在高空作业的农民工，或者一个退休的老人……我不知道该怎么报答那个好心人。不过也没关系，我多帮帮这些人，说不定哪天就碰巧报了恩呢。"

听年轻人说完，拾荒者嘴角露出了一丝欣慰的笑容。他又想起了邻居的话，心里暗暗想着："我这辈子没有白活。"

拾荒者和宝马车主，这两个看似风马牛不相及的人，因为一颗爱心联系在了一起。不管此拾荒者是否就是彼拾荒者，此宝马车主是否就是拾荒者当年资助过的学生之一，他们就这样相遇了。这既是巧合，也不是巧合。

这不禁让人想起另一则故事。他是一个三十多岁的男人，事业成功，家庭幸福，有一个漂亮的妻子和可爱的儿子。一个阴雨绵绵的春日，他下班路过城中那条小河时，发现一群人挤在那儿吵吵嚷嚷。

他不知道发生了什么事儿，上前去探问。

一个围观者告诉他："有个孩子掉进河里被水冲走了，这里的人好像都不太会游泳，估计等救援的人赶到就来不及了。先生，你水性怎么样？现在赶紧下水还来得及。"

他挤进人群，朝远处瞅了瞅，透过水雾，果真发现十几米外的河中有个挣扎的身影。这时刚入春，河水还是冰冷刺骨的。但时间已经来不及了，救人要紧。他不假思索，迅速扔下公文包，脱下外衣就跳进了水里。

几分钟后，孩子得救了。他浑身湿漉漉地爬上岸，再定睛一看那个被救的孩子时，立马抱住他痛哭了起来。原来，这个孩子不是别人，正是他自己的儿子！他痛哭，是因为儿子劫后余生而感到激动，感到庆幸啊！

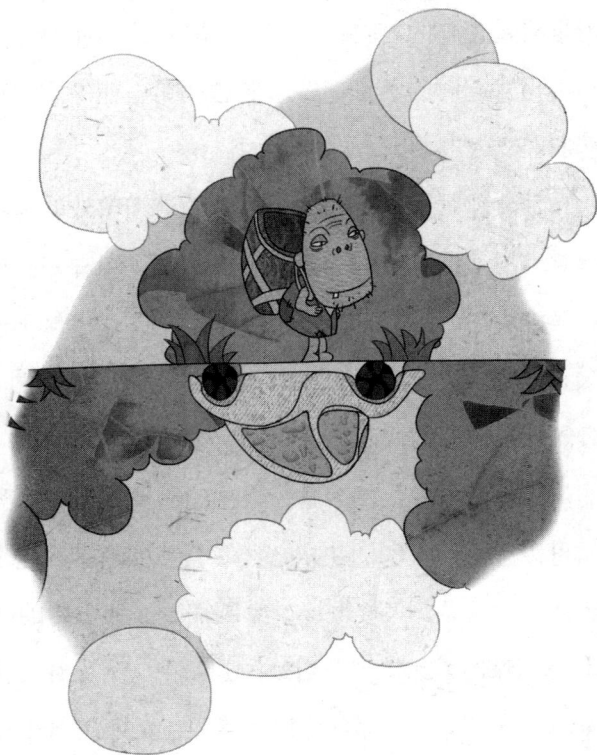

爱是可以种的

桃花躲不过寒冬的风霜，生命逃不过意外的劫难。可面对生活的残酷，我们要坚强，要对未来充满信心。爱是可以种的，换一个环境，剪掉那些痛苦的不堪回首的往事，让它在生命中汲取新的养分，它就可以在内心茁壮成长。

世界太大，可真正爱我们的人，却只有一两个。当曾经的沧海变为桑田，当最爱你的人永远离去，还有什么能弥补心中的空缺，有什么能抚慰心灵的忧伤？

她曾经多么幸福：有爱她的父母，爱她的丈夫，爱她的孩子。她在小城拥有一套很大很大的房子，房子临河。每天早晨，窗外的鸟鸣把一家人唤醒。他们伸一伸懒腰，然后坐在明亮的落地窗边，一边欣赏远处太阳冉冉升起时的美景，一边惬意地喝一杯牛奶，吃完早餐。这家人都爱听柴可夫斯基的钢琴曲，尤爱那一支《四季》。

她常常坐在钢琴边，演奏她最爱的曲子，美妙的乐声和窗外的鸟鸣交织成一片；她的妈妈抱着她的孩子，和着琴声唱起《摇篮曲》；她的爸爸满面红光，叼着一支烟斗，静静地凝视着远方连绵的山峦；她的丈夫伏在案头写作，时不时，他会抬起头，微笑着看她一眼。

春日里，这一家最喜爱的活动，就是去桃林玩耍。林中桃花灿烂，蝴蝶扑粉。行走其间，世间一切烦恼全无。她有时候想：神仙的快乐，大概也不过如此吧。

是啊，既有稳定的生活，又有幸福的家庭，人生还需要追求什么呢？

可是，神仙的快乐可以永恒，人间的快乐却经常倏然即逝。跟这个世界比起来，人的生命和幸福毕竟太脆弱了。大地轻轻一摇晃，大楼倒塌，家园被毁，那可怜的脆弱的幸福，一去不复返。

那日她正好在外出差，躲过了此劫。但当她回到家中，看见往昔美丽的小区已然一片废墟，往昔可爱的面庞全部被埋于废墟之下时，那种悲痛和绝望岂是能用语言描述的。

　　她没有自杀，而是坚强地活了下来。但她的心却跟死了一样，没有一丝快乐可言。为了忘记生之痛苦，她离开了那个毁灭了她人生的城市，去了一个很远很远的地方。

　　她在那里找了一个普普通通的工作。为了忘记痛苦，她没日没夜拼命工作着，可每天临睡前，她却依然忍不住想起过去。她的钱包里夹着一张照片：背景是一片绚烂的桃花，她微笑着挽着丈夫的胳膊，丈夫手里抱着漂亮的女儿，女儿对着镜头做着可爱的鬼脸……

　　这张照片，不知道让她流了多少泪，它勾起了她心中的悲伤，却也是她活下去的希望。她买了一个很大的陶土花盆，放在院子里，在里面栽了一株桃花。每天，她悉心地给桃花浇水，就如在用乳汁哺育她可爱的女儿。对她来说，能这样一直活着，一天天活在美好的记忆中，也许是个不错的选择。可是，他的出现，却打乱了她的生活。他斯文、温柔、体贴，无论是长相，还是言行举止，都像极了她的丈夫。最要命的是，他疯狂地爱上了她。

　　她的心乱了。因为受了太大的打击，她已经无力再爱了；可他又像一块巨大的磁石，无数次让她的心中重新燃起了爱的火花。他爱她，这很容易看出来：一下雨，他会拿着伞，在她的单位楼下等着接她，然后脱下自己的外套，披在她肩上，送她回家；大晴天，他会小心翼翼地为她撑伞，就像一个忠诚的仆人。她对他说："我不会爱你的。你别对我这么好。"

　　他说："没关系，我愿意。"

　　她说："我的爱已经死了。像一棵树，死了，就再也不会发芽了。"

　　他说："树死了，我们可以再种一棵啊。一切都可以重来。"

　　她沉默了。

　　回到家中，她想起他说的话，对着她栽在陶土盆里的那株桃花发呆："我为什么要种它？哪怕它能挨过北方的冬季，在春日开出了花，它也终究不是故乡的桃花，那花下的人再也不会回来了。"

　　转眼到了冬季，她要出差，要一个月才能回来。她没有交代他什么，自己收拾了简单的行李，就出门了。可她一直惦记着那一株桃花。没有人的照料，它会不会干死？会不会冻死？她不想让他帮忙照看桃花，因为她觉得这是她自己的事儿。自从遭受那一次灾难后，她就很信天命。她想：活也好，死也罢，听天由命吧。她早就不想在生活中勉强什么了。

　　一个月后，她出差回来了。她拉着行李箱，行走在大雪纷飞的路上。走进院子的时候，一下愣住了：那一株桃花不见了！院子里放陶土花盆的位置插了一根干树枝，上面系着一块布。她好奇地走过去，看了看布上写的字：我来找你，不在，因怕桃花被冻死，故已挪至我家代为照料，如有不妥，还请息怒。

　　看完留言，不知怎的，她的心中一阵感动，突然流下泪来。如果说一切都是天意，那么这也是天意吧。她回到家，拨通了他的电话。

"哦，你回来了。看到我的留言了吗？桃花在我这里，我一会儿就给你送过去。"

"不，不用了。就放在你那儿吧，我怕我养不活它。"

"嘿嘿，好嘞。如果你想它了，欢迎随时过来探望。"话筒里传来他愉悦的声音。

到了年底，她的工作一直很忙。他知道她忙，很少打扰她，只是偶尔陪她吃顿晚饭，夜班结束后送她回家，很少有说话的机会。不知道她是对他很放心，还是依然抱着听天由命的想法，对她那一株桃花既不过问，也不去探望，好像心中早已忘了这件事儿。

总算忙过了年。她在那个城市没有什么朋友，他就是她最亲的人了。除夕那天，他请她在一个很别致的小餐馆共进晚餐，为了这天能在这里吃饭，他其实半年前就预约好了。

她不知道这些。当她下车走进餐馆时，迎面扑来的景象让她眼前一亮：这家餐馆不大，也就一百多平方米的空间。可巨大的厚玻璃窗内，却开满了一树树灿烂的桃花，仿若里面藏着一片桃林。一阵幻觉从她眼前飘过，她迅速走进这家餐厅时，几乎是怀着喜悦的心情的——她的心中，已经多年没有体会过这样的心情了。她走进餐厅，凑近那些桃花看了看，又摸了摸那粉嫩的花瓣：居然是真的！她和他在桌前坐下时，她忍不住问道："桃花不应该在春天开吗？为什么现在也会开？"

他微笑着回答："只要用心，什么都有可能。"在此后的几个月里，他还是一如既往地对她好，默默付出，耐心等待。一晃到了春季，她终于主动对他说："可以去你家看看桃花吗？"

他很快乐地答应了。

她跟他一起去了他的住所。他住在六层楼的顶楼，楼里没有电梯。她在他的客厅里见到了那株陶土花盆里生长得欣欣向荣的桃花，问他："它是怎么上来的？你不会是扛上来的吧？"

"是的，它总不会自己飞上来吧。"他幽默地说，"不要惊喜了。只要用心，什么事情总会有办法的。"

桃花放在最靠近暖气的地方，枝头上已经爆出了一些小小的花蕾。旁边的桌上放着剪枝剪、喷雾壶，还有几小包氮、钾等肥料。他告诉她，要让桃花苗壮成长，光有温暖是不够的，合理修剪，及时补给养分、水分也很重要。最后，他还语重心长地说了一句："其实，我们的生活也是一样。"她明白他说的意思。

一个人就如一株桃花，纵然躲不过冬日的霜刀雪剑，但可以换一个环境，用心去生活，就可以重新找回心中的爱。只要有爱，生命就会重新变得欣欣向荣，就会在春日里绚烂开放。

她第一次冲着他笑了，依靠在他的肩膀上，流下了感动的泪水。

Don't Complain in Your Life

欣赏也是一种爱 ☕

> 每个人都有他自身的优点，学会欣赏，你的生活就会少一些抱怨，多一些赞美；少一些沮丧，多一些满足。

生活中不是缺少美，而是很多人缺少一双发现美的眼睛，缺少一种发现美的本领。世界上没有人十全十美，也没有人一无是处。就像一个有蛀虫的苹果，是好是坏，取决于你怎么去看待它。

不懂得欣赏的人，会说："唉，一个烂苹果！不如把它扔了吧。"于是，连同这个苹果好的那一部分，也被他丢进了垃圾桶。这样的人，眼中之物没有一件是理想的，他的生活就会充满沮丧。而懂得欣赏的人，他会说："哦，原来还有一半是好的。"于是，他会津津有味地享受起那半个好苹果的美味来。这样的人，眼前到处都充满了美好的景象，他总是生活在满足和快乐中。

美国国务卿希拉里是一位十分杰出的女性，她的人格魅力和亲和力一点都不比她的丈夫克林顿逊色。当人们问起她为什么会拥有这么好的人缘时，她都会淡淡一笑，然后跟他们说起她在芝加哥西北郊的帕克里奇镇中学读书时的一件往事。

那是一个春暖花开的日子，希拉里和爸爸一起在公园里散步。这时，她看见了一个老太太紧裹着一件很厚的羊绒大衣，脖子上围着一条很厚的毛皮围巾，呆呆地站立在一棵丁香树前。她的穿着打扮显得十分不合时宜。希拉里轻轻拉了一下爸爸的胳膊，嘲笑说："你看，那边那个老太太的打扮真是太可笑了！大好的春天还穿成这样。"

爸爸朝她手指的方向看了看，脸上的表情立刻变得严肃起来。他沉默了一会儿，说："希拉里，我突然发现你缺少一种可贵的本领，那就是你不懂得欣赏别人。一个不懂得欣赏别人的人，在跟别人的交往中，就会缺少热心和友善。"

希拉里很不服气地问爸爸："难道你不觉得她穿得有些太多了吗？"

"恰恰相反，"爸爸看着希拉里一脸的疑惑，就耐心给她解释起来，"你有想过她为什么要穿那么多衣服吗？她穿着厚厚的羊绒大衣，围着毛皮围巾，很可能是因为她生病初愈，需要保暖，也可能是她怕冷，或因为别的原因。这些都不重要，只要她自己觉得舒服，旁人何必去在意呢？可是，你看她的眼神，她专注地看着树枝上的丁香花，那种眼神里流淌出的感情是多么令人感动。她是那么安详，那么愉快，对那树上的鲜花，对这个春天，对自己的生活都充满了热爱。难道，你不觉得她很美吗？"希拉里将信将疑地观察起来。她认真地看着老太太，果然发现她的微笑很动人，美得就像她面前的鲜花，带给人一种愉快的享受。

爸爸拉着希拉里一起走到老太太面前，微笑着说："夫人，您欣赏丁香花的神情很感人。因为您，这个春天都变得更美好了。"

老太太转过身，就像突然收了一份美好的礼物一样，脸上露出激动而喜悦的神情。

"谢谢你，先生。"她说着，又看了看一旁的希拉里，从包里取出一袋甜饼递给她，"哦，真是一个漂亮的孩子……"听了老太太的赞赏，希拉里心里也十分高兴。这时，她才真正明白了爸爸说的话。原来，欣赏别人，不仅能带给别人快乐，还可以获得别人的欣赏，自己也变得开心起来。这样于人于己都有好处的事情，何乐而不为呢？

懂得欣赏别人，赞美别人的优点，宛若春风拂面，会带给别人温暖，也会赢得别人的好感。同时，懂得欣赏别人也是一种爱。适时的欣赏与鼓励，有时候会让一个灰心的人重新燃起追求美好生活的希望，让一个失落的人重新见到生活的阳光。

喜剧大师卓别林拥有"不列颠帝国勋章佩戴者"的头衔，还是"AFI百年百大明星"之一，在世界喜剧舞台上活跃了二十余年。他头戴圆顶硬礼帽、手持竹手杖、足蹬大皮鞋、走路像鸭子的模样，几乎成了喜剧电影的重要代表，对后世的喜剧表演者们产生了深远的影响。但他的童年生活并不幸福。卓别林的父母都是艺人，在他很小的时候父母就离异了，他和哥哥一起跟着母亲，过着十分贫困的生活，可他在耳濡目染中，从母亲那儿学习并继承了喜剧表演的技艺。

有一次，卓别林所在的学校要组织圣诞节合唱团，卓别林落选了，心中十分沮丧。可有一天，他唱的一段喜剧歌词却博得了大家的喝彩。老师跟他说："虽然你唱得不好，但你具有幽默的表演天分。"正是这样一句轻轻的夸赞，立刻让卓别林恢复了信心。

后来，卓别林的父亲因酗酒过度去世了；他的母亲坏了嗓子，不能再登台演出，又因为无力养家糊口焦虑过度，得了精神病。可怜的卓别林只好和哥哥分头去找谋生的工作。

卓别林四处打听，总算在一家剧院找到了一份当演员的差事。卓别林在那场戏剧中扮演孩子的角色。这场戏剧演得并不成功，可小小的卓别林却受到了观众们的喜爱。从此，卓别林成了戏剧史上不容忽视的耀眼明星，全世界都看到了他不凡的成就。

Don't Complain in Your Life

一座用生命搭起来的桥梁

> 恨，让人变成魔鬼；爱，让人变成天使。不要让贪婪吞噬了我们的良心，不要让冷漠麻痹了我们的灵魂。爱，不在多少，贵在及时；爱，不在大小，贵在坚持。

不要轻易言爱，那些可以说出来的爱，太浅。真正深厚的爱，是用行动做出来的，它因为坚持不懈才永恒，因为默默牺牲才感人。

有一个电视纪录片，叫《背上的桥》。它讲的是1998年发生在某个江南小村庄的真实故事。

那个江南小村庄山清水秀，风景秀丽，还有个好听的名字，叫上贝。外人来此游山玩水，兴许会觉得不错，可居住在这里的村民却生活艰苦。这是一个穷山村，连同它附近的六七个村庄，都很穷。俗话说"再穷不能穷孩子"，可这里的孩子却没有一所像样的学校。

六七个村庄的孩子，如果想上学，就只能去山里的一所破庙。那所设立在破庙里的学校被称为上贝完小，杨老师是这所小学的校长。

每天上学，学生们从家到破庙，都要经过一条涧潭河。这条河上没有桥，滩中只有几处用石块垒成的"钉步"。旱季的时候，河水干枯了，河底石头裸露，孩子们可以踩着石头过河；雨季，河水没过了石滩，孩子们就只能小心翼翼地踩在"钉步"上，涉水过河；要是遇上暴雨天，河水猛涨，孩子们就只能绕行十多里的山路，找一处水流不那么湍急的地方过河了。

杨老师的学生，大的也就十一二岁，小的才六七岁。这么小的孩子，当然不能一个人过河。为了确保每个孩子都能安全过河，每逢下雨天，杨老师就让学生们排成队，等在河岸边。然后，他把自己变成一座桥，背上背一个年龄小的孩子，手里再拉一个大一些的孩子，把他们护送到对岸。到了对岸，他会再三叮嘱过河的孩子一定要在岸上站好，然后，他又马上折回，背其他的孩子过河。

一趟一趟，只要是下雨天，杨老师就少不了在河水中来回数十次。

一晃27年过去了。跟27年前相比，山村的一切似乎都没发生多大改变。学生换了一茬又一茬，但他们还得在那所破庙里上课，那条涧潭河上仍然没有一座过河的桥。一年一年，杨老师还在背学生过河。27年来，他背着学生走了超过1.5万千米的路程，用自己的背撑起了一所风雨飘摇的山村小学，用自己的背架起了一座不倒的生命之桥。

因为长期浸泡在冷水中，杨老师的双腿渐渐落下了风湿、关节炎等腿疾。有时候，他的腿实在疼得厉害，只好让女儿搀着去学校。一步一步，短短几百米的路程，他却需要走上几十分钟。

但他无怨无悔，从不抱怨，也从没放弃过。因为，他爱他的学生，胜过爱他自己。如果不是1998年那一次意外，也许他如今还是那么默默无闻，还在那个破旧的学校里给孩子们上课，还要在下雨天一趟趟背孩子们过河。

也许，是上天不愿再让他在这世间受苦受累，于是安排了一次意外，接走了这个善良的人。

1998年6月中旬，正值暴雨季节，哗哗的暴雨下了三天三夜，可一点都没有停的意思。混浊汹涌的山洪奔流到一处，汇入河中，河水汹涌湍急，看不出深浅。

放学后，杨老师还是像往常一样，让学生们排好队，叮嘱学生们待在原地别动，自己则背起一个一个学生，朝对岸走去。可就在他背着一个女孩过河时，不幸的事情发生了：一个男孩不听他的再三叮嘱，偷偷跟在他身后过河，不慎被洪水冲走了。

杨老师听见身后有人呼救，迅速将女生背到安全的地方，纵身跃进了河水中。

来势汹涌的急浪不断打在他身上，一次次淹没他的脑袋。他却一点也不在乎，在江心与洪水搏斗，寻找着落水的学生……终于，他摸到了学生的手。这时，有几个村民赶来，站在岸上大喊："杨老师，快放人！下面危险！"可他却紧紧抓住学生的手不放，想奋力将学生拉出水面。

正在这时，又一个大浪打来。一股巨大的洪流后，江中的一切都平静下来。呼喊声消失了，挣扎的身影不见了，空留下无数个旋涡在江心不停地打转，让岸上的人眼前一阵阵发黑。

暴雨还在击打着江面，仿佛在哀号；汹涌的河水还在奔流，仿佛在叹息。学生们和村民们流着眼泪，在雨中沿河大喊。呼喊声被雨声、水流声吞没，被夜幕吞没，被悲伤吞没。

那座27年不倒的桥，在洪峰肆虐中垮下了，被洪水冲走了，从此不在了。

这是一座背上的桥，一座用生命架起来的桥，一座用爱铸成的桥。

杨老师牺牲后，他的事迹被写成了一篇报道，感动了很多人。于是，那条冲走他的河上，架起了一座桥；破庙里的学校也有了一处新的着落。此后，学生们再也不用担心上学途中会被水冲走了。

为了所爱，甘愿付出生命，不仅伟大又令人可敬。

Don't Complain in Your Life

断缘是一种罪过

都说"百年修得同船渡，千年修得共枕眠"。人和人的相遇，莫不是缘分。既然是缘分，就应该珍惜。因为一时自私的念头、一时的淡漠错过了身边的人，就是断缘，就是罪过。

大千世界，芸芸众生。无论你与谁相识，与谁相遇，皆是缘分。当你遇上一个人的时候，不管他是与你擦肩而过，还是走进了你的生活，他都已经成了你人生的一部分，不可抹去。

只有一个人的世界谈不上世界，至少它是不完整的，是暗淡无光的。没有人希望孤零零地过完一生。那些你遇到的形形色色的人和物，正是他们，构成了一个五彩缤纷的世界，构成了你的生命；正是他们，陪伴你走过了一程又一程。

詹姆士是一个美国人，如今他年老了，一个人住在一栋很宽敞的大别墅里，过着衣食无忧的生活。一个阳光灿烂的春日，詹姆士坐在花草缤纷的庭院里，听着耳畔的鸟鸣，心中却感到十分孤独。他想：年轻的时候我拼命追求，要的不正是这样的生活吗？可是，我拥有了财富，拥有了大房子，也拥有了事业上的成功，为什么还快乐不起来呢？当孤寂一阵阵袭上心头的时候，詹姆士突然间明白了：原来，一个人很难快乐起来，只有可以分享的快乐，才是真正的快乐。

詹姆士的儿子在国外留学，老伴也去世了，身边只有一个照顾他衣食起居的保姆。

"保姆毕竟是保姆，既不是家人，也不是朋友。我该找谁来排解这消之不去的孤寂呢？"詹姆士对着美好的春色哀叹。他一个人想了许久，突然想起了一个多年未曾联系的老朋友，于是想趁着春日出去走走，顺便去看看他。

第二天，詹姆士就动身出发了，保姆也受邀随行。一路上，有了保姆的照料，他一点也不觉得疲劳。詹姆士到了老朋友的家乡，眼前的景象焕然一新，跟二十多年前大不相同了。

怀着激动的心情，詹姆士拨通了老朋友的电话。

"喂，是约翰吗？我是詹姆士啊。你在家吗？"

"哦？詹姆士？哪个詹姆士啊？"

詹姆士激动的心情立即被扑灭了，取而代之的是一阵凄凉，犹如心中刮过了一阵寒风，同时，他也觉得一阵惭愧。约翰是詹姆士的同窗好友，年轻时两人的关系情同手足。后来，为了追求事业，詹姆士变得越来越忙，他经常出差，一心扑在工作上，老朋友的聚会邀请他辞了又辞。渐渐地，老朋友们也不再联系他了。掐指算来，到现在为止，詹姆士已有二十多年没见约翰，平时也几乎没想起给老友打个电话，此时人家把他忘了，也在情理之中。

"就是……就是……大学时你的室友詹姆士。"

"哦？是你啊。真是太阳从西边出来了。我在家呢。有什么事儿吗？"

"我可以来看看你吗？"

"来吧，什么时候过来？"

"我已经在你家门口了。"

……

约翰还是住在二十多年前那套公寓里，他热情地将詹姆士迎进门。詹姆士一进门，就发现满屋子的孩子正在里面嘻嘻哈哈地玩耍。一见到这些孩子，詹姆士的心头又热起来。

"这是什么日子啊？哪来这么多孩子？"詹姆士不解地问。

"我的孙子、孙女儿们。我不像你，到了四十才结婚。我那几个孩子也不像你儿子那么有出息。他们一个个不愿意走远，都留在了我的身边。这下好，有了这些小鬼，我就更加不得清闲了。"约翰嘴里这么说，脸上却露出得意的笑容。

詹姆士羡慕地看着眼前的景象，不禁想：我年轻时一心忙着追求事业上的成功，以为越富有就会越幸福，想不到老来享受天伦之乐，才是真正的福气啊。詹姆士在约翰家待了半个多小时就离开了。当年无所不谈的老友，如今对面而坐，竟面面相觑，相互尴尬地笑笑，不知道该说些什么。

时间如一股洪流，可以冲淡生命中的一切。往昔的友谊，早在不经意间一点一滴消失殆尽。

不咸不淡地闲聊了两句，詹姆士起身告辞，约翰也没怎么挽留，就送他走了。

第二天，詹姆士又去了另一个老朋友汤姆家。对于汤姆，詹姆士心中一直怀着十二分的愧疚。当年，汤姆的老伴生了重病，急需一大笔手术费。汤姆没什么有钱的朋友，詹姆士是其中最富有的一个。可当时，正好有一个很好的投资机会，詹姆士没有把钱借给汤姆，而是投在了股市里。尽管最后，汤姆东拼西凑借了一些钱，总算挽回了老伴的性命，可她却因为没有及时得到抢救，落下了很严重的后遗症。

事后，詹姆士一直想寻找补偿汤姆和他老伴的机会。但他总是那么忙，补偿汤姆的事情一拖再拖，最终成了一个永远无法兑现的奢望。

詹姆士不确定汤姆会不会因为当年的事情怨恨自己，他在去汤姆家之前，试探性地打了一个电话。结果，汤姆一下就听出了詹姆士的声音，十分热情地邀请了詹姆士。

詹姆士的心情总算好了一些。第二天，他高高兴兴地去了汤姆家。进门时，发现汤姆的客人不止他一个，还有许多别的人。汤姆一个人端茶倒水，在厨房里忙个不停。

詹姆士自己坐下来，朝四周瞅了瞅，问身边一个朋友："汤姆的老伴今天不在家吗？"

那位朋友说："难道你不知道？她早就去世了。唉，都怪那时候我们没钱。要不然，她的病是可以完全治好的。"

"可我听说她被救活了……"

"算是救回了半条命吧。过了两年，又旧病复发了……"

詹姆士心头怔了一下，就在汤姆的老伴去世那一年，他正好从投资到股市的资金里获得了一大笔钱。那一年，他正在和新婚不久的妻子环游世界呢。

老汤姆把煮好的咖啡放在詹姆士跟前，眼睛周围泛起了红圈。他显然听到了他们的对话，想起了伤心的往事。老汤姆背过身，擦去了眼泪，叹口气说："还好，她走后这许多年，老朋友们都一直在关照我，经常来看我，我也不孤单了。"

虽然汤姆热情接待了詹姆士，可他依然觉得心里难过。回家的路上，詹姆士心想：汤姆说的"老朋友"，显然不包括我在内吧？如今，我的老伴也去世了，为什么就没有一个老朋友来看我呢？詹姆士想来想去，还是觉得错不在别人，而在自己。是自己当时没有好好珍惜跟老朋友之间的友谊，是自己让老朋友伤心失望了。渐渐地，他又想起了自己的妻子。

"如果我能帮她分担一点家务，能够帮她照看一下孩子，她生病的时候能多关心她、照顾她，估计她也不会走得这么早吧？"

什么样的人会出现在你的生命中，这是缘，是命中注定的；可你和他有没有分，又是怎样的分，却都掌握在你自己手中。如果你珍惜身边的人，他们就会留在你的身边；如果你不珍惜，他们就会一个一个离你远去。

不要因为自私、冷漠，隔断了你与身边人的缘分。因为只有活生生的人，你的亲人、朋友，而不是财富，可以分享你的快乐，分享你的人生。

詹姆士明白这个道理后，决定改变自己的生活。

他开始每周跟国外的儿子通电话，去看望那些长久没有联系的老朋友，对待保姆也像家人一样，同时善待身边每一个人，哪怕是公园里遇见的陌生人。几年过去了，儿子回到了詹姆士身边；保姆家的孩子也经常来看望他；他的那栋大房子里，也有了欢声笑语。

做一朵不吝芬芳的花儿

人的价值，不在于取得了多少，而在于奉献了多少。不要担心你的付出和爱心别人看不见，其实，每个人都有一个感受爱的灵魂。你的付出，哪怕是很小的付出，也会带给他们幸福。

一朵花因为它的美丽、它的芬芳而受到人们的喜爱；一个人也是一样。冷漠的人就像寒冰，拒人于千里之外；热心的人如冬日里的一盆炭火，温暖着人们的心，吸引人不断靠近他。

卡汶是个热心肠的美国女孩，善良、温柔。她的内心就像一个小小的太阳，总有无穷无尽的光和热。卡汶的工作是一名幼儿园教师，她十分喜爱这份工作。幼儿园的孩子们，在别人看来都是调皮捣蛋的小坏蛋，不过，卡汶却十分喜欢他们。她觉得，跟孩子们在一起有着无穷的乐趣。

一次，琳达把吉姆新买的一盒油画棒折断了，气得吉姆哇哇大哭。卡汶听见了吉姆的哭声，就过去问他："男子汉为什么要掉眼泪？看来是受了大委屈吧？告诉卡汶，好吗？"

"琳达把我的油画棒折断了！"吉姆一边哭一边说。

"嘿，琳达，你为什么要把吉姆的油画棒折断呢？"她用很和蔼的口气问琳达。

"因为吉姆不借给我用！"琳达稚嫩的声音听起来却振振有词。

"好吧，吉姆，你为什么不把油画棒借给琳达使用呢？"她又用很温和的语气问吉姆。

"我就是不想让她用！我讨厌她！"小吉姆还在为刚才的事情生气。

卡汶不再追问孩子们。她拿起两截被折断的油画棒，拿在手里说："好啦，吉姆和琳达，你们就像这根油画棒一样，现在被折断了。不过，我们也许可以想个办法把它接上。"

吉姆虽然不明白卡汶为什么说自己和琳达像油画棒，不过他很乐意他的油画棒能重新接上。

"哦，真的吗？那太好了！卡汶，请问你有什么好办法吗？"吉姆迫不及待地问。

"也许，琳达会有好办法。琳达既然有办法把它弄断，当然也有办法把它接上，不是吗，琳达？"

琳达原本并不想帮吉姆的忙。不过，她可不愿意承认自己是个大笨蛋，她想了想说："在中间抹上胶水吧。"

"这样不牢固，还有更好的办法吗？"

琳达又想了想说："或者用透明胶缠上。"

"这样不美观，还有更好的办法吗？"

……

卡汶不停地往下问，幼儿园里的其他孩子都对"怎么把折断的油画棒重新粘起来，既要牢固又要美观"的问题产生了兴趣。围绕这个话题，孩子们你一言我一语讨论开了，讨论得十分激烈。琳达和吉姆也很快忘记了刚才小小的不愉快，重新变成一对好朋友了。

"谢谢你，琳达，为恢复我的油画棒想了这么多办法。"

"嘻嘻，以后你有什么困难，我都会帮你想办法的。"

"哦，琳达，你真好。这支油画棒就送给你吧……"

还有一次，杰克趁安妮睡午觉时，在她的眼睛周围用墨水笔画了一副黑眼镜，惹得所有孩子都大笑不停。他已经不止一次这样恶作剧了，每次都把女孩子们惹哭。熟睡中被吵醒的安妮惊惶地看着那些对着她大笑的小伙伴们，还不知道出了什么事儿。卡汶没有立即走过去告诉安妮有人欺负了她，也没有忙着替她擦掉那副画上去的眼镜，而是拿红笔在自己脸上也画了一副眼镜。孩子们笑得更厉害了，安妮也大笑起来。卡汶站在孩子们中间问："安妮的眼镜漂亮还是卡汶的漂亮？"

孩子们有的说安妮的漂亮，有的说卡汶的漂亮。安妮赶紧拿过镜子一瞧，发现自己脸上果然有一副黑眼镜，咯咯咯笑了起来。其他孩子觉得这样很好玩，也纷纷学卡汶，给自己或给对方画上一副副色彩缤纷、形状各异、不同款式的眼镜，三角形的、四方形的、带各式花边的……整个教室成了眼镜博物馆。

其他班的老师纷纷问卡汶："为什么你们班的孩子那么聪明、那么可爱呢？他们似乎总是那么快乐，那么有爱心。你是怎么做到的呢？"卡汶笑笑说："因为我爱他们，我觉得他们都很聪明、可爱，也很善良、很有爱心。所以，他们就变得越来越聪明，越来越有爱心了。"

其实，每个人的内心都不坏，他们之所以会做出一些坏事，一些不讨人喜欢的事，有时是受到了情绪的影响，如害羞、害怕、激动、愤怒、兴奋等，有时是因为一时糊涂，有时是因为好奇，有时是不知道还有什么别的更好的办法来达到目的，不得已才那么做……在这种情况下，一个大人和一个孩子的行为和心理往往会很相似，他们做错了事情，也许不会承认，但都希望能得到别人的体谅和宽恕。

谴责和惩罚只会引来反抗的情绪。去爱他们，相信他们，就可以抚平他们的情绪，唤醒他们心中的爱。卡汶就是这样，唤醒了每个孩子心中的爱。他们因为爱，变得更聪明、更可爱了。

卡汶不仅对孩子们充满了爱心，对她身边的每一个人都一样。她的爱，从来都是那么温和，就像一阵和风，轻轻抚过，不留痕迹，又充满了烂漫可爱。

卡汶的妹妹凯蒂快要结婚了，卡汶悄悄找到凯蒂的男友鲍勃，把自己辛辛苦苦攒了好几年的积蓄交给他："你娶了凯蒂，也算是我的家人了。我爱我的妹妹，希望她以后能过得幸福，也希望她结婚时不留下任何遗憾。不要告诉她这笔钱是我给的，告诉她这是你偷偷积攒下来的。她是单纯、善良的女孩，她会很开心的。"

原来，鲍勃是个穷小子，他很爱凯蒂，可是连一枚好戒指、一身好礼服都买不起，更没有钱度蜜月。卡汶知道，凯蒂一点也不在乎鲍勃是否富有，但她从小就有一个梦想，就是想成为一个美丽的新娘，然后去西西里岛度蜜月。但凯蒂很爱鲍勃，不想让他为难，于是，她才装作对婚礼一点也不在乎的样子。卡汶不想让凯蒂失望。当她知道鲍勃和凯蒂打算找一个小教堂，平平淡淡地结婚时，立刻找到了鲍勃，把自己全部的积蓄都交给了他。

卡汶对朋友、邻里也都十分热心。无论跟谁见面，她都会微笑着跟大家打招呼。"嘿！早安，这真是美好的一天。"这是卡汶常说的一句话。平时，只要她知道哪个朋友、哪个邻居有了困难，不用说，就会主动去帮助他们。就连路上遇见的陌生人，她也会向他们伸出援助之手。

一次，卡汶在街上遇到了一个衣衫褴褛的老乞丐，头发乱蓬蓬的，脸上被火辣辣的太阳晒得直淌汗。乞丐的面前放着一个灰黑色的包，里面仅有几美分的钱。路人匆匆而过，极少有人驻足施舍。卡汶很同情这位乞丐，很想帮助他。她站在一旁思考了一会儿，突然灵机一动想出了一个办法。她给乞丐买了一顶有宽大帽檐的花帽子和一副墨镜，说服他戴上。然后在乞丐面前竖了一块牌子，上书："有心就会爱，没钱也风流。"

没想到这句话起到了极好的效果。路人纷纷被这句话吸引，围在乞丐身边看了很久，然后几乎无一例外地都往乞丐面前的黑包里丢了钱，一美元的、十美元的钞票一下子就装了半包。

卡汶并没有做过什么惊天动地的大事，但她就像一朵不吝芬芳的花朵，经过哪里，就会在哪里留下爱的足迹、爱的芳香。因为这个原因，卡汶在她生活的小镇有着极好的人缘。孩子、老人、邻居、路人，遇见过卡汶的人，几乎没有一个人不夸她。人们都喜欢她，都爱她，她是所有人的朋友。

卡汶的一个邻居说："卡汶就像一个太阳，她常常给人很温暖的感觉。她对生活充满了乐观，对身边的人都充满了爱。她爱我们，我们也爱她。因为她，我们的生活都变得很快乐，很美好。我们爱卡汶。"

Don't Complain in Your Life

快乐发自内心 ☕

人生不满百，常怀千岁忧。许多烦恼和痛苦，你不去想它，它就没有；你总想它，它就会找上门来。其实，生活很简单。简简单单地生活，怎么想就怎么去做，诚诚恳恳、踏踏实实，快乐就会永驻。

快乐与财富无关，与名誉无关，与美貌无关，与智慧无关，只与内心相连。

人，往往是越简单，才越快乐。因为简单，心中就会无拘无束、无妨无碍；因为简单，世界也就没有那么多阴谋与纠结，人生就没有那么多顾虑和矛盾。简简单单，从心出发，想你喜欢想的，做你喜欢做的，人生就不会不快乐。

古代思想家孔子一生不得志，可他却一直都是一个快乐的人。有一次，孔子和弟子子路一起去拜访郯子，请教有关礼的问题。途中，孔子碰到了一个人，这个人叫程子，十分博学善辩。于是，孔子就跟程子在路上攀谈起来。聊着聊着，两个人越聊越有兴致，干脆把两辆车靠在了一起，停在大路中央好好聊了起来。

不知不觉，一天的时间过去了，孔子和程子到了不得不分别的时候。临别时，孔子依然觉得意犹未尽，他与程子依依惜别，还命子路拿一匹帛赠给程子。

子路有些不太乐意，他跟孔子说："我听说，女子要出嫁，需要媒人介绍了才行；君子之间要交往，也需要中间人的介绍。您与程先生只是一面之缘，就要送帛给他，不符合礼的规定啊。"

孔子则说："我和程子在路上相遇，却能聊得如此投机，是巧合，更是缘分。这好比在路上遇见了一位正合意的美人，这个时候不送他礼物，恐怕以后就再也没有机会了。我乐意这样做，你就按照我的意思去办吧。"

孔子的快乐，不在追求事情的结果，而在随时、随遇。遇到自己想做的事情，立即去做；做了，心中就会快乐，就不会留下遗憾。

当然，快乐还源自真诚，只有由心而发的笑才甜美动人，只有发自内心的快乐，才是真正的快乐。快乐，是永远都装不出来的。孔子的快乐，不仅在于他总能做到想做什么就马上去做，还在于他是一个真诚的人。当他夸赞一个人的时候，是真心实意地夸赞，夸赞别人时，他的心中流露出的是由衷的真诚与快乐。

孔子曾这样夸赞颜回："贤哉，回也！一箪食，一瓢饮，在陋巷。人不堪其忧，回也不改其乐。贤哉，回也！"一句话中，两个"贤哉，回也"，可见孔子对颜回这个弟子感到多么满意。他因为颜回的贤而快乐，也因颜回的快乐而快乐。孔子因为真诚，所以才如此快乐。

快乐，还在于心安。安于现状，改变能改变的，顺应不能改变的，心中就会快乐常在。

也许有人会问，孔子既然一生不得志，肯定也会有烦忧的时候吧？当他仕途遇挫时，当他的政治理念不被人信任时，当他虽然受到许多君王尊重却无人真正重用他时，难道他就没有一点不快乐吗？

当然，孔子也有不快乐的时候。不过，这些不快乐转瞬即逝，它不会长久地驻留在孔子心间。因为，孔子是一个随遇而安的人。如果自己当不了官，受不到重用，他就"乐其意"，以追求本身为乐趣；如果得到了官位，得到了重用，就"乐其治"，以实现理想为乐趣。人的一生，不就是一个"求"与"求得"不断循环的过程吗？

追求，有追求的快乐；求得了，理想实现了，又有另一种快乐。能这样看待人生，就不会再有忧愁。

与圣人孔子相比，很多人之所以不快乐，其实是因为自己跟自己过不去。有些人，总是把生活看得太复杂，一言一行都小心翼翼。这样的人活得太累，哪有快乐可言？

有一个女孩，在父母的精心呵护下长大，从未经历过风雨，也没见过什么世面。也许是从小被父母爱护太多，她在很多事情上总是缺乏主见，遇事顾虑重重，前怕狼后怕虎，一个很简单的决定都要犹豫许久，生怕做错了决定，会产生什么严重的后果。也因为这个缘故，女孩总是生活在战战兢兢当中，很多事情明明是好事，也会被她想成坏事。

比如，有一天下班，女孩正在路上走，一辆车从她身边经过，鸣了三下笛。女孩抬头一看，是她的一个同事。同事向她招招手，问她住在哪儿，看能不能送她一程。女孩说了自己的住处，高高兴兴地坐进同事的车里。可车行不到半分钟，她就突然担心起来，心想，她跟这个同事又不熟悉，他为什么要送她回家，难不成对她有什么企图？

这么想时，女孩变得十分警惕，一路上都在担惊受怕，直到同事把自己送到家门口，下了车，她才松了一口气。

后来，女孩恋爱了。她的恋人很关心她，也很爱护她。可是，女孩还来不及享受爱情的甜蜜，就已经陷入无限的苦恼中。

"他是真心爱我吗？"

"就算他现在真心爱我，以后会不会变心？如果他变心了，我该怎么办？"

"结婚以后，他还会事事都顺着我吗？"

诸如此类的问题，一股脑儿涌出来，将女孩淹没在苦海当中。

在她面前，男友一向是个不沾烟酒的典型好男人，可在一次聚会上，他盛情难却，一连喝了好几杯白酒。女孩见了心中十分担心："他是不是经常背着我喝酒？他有没有什么别的不良嗜好瞒着我？"

有一次，不知是什么原因，女孩和父母之间发生了一些小小的不愉快。女孩在男友面前抱怨了几句，为了安慰女孩，男友就当着她的面，说了几句她父母的不是，而这又惹得女孩十分担心。她想："现在还没跟父母见面，就说我父母的不是，将来他会对我父母好吗？他会给我一个幸福的将来吗？"

人们都说，恋爱中的女孩最可爱，而这个女孩，却因为恋爱反而变得不可爱了。她多疑、胆小、怕事，还常常小题大做。有一次男友约会迟到了，她就觉得是男友已经不那么在意她了。又有一次，男友忘记了她的生日，她就觉得男友不再爱她了。还有一次，因为一件小事，平时一贯让着他的男友突然生气了，反驳了几句，她就认为一旦有了这样的开始，他以后肯定会变本加厉……

跟这样的女孩在一起，再有耐心的人也会感到心累。为什么那么美好的恋爱，竟成了如此折磨人的痛苦呢？明明可以把生活看得简单一些，这样，就不会有那么多猜疑、那么多顾虑，生活就会变得简单快乐。

有些人不快乐，是活得不真诚、不诚实。生活中充斥着隐瞒与谎言的人，常常不得不隐瞒更多的事情、编造更多的谎言。这样的人，整天都生活在虚伪中，生怕别人看透自己、揭露自己，生活怎么可能变得快乐呢？

他是一个公司的小员工，原本是一个诚实坦诚的人，可他太真诚了，反倒吃了不少亏。他勤勤恳恳地工作，功劳却全被那些整天游手好闲、只会拍马溜须的同事抢走了，他们靠着一张嘴，在年底拿着大把大把的分红。他为人正直，工作时间不开小差、不说闲话，反倒被认为木讷、不善言辞，公司里很少有人喜欢他。

他开始觉得，太老实了不是好事，一个太过于老实的人，很容易被别人一眼看透，被别人看透之后，就容易被别人利用，被别人玩弄。渐渐地，兴许是为了保护自己，他也开始学着那些虚伪的人，给自己戴上了面具。他开始说谎，溜须拍马，跟那些游手好闲的同事混在一起，整天嘻嘻哈哈，变得越来越圆滑、越来越虚伪，甚至比起这些人来，他的表现可谓有过之而无不及。

为了显示自己对工作的热衷，他每天到办公室都很早，然后坚持最后一个离开。尽管他很不情愿早起晚归，尽管他在办公室的绝大部分时间都耗在了游戏上。为了显示对领导的尊敬，对同事的热情，他总会不失时机地抓住机会说领导的好话，在一些有职位的同事面前大献殷勤。尽管他一点都不喜欢这些人，甚至对其中某些领导恨得咬牙切齿，尽管他也清楚，他们似乎也并不真正喜欢他。

生活原本就是一场戏，真真假假，本来就很难分辨。至少，表面上，他的伪装还是有了一定成效。他在办公室的人缘看似不错，领导们对他也仿佛比以前温柔了许多。尽管他在内心很看不起自己，对自己的行为很鄙视，可他毕竟获得了现实的好处，不是吗？这么想时，虽然累，他还是忍了。

一晃，几年过去了，那几年，他的生活一点都不快乐。他觉得，一个人整天戴着虚伪的面具，违背自己的心意说话做事真的好累。然而，这样的伪装究竟给他带来了什么呢？他得到的回报，终究不过是别人的虚情假意而已。友好是假的，赞美也是假的，合作也是假的。除了这些假的，别的，他什么也没有得到。同事们内心还是不喜欢他，领导还是跟以前一样看不见他的工作。

他实在不想再伪装下去了，辞职换了一个新工作。这时候，他才知道，原来，一开始受到不公正的待遇，并不是他出了问题，而是那个环境出了问题。在新的环境中，他还是跟最初时一样，勤勤恳恳地工作，老老实实地做人，却颇受同事和领导们的喜欢。

终于摆脱了虚伪的面具，他发现，原来生活可以如此简单，如此轻松快乐。

Don't Complain in Your Life

知足的人生不寂寞

> "思量事劳苦，闲着便是福。思量病厄苦，无病便是福。思量患难苦，平安便是福。思量死来苦，活着便是福。"

《道德经》有曰："祸莫大于不知足。"不知足的人，只会看见自己得不到的东西，心中总是不满意，继而产生不断追逐的念头。不断追逐时又会遇到种种问题，从而产生诸般烦恼……可见，不知足是产生烦恼的源泉。

而知足，却是快乐的源泉。知足可以常乐，知足的人，看到的是自己拥有的，所以，他不会寂寞，不会孤单。

古代有一个读书人，不是达官贵人，也不是富甲一方的商人，他只是一个普普通通的教书匠。他一面教书，一面在田间耕作，过着清贫的生活，却也其乐融融。

一年下来，读书人教书赚的钱刚好够花，种田得的粮也正好够吃，几乎没有什么结余。可他依旧每天黄昏时都要到门口焚香，向天拜九拜，感谢上天赐给他一天的清福。

他的妻子笑他说："我们一日三餐吃的都是青菜、白粥，一年四季穿的都是粗布短褂，你也没有求得什么功名，哪里谈得上清福啊？"

读书人一本正经地回答："你为什么不这么看呢？第一，我们生活在太平盛世，没有战争兵祸，一家人可以平平安安相守在一起，不用饱受战时颠沛流离之苦；第二，我们一年下来有吃有穿，不至于忍饥挨饿、冻死街头；第三，家里人都健健康康的，没有谁卧病在床，也没有人因为犯错成了监狱里的囚犯。这样的日子，不是清福是什么？"

是啊，没有战乱、没有灾荒、没有病痛、没有生离死别的痛苦，人还要追求什么呢？人生能够这样，便是最大的福分。可惜，很多人都不会这么想，因为人的贪念太多了，正应了古人的一首《不知足》的诗："日夜奔波只为饥，方才一饱便思衣。衣食两般皆具有，又想娇容美貌妻。娶得美妻生下子，恨无田地少根基。买得田园多广阔，出入无船少马骑。槽头拴了骡和马，叹无官职被人欺。县丞主簿还嫌小，又要朝中挂紫衣……"

不知足的人，以为得到了自己想要的就会快乐，可他们永远不会快乐。因为当他们得到一件东西的时候，他们就不再珍惜，也不懂得感恩，而是又一头栽进了新的忙碌与追寻中。

而知足者，却不一样。他们珍惜自己拥有的一切，对已有的充满感激，对未来的也从不强求。于是，他们可以开怀常乐，可以做到见好就收。

有一个年轻的生意人，叫许柯，大学时学的外贸专业，毕业后却选择在一家袜厂当工人。别人取笑他："念个大学出来当工人，一个月才赚不足1000块钱，连个普通工人都不如，四年大学不是白念了吗？"

许柯只笑笑说："没什么，够吃饭就可以。而且从底层干起能学到更多东西，有些地方当学徒工还得交学费呢。"

几年后，许柯离开袜厂，去了一家外贸小公司。那个外贸小公司刚刚起步，老板给许柯的报酬不到2000块钱。而这时，他身边同学的收入已经不止他的五倍了。

许柯的朋友十分不解，问他："许柯，你明明可以去大公司应聘薪酬更高的工作，他们也很需要很熟悉基层工作的外贸人才，你为什么不去呢？"

许柯笑笑说："当凤尾不如当鸡头。虽然在小公司赚得少，但我可以得到更多锻炼的机会啊。"

原来，知足可以让人淡定，知足者在生活暂时不如意时不会急躁，不会乱了脚步，许柯就是这样，一步步按照自己的设想往前走着。

由于许柯踏实又能干，外贸公司的老板十分欣赏他，半年时间就把许柯升为经理，公司里的大事小事都交给许柯管理，还常常带着许柯去见重要的客户。老板把许柯看成了好朋友，还经常对他大谈特谈自己的生意经。许柯很感激老板的栽培，同时也在老板身上学到了许多东西。虽然那两年钱赚得不多，可看着自己受到如此信任和重用，许柯感觉生活十分踏实，也十分开心。

两年后，许柯自己开了一家外贸公司，跟以前的老板成了同行。但只要业务上有交叉的，他一律相让，从来不抢前老板的生意，而是积极开拓新的客户资源。身边又有朋友说他傻："丛林社会的最高宗旨就是弱肉强食，你不抢他的肉，他就总有一天吃了你。况且你在他公司时，为他创造了不少效益，他给你的薪酬却那么低，你已经够对得起他了。"

许柯很不认同这种观点，他说："如果不是他给了我一个锻炼的平台，我哪有今天？人家帮我搭台，我却反过来去挖人的墙脚，这算什么呢？"对许柯的这种做法，他的前老板十分感激。他一边经营自己的企业，一边也经常明里暗里帮助许柯。如此一来，许柯的谦让不但没吃亏，反而还多了一个生意上的朋友和伙伴。

有了自己的公司后，许柯还把"感恩"和"知足"融入公司运营理念中，他从不急功近利，也从不贪求过高、过远的目标，一切都顺其自然，量力而行。

有一次，一个朋友给许柯介绍了一笔很大的生意。如果许柯拿下这个外贸单子，他就可以一下子获得几千万的收益，而当时许柯的公司一年所有的外单收入加起来也不到100万。

许柯有些心动，如果接下了这个单子，他不但可以还清所有借贷，而且还可以大赚一笔。但是这个单子太大，他一时没有那么大场地，也没有那么多工人。他也许可以趁机扩张企业的规模，有了预付金，买地、机器的钱都不是问题。可往后怎么办？如果不能持续不断接到这样的大生意，高昂的场地租金、大量闲置的机器和工人，都将成为问题。而且，企业一下子扩张，还会面临管理和资金链上的种种问题。

许柯思前想后，举棋不定。一个辗转难眠的晚上，他起床来到窗前，打开窗，独自看着黑沉沉的夜。那时，夜已经很深了，苍茫的夜色吞没了一切。许柯暗自想着："这大生意，也像这苍茫的夜色一般，让人看不到远近深浅啊。"

他面对黑夜静静地坐了许久，然后起身打开灯，环顾自己的房间。房间里的一切都清晰地呈现在他的眼前。他突然悟到：人生，难道不正像这屋里的光明与窗外的黑夜吗？自己屋里的东西虽然不多，但它们是什么、有什么用、会怎么样，都是可以把握的，而且能看得清清楚楚，看着它们，心中的感觉总是那么安心、踏实；而屋外苍茫的夜色却完全不同了，在黑漆漆的夜色中摸索一个东西，很容易踏空。

许柯拒绝了这笔生意。给他介绍生意的朋友为他痛失良机扼腕叹息，但许柯却并不认为自己遭到了损失。

几年后，许柯的公司稳中求进，规模逐渐扩大。这时，他已经有能力安安心心、不急不躁地把握一宗宗几千万的大生意了。

许柯的成功，让那些曾经取笑过他的人惊讶不已，他们怎么也想不到，当初一个袜厂小工人，一个笨到宁可求低不肯求高的人，居然可以开起一家大公司。

如此看来，知足不但是一种心态，还是一种智慧。知足不是让人安于现状、碌碌无为；它是让人有为有不为，珍惜拥有的，正确拿捏生活的"足"与"不足"。

人生是一场修行 ☕

> 人生是一场历练、一场修行。把痛苦当作学习的课堂，淡然接受命运安排的一切。

人生是什么？理想是什么？幸福又是什么？有时候，人们苦苦追求的，归结起来，却是工作和爱情两件事。工作顺利了，爱情美满了，人们就会说："啊，我的人生多么美满！"美满的人生是有的，有些人天生好运，幸运之星一路照耀着他们前行。可有一些人，他们的头顶始终飘着一片云，挡住了太阳，他们的世界总是阴天。

这样的人生也许是悲惨的，可遇上了，就得面对。她，一个"奔三"的女人，一个事业和爱情双双不堪回首的女人，就遭遇了这样的人生。

她有一个美丽而快乐的名字——乐诗，也许寄托了她父母对她美好的祝福，希望她永远快乐，并且一生浪漫且富有诗意。她聪明漂亮，小时候确实无忧无虑，生活得很快乐，可是人一旦长大，尤其是女孩一旦长大，烦恼就会像春天的草一样疯长。而且，滋生这些烦恼的，恰恰是那片曾经的乐土。

大三那年，她恋爱了，瞒着父母。男友是一位有钱人家的公子，对她温柔体贴，宠着她、让着她。她本来并不奢求嫁入豪门，可是他对她说，他非她不娶，爱情是两个人的事，与家庭无关，为了她，他可以放弃一切。那时，她还太年轻、太天真，他的许诺让她感动得流泪。

女人就是这样，一旦爱起来就不计后果，心无旁骛。她把整颗心都给了他，一天，他却突然对她说："乐诗，我真的好累。看着妈妈整天伤心流泪，我的心就很痛。我觉得我不是一个孝顺的儿子。我爸爸老了，他的企业需要继承人，我不能丢下他不管……"

那一刻，她的心碎了。曾经的山盟海誓，终于还是抵不过他妈妈的几滴眼泪。未来的婆婆不喜欢她，看不上她，她可以毫不在乎，但曾经那个说会爱她一辈子的人不在了，这份爱情只好这样死去。她一个人的努力是没有用的。

　　分手那天，乐诗转过身，默默走开，没有说一句怨恨的话。她想，这也许是命，命中注定她不该有非分之想，灰姑娘和王子的爱情永远只是童话，现实中不会有痴情的王子出现。分手后，她大病了一场，吃不下饭，睡不着觉。她暗暗骂自己真没出息，姐妹们也纷纷劝导她，说这件事错不在她，不必拿别人的错误来惩罚自己。

　　她想开了。是啊，谁的人生会一马平川？谁不会经历一些痛苦？这条路走不通，就要停下来，转身找一条新的路前行。

　　乐诗花了半年时间，才努力忘记了他。这期间，他又断断续续打来电话，说要复合。一开始，她真的好想再回去，可是，他还是一次次让她失望。相爱的人，未必就能走到一起，因为他心中有太多舍不得，舍不得他的父母，舍不得他的产业，舍不得为了她放弃这一切。他们的相爱注定是痛苦的结局。

　　当他最后一次打电话请求复合时，她含着眼泪，冷漠地说："算了吧，我们不会有结果。"

　　其实，人生就是一场修行，每一个痛苦的决定都是一场考验。她顺利地过了这一关，果断地了结了这没完没了的纠结，阵痛过后，心中竟是一片万里无云的晴天。

　　乐诗重新变得快乐，重新恋爱，对生活又充满了信心。她的第二任男友十分宠她、爱她，把她当作掌心的宝贝。虽然他没有稳定的工作，家里一贫如洗，没有车，没有房，除了一颗爱她的心，别的几乎一无所有，她还是决定跟他在一起。她的父母就她一个独生女，当他们得知宝贝女儿竟然决定要跟这样一个什么都没有的人时，不禁眼泪涟涟、伤心欲绝。她也不想让父母伤心，可她又怎么忍心伤害一个如此爱她的人。

　　看着母亲的眼泪，乐诗也有过动摇，终于理解了前男友当时的心情。既然自己受到过那样的伤害，她无论如何不能以同样的方式去伤害另一个无辜的人。为了爱，她决定放弃一切，拿自己的一生做赌注。赢了，她也许伤了父母的心，但至少赢得了爱情；输了，她将输得一无所有。

　　为了安慰他、鼓励他，她告诉他："爱情是两个人的事儿，只要我们坚持，一起努力，我爸妈总会答应的。"可是，他却垂头丧气、毫无底气地说："我也不想让你和你父母这么伤心。或者，我们还是算了吧。"

　　她顿时愣在一边，欲哭无泪。她的内心悲痛欲绝，表面上却故作镇定地说："好吧，既然你这样决定了，那再见吧。"她知道，说再见，其实永远都不会再见。可她不明白，为什么放弃的那个人总是别人，而最终受伤的总是自己。

　　二十几岁，对一个女人来说，正是如花的季节。这一季一过，女人就会像花一样枯萎，青春不再。她的青春最可怜，遭遇了两段有始无终的感情，却都这么伤感。为了恋爱，她把全部心思都投了进去，耽误了工作上好好表现的机会，也耽误了升迁的好时机。

一个关心她的同事劝她："乐诗，对一个女人来说，谁也靠不住，唯一能靠的就是你自己。只有你自己独立了，强大了，人生才会无惧。"

她虽然被爱伤透了心，心中的那份痴情却依然不减。她以为，一个女人，最幸福的归宿，就是嫁一个爱她、宠她的男人，如果这个男人能让她过上无忧无虑的生活，当然美不胜收；如果不能，只要有爱，只要两个人在一起，再苦再累也没有关系。她过去是这样想，现在还是这样想。过去这样想的时候，心中浮现的是美好的幻想，现在这么想时，心中涌起的是酸楚和痛。

她带着伤心，傻傻地问同事："为什么？为什么会这样？为什么非得这样？"

为什么？很简单。因为，每个从年轻一路走过来的女人都会知道，人生不容易，当一个女人尤其不容易。当一个女人想要寻找完美爱情时，她的路途将会走得十分艰辛。幸福的女人不是没有，但她们绝对属于少数，而绝大多数人，都需要经受人生的磨砺，并在一次次挫折中一点点长大、成熟。

乐诗的同事向乐诗讲起了许多她的故事，她认识的朋友的故事，她所知道的形形色色的别的女人和男人的故事。听着这些故事，乐诗感慨不已，原来，每个人都有伤心的故事，比起别人的不幸，自己的这些不幸与忧伤又算得了什么？自己的这些牺牲与付出又算得了什么？

曾有人说，痛苦是人生最好的课堂，是人生修炼中不可缺少的一课。人们因为痛苦学会了成熟，学会了承受，学会了理性地思考，学会了坚强地面对。

生命在继续，人生在继续。不管是谁，遇到怎样的痛苦，都需要继续往前，再往前。

前面，也许还会有无数的坎坷在等待着你。但那又有什么要紧？一次次的痛苦和磨炼，已经让你修得一个金刚身，往后，你不会再跌得那么惨，你的心也不会再感到那么累。你头顶的乌云正在一片片散去，人生的阳光正从乌云中泻下一道光芒……

Part 05

天使的爱也会有缺憾

这个世界上，

也许原本就不存在十全十美的东西。

有些人拥有了美貌，却没有智慧；

有些人拥有了智慧，却没有美貌；

有些人美貌和智慧双全，却事业不顺；

有些人什么都有，

就是得不到完美的爱情。

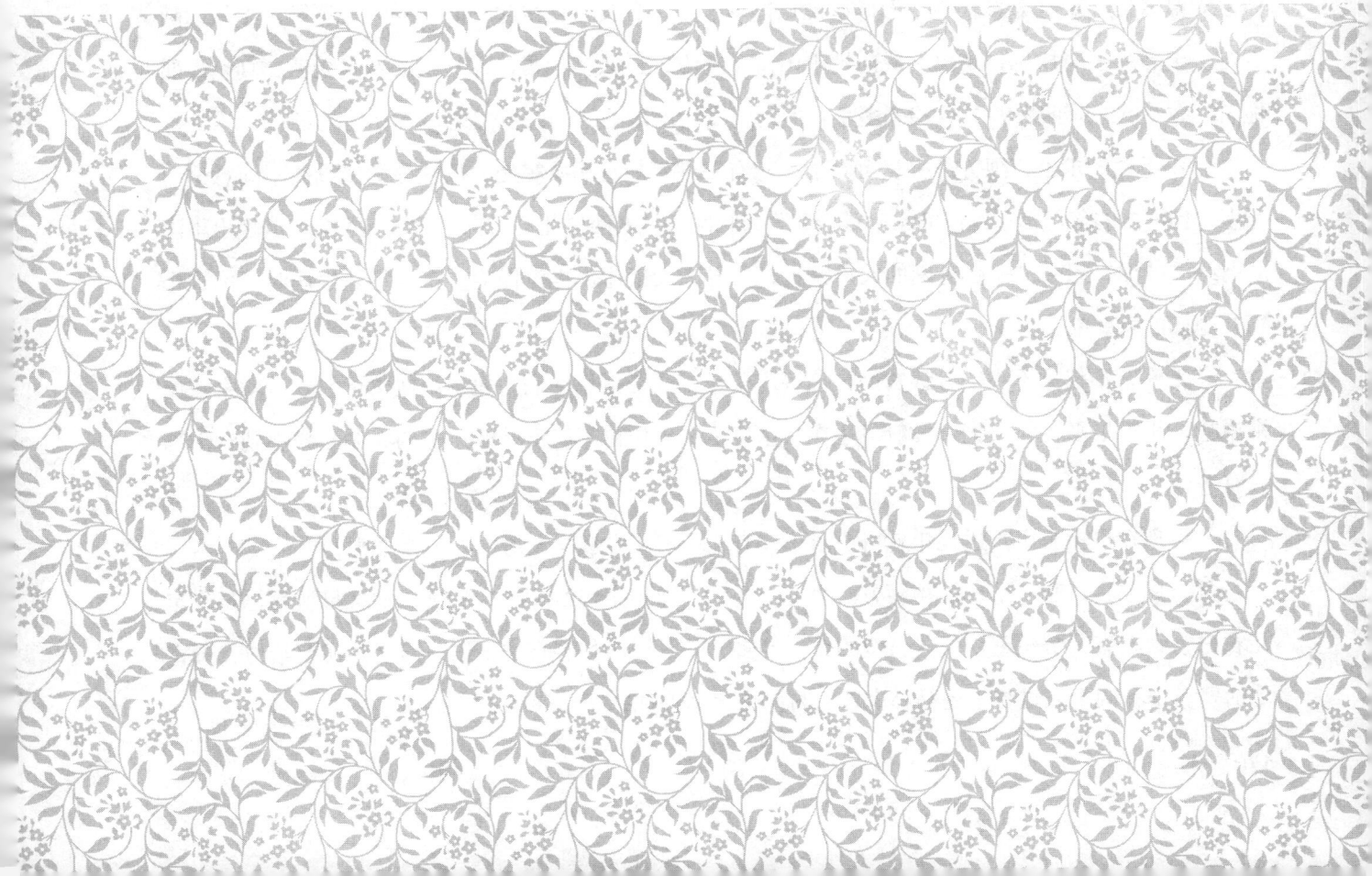

做你自己，爱你所爱

人们都知道"当失去的时候才知道珍惜"这句话是何等无奈，可是世间繁杂俗物太多，迷乱了人眼。人们常常在互相攀比、竞争、贪求中迷失自我，到头来却连最初拥有的也失去了。

爱，原本是一件极简单的事儿，可因为俗世纷繁复杂，它也渐渐变得麻烦起来。很多人的内心被蒙蔽了，渐渐搞不懂什么才是自己真正的最爱，不清楚自己究竟该追求什么。

阿方与男友霍俊是大学同学，相恋五年了。霍俊早已将阿方当作了未婚妻，他勤勤恳恳工作，为他们温馨的小家努力着。有一天，霍俊觉得自己终于有实力租得起一间像样的婚房了，于是约阿方在一个高级饭店相见，拿出钻戒向她求婚。"阿方，这么多年了，你一直跟着我受苦，真是委屈你了。嫁给我，好吗？"虽然相恋多年，但到了真正求婚的时刻，霍俊还是有一丝紧张。

面对霍俊的求婚，阿方却突然沉默了。她有一件事一直瞒着霍俊，那就是她父母并不同意这门婚事。当阿方的父母知道霍俊的家庭背景和收入状况后，老两口儿不由自主地摇起了头，流露出不满的情绪。"你想想啊，一个穷困的农村家庭，父母既没工作，也没保险，将来年老生病时，你这个当儿媳妇的就要吃苦头了。"

"是啊，不仅拿不出一分钱资助你们买房买车，还要拖累你们。先不说他父母怎样，就拿霍俊来说吧，相貌平平，收入也一般般，还在私企打工，工作也不稳定。像这样的人哪儿找不到？干吗非盯着他呢？"

"你现在也不小了，过几年就得要孩子。有了孩子又没钱又没房，可怎么办呢？"

父母你一言，我一语，说得阿方心里七上八下，对未来忧心忡忡。的确，如父母所言，霍俊家在农村，家里穷，负担重，他自己赚的钱也不多，除了交房租和日常开销，每个月还要给他父母寄生活费。现在两个人过日子还马马虎虎，将来可怎么办呢？

阿方不愿意往下想。在她看来，未来的天空是灰暗的，没有蓝天，没有阳光，没有房子，没有微笑；有的，只能是一家人挤在黑暗、狭窄的小房子里，孩子因为得不到想要的玩具号啕大哭，自己和丈夫为了养家糊口累得气喘吁吁……

"我真要过这样的生活吗？"

当阿方看见身边的朋友有房有车，三天换一条项链，两天换一款名牌包包时，她的心开始摇摆起来。其实她并不真正想要那么多项链首饰，她也不想拥有成堆的名牌服饰和包包，但看到别人拥有时，她也突然变得禁不住想要。然而，当她看到霍俊白天在外奋力打拼，回到家还抢着洗衣、刷碗、做饭，对她关怀备至，却从无怨言时，又感动得说不出话来。她感到温馨幸福极了。这不就是她理想中的爱情吗？她觉得霍俊就是上帝送给她的最好的礼物，她再也不会遇见对她这么好的人了。

可现实总是这样残酷。父母的反对，身边的朋友一个个因为嫁得好而飞黄腾达的事实，正一点点折磨着阿方的心，让她备受煎熬。一边是对未来生活的担心，是来自父母和朋友的压力，一边是对这份感情的依依不舍，让阿方举棋不定。既然无法两全，她究竟该偏向哪一边？

"我真要跟着他穷一辈子吗？"

"我哪里不比她们优秀呢？凭什么她们现在一个个过得比我好？"

阿方感到很不甘心。当然，她只在内心默默地斗争着，这些想法，她从未跟霍俊提过。可时间却在阿方的摇摆不定中飞快流逝，一天，两天，终于到了那个时刻，那个她无法再闪烁躲避的时刻。

"嫁给我，好吗？"当霍俊像电视上的男主人公一样，一本正经地从口袋里掏出漂亮的首饰盒，打开，略带羞涩地说出这句话时，阿方却陷入了痛苦和犹豫中。她飞快地瞥了一眼首饰盒里的戒指，是一枚钻戒，但是钻很小很小。在她眼中，这颗钻的存在，不仅没有给这枚戒指增色，反而使它暗淡了许多。这时，她忽然想起了前一阵子一个朋友向她炫耀的豆大的钻戒，顿时感到又委屈又伤心。

不知道是恼自己，还是恼男友，阿方没有正面回答霍俊的求婚，而是冷冷地问了一句："你有想过婚后怎么过日子吗？"

霍俊愣住了，不知道该怎么回答。过了许久才说："当然想过，怎能没想过。"

"那你说说。"她脸色凝重，神情冰冷，语气中仿佛还带着一丝嘲讽。

"就像现在这样，不好吗？"

"好，很好。"不知道霍俊的话刺激了阿方的哪根神经，她很激动地站起来，拎起包一个人扬长而去。她跑到餐厅楼下，看见霍俊从后面匆匆忙忙追了上来，就赶紧钻进了旁边的一辆出租车里。

"去北边那家电影院。"她就像一个逃兵，拼命想逃离他，逃离那个让她纠结不清的问题。她心中的天平正在剧烈地摇摆，这让她心慌意乱，不知所措。

可就在这时，身后突然传来一阵紧急刹车的声音。她的心怦怦地跳动，忍不住扭头去看，一辆黄色公交车停在了路口，车下不远处围了一圈人。不祥的预感顿时笼罩了她。

"停车，停车！"阿方急躁地大喊。车还没停稳，她就一个箭步冲了出来，朝人群聚集的地方跑去。她奋力挤进人群。交警正在疏散人群，车前的地上留着很大一摊污血，周围已经围起了警戒线。为什么人不在了？难道伤得很重吗？阿方只感到眼前一阵眩晕，不敢往下想。

"撞到的是什么人？"她带着哭腔问身边一个人。

"是一个小伙子。"

阿方再也控制不住自己激动、紧张的情绪了，眼泪奔涌而出，难过得不知该如何是好。是懊悔？是悲伤？是自责？她自己也说不清。就在这时，有人在后面拍了拍她的肩膀。阿方扭头一看：啊！不是别人，正是霍俊！她飞快地从头到脚把他扫视了一遍，然后"哇"的一声扑进他的怀抱。周围的人纷纷投来惊诧的目光。他紧紧地搂住她，轻轻地安慰道："傻瓜，哭什么，我这不好好的吗？"原来，刚才被公交车撞倒的人并不是霍俊，而是另一个年轻人。但经历了这如梦的一刻，阿方的心在一阵大起大落后终于趋向了平静。她瞬间明白了，在这个世间，对她来说，失去霍俊比失去什么都令她痛苦。

什么才是轻？什么才是重？失去！往往是那不可挽回的失去及失去后的痛苦，教会了人们如何去判断那些人和事的轻重。但若果真到了这个时候才明白，岂不是太晚了？

阿方挽着霍俊的手臂，重新回到了刚才那家餐厅。

"嫁给我吧，小傻瓜。"霍俊不再那么紧张了，而是怀着无比轻松、愉快的心情，把戒指戴在了她的手上。她点了点头，满眼泪光。

那泪光中闪烁的，是心爱之物失而复得的惊喜，是寻找到幸福之源的喜悦，也是受了一场惊吓之后的庆幸。她庆幸自己没有被卷入一场无可挽回的不幸中，庆幸自己终于在一场有惊无险的刺激中看清了自己的内心，庆幸自己没有被虚荣和攀比心蒙蔽了双眼。此刻，就算金山银山摆在了她的面前，她也不会稀罕了。如果没有一个相爱的人与你分享这一切，这些身外之物还有什么意义呢？

但这时候，她还是心有余悸。她想，如果刚刚躺在血泊中的人正如她一开始担心的那样，就是霍俊，她该怎么办？

人生无法假设，也无法重来。阿方是逃过了这一劫，那么，刚才那位躺在血泊中的年轻人呢？如果他也有妻子，如果他外出前她跟他大吵了一架，如果他是受不了她的唠叨和埋怨才闷闷不乐地出门来的，如果他是在匆匆忙忙追赶她时才不小心撞在了大车上……我想，如果她爱他，她内心的疼痛与懊悔是旁人无法理解的。其实，人们何尝不知道自己内心真正想要的东西。他们之所以会失足，之所以会不小心捏碎心中那朵最珍爱的花，并非他们不知道该怎么办，也并非他们不知道自己的所爱，只为他们想要的太多，贪求的太多。

Don't Complain in Your Life

谁能跟上帝定制完美情人 ☕

> 十全十美是上天的尺度，而要达到十全十美的这种愿望，则是人类的尺度。
>
> ——歌德

一天，柏拉图问老师苏格拉底："什么是婚姻？"苏格拉底说："现在你穿越这片树林，去砍一棵最粗最结实的树回来。但是有个规则：你不能走回头路，而且你只能砍一次。"许久之后，柏拉图带了一棵并不算最高大粗壮却也不算赖的树回来了，并说："当我穿越树林的时候，路过几棵非常好的树，看到这棵树还不错，就选它了。因为我怕我不选它，就会因错过了砍树的机会空手而归，尽管它并不是我碰见的最棒的一棵。"这时，苏格拉底意味深长地说："这，就是婚姻。"

夏绿蒂·昆迪亚是英国著名的珠宝设计师，金发碧眼，身材娇小，十分美丽，被誉为设计界的"芭比"，所以对于择偶，夏绿蒂也有非常严格的标准。她心目中完美的爱人首先是个绅士，有着成功的事业和英俊的外表，还要有一颗疼爱她的温柔的心。

终于，在一次国际珠宝节上，她邂逅了年轻有为的珠宝商人李斯特·沃尔瑟，并且迅速坠入了爱河。李斯特出生于英国的贵族家庭，俊朗有风度，而且最难得的是从来都没有什么绯闻，对夏绿蒂也是真心疼爱。所以相处了两个月后，两人就步入了婚姻的殿堂，轰动了全国。那时，英国各大媒体的头版头条都报道了这对金童玉女的奢华婚礼，堪比当年英国王子查尔斯与王妃戴安娜的"世纪婚礼"。

朋友和家人也纷纷祝福这对新人，觉得他们真是天造地设的一对。婚礼过后，两人远赴爱琴海度蜜月。可是，过了如胶似漆的几个月后，真正开始琐碎的日常生活时，矛盾显现了。

李斯特因为自幼出身优越，习惯了事事有用人在后面收拾，并且一遇到不顺心的事，便会沉着脸，不爱说话，有时弄得气氛很紧张。

夏绿蒂开始时并未在意，直到自己怀孕。夏绿蒂有了身孕的消息自然很令人高兴，但是家里的用人因为自身的原因离开了，一时找不到人代替，所以夏绿蒂的妈妈就住进来照顾女儿。

李斯特依旧故我地生活，不仅在家务活上一点忙也不帮，而且稍稍不满意便会沉着脸，完全不顾丈母娘的心情，这让夏绿蒂很生气。

李斯特对夏绿蒂也有不满的地方，他理想中的妻子应该是温柔贤惠的，而夏绿蒂痴心于她的珠宝设计事业，对家里并不上心，并且自己的母亲也常常跟他抱怨，觉得这个媳妇一点都不看重她，空闲的时候从不过来陪陪自己。

慢慢地，不满就像是滚雪球似的，越来越大，两人都用挑剔的目光盯着对方的一举一动。夏绿蒂觉得李斯特和他的母亲都太傲慢了，瞧不起自己是平民出身，总是找机会讽刺她。比如前天的晚宴，他们就故意大谈沃尔瑟家族的荣耀，而自己在一旁一点都插不上话。并且自己作为沃尔瑟珠宝公司的首席设计师，李斯特居然问都没问自己，把这一季新品的设计权交给了别人，明显是对自己的不尊重。

而李斯特也觉得夏绿蒂有些神经质，自己和母亲聊天也会惹得她大发脾气。而为了让夏绿蒂多想着点家里，他自作主张减了她的工作量，却惹得两个人冷战。偶尔回沃尔瑟家时，夏绿蒂也是冷冷地坐在那里，一点都不会去讨公公婆婆的欢心。

两人的婚姻终于产生了危机，本来都以为对方是完美的爱人，但是现实却是这么的不堪一击。眼看着腹中的孩子慢慢成形，夏绿蒂却有了离婚的想法，并且把这想法告诉了自己的妈妈。夏绿蒂的妈妈是个很开通的人，连忙劝阻女儿说："孩子，婚姻就是个磨合的过程，有矛盾、有摩擦很正常，千万不要因为这样就放弃。你和李斯特毕竟相爱过，没有完美的人，你们是要彼此守护一生的伴侣，要以宽容的心对待对方。"

夏绿蒂认真地想了想母亲的话，也认为就这样草率地结束了婚姻是很可惜的。于是，她特意约了李斯特真诚地沟通。这时，同样深爱着妻子的李斯特也打开心扉跟妻子畅谈。很快地，两人的矛盾就化解了。

爱情对每个人来说都是美好的，每个人都对爱情有过一番憧憬。每个男人都渴望遇见最美丽、最善良、最温柔以及最体贴的爱人，这样的爱人最好在他们玩网络游戏、看球、嗑瓜子嗑得满地都是的时候也没有任何抱怨。而每个女人则渴望遇见最帅气、最浪漫、最绅士以及最成功的男人，这样的男人永远只会对她微笑而不赞美别的女人，甚至任由她胡乱花钱也笑着面对。然而，谁能跟上帝定制这样完美的情人？

事实上，每个人都是不完美的凡夫俗子，每个人都抱着对爱人完美的憧憬跟另外一半结合在一起，于是，矛盾总会层出不穷。谁也不能阻止这种必然的规律，唯一能改变的只有自己的心态。

Don't Complain in Your Life

爱，经不起等待 ☕

有些人享受着爱，却忘了去爱；有些人整天为爱奔忙，立志要为爱建立一座宫殿，却不知道爱很简单，爱只要一个小小的行动就可以达到。他们都忘了爱在当下，需要及时把握。

一个幸运的人，有时候会像一个被宠坏的孩子，他把别人给自己的爱看得理所当然，在享受中忘记了报答，忘记了感恩，直到那个爱他的人突然不在了，或者不能再爱他了，他才突然想起，自己亏欠她的，太多、太多。

马歇尔先生就是这样一个人。他来中国留学时，幸运之神眷顾了他，让他拥有了一份甜蜜、幸福的爱情。他的妻子是一个温柔贤惠的中国女孩，为了马歇尔，她毅然放弃了自己的事业，跟好友和父母依依惜别，来到了人生地不熟的英国，并取了一个英文名字琳达。

琳达和马歇尔十分恩爱，他们幸福地生活在英国福尼亚的一个小镇上。

不论严寒酷暑，还是刮风下雨，琳达每天都会起得很早，然后轻手轻脚来到厨房，精心为马歇尔准备营养丰富的早点。当琳达准备好一切，把美味的早餐送到马歇尔身边时，他却还在蒙头呼呼大睡。

"亲爱的，吃早点吧！"她会轻轻地吻他的额头，温柔地把他唤醒。

日子一天天过去，一年后，这对恩爱的小夫妻生下了一个健康的孩子。有了孩子，琳达更是成了贤妻良母，将全部的心思都花在了马歇尔和孩子身上。

可是，天有不测风云。五年后，一场意外车祸夺去了这个小家庭的幸福。琳达被撞成了高位截瘫，从此只能躺在病床上度过余生。为了维持琳达的生命，悲恸欲绝的马歇尔变卖了全部家产。一边要照顾病床上的妻子，一边还要拉扯年幼的孩子，生活变得十分艰苦，但马歇尔从未想过要放弃。

由于高位截瘫，琳达每天都会大小便失禁，把床单弄得一片狼藉。马歇尔心疼妻子，为了让妻子少遭一点罪，他彻夜不眠地守着妻子。经过长期观察，马歇尔终于发现，原来这个时间是有规律的，它差不多就在凌晨4点的样子。

自此以后，每当教堂的钟声敲响四下的时候，马歇尔就会飞快地爬起来，为妻子准备垫布，为她擦洗身子。当琳达又舒舒服服地躺回干净的被窝里时，他会去厨房为琳达炖一份她最爱喝的鸡汤，然后一小勺一小勺、耐心地喂她喝。

等他们吃完早餐，差不多6点钟了，天渐渐亮起来。马歇尔把琳达抱到轮椅上，然后推着她在教堂附近的小路上散步。时光飞逝，一晃好几年过去了，每天4点起床，6点陪着琳达一起在教堂边散步的习惯已经成了一种固定的规律，几乎跟教堂的钟声一样准时。马歇尔推着轮椅陪妻子散步的情景，也成了小镇上一道独特而感人的风景。

这道风景整整持续了40个年头，直到一个午后，琳达在轮椅上悄然离去。那时，他们的孩子早已成家，搬到了别处居住，房子里只剩下马歇尔一个人。琳达走后，马歇尔依然保持着4点钟起床、煲汤的习惯。只是每天早晨6点，他不能再陪琳达去教堂附近散步了，于是，他来到山腰上妻子的墓地旁，陪她说会儿话，然后再为她献上一束新鲜的雏菊。

很多年后，马歇尔先生老了，开始步履蹒跚，可他依然坚持不懈地奔走在自己的爱情长跑线上，从不间断。马歇尔先生活了整整109岁，而他为琳达而早起的习惯也一直保持到了生命的尽头。

马歇尔先生去世后，他的墓碑上刻下了这样一句话："亲爱的琳达，如果有可能，我一定愿意再为你早起89年！因为，没有人可以替代你在我生命中的位置……"

这个老人的爱情故事感动了小镇上的每一个人。为了怀念这位"痴情先生"，每到6月15日马歇尔先生生日这一天的凌晨4点，小镇上所有的人家都会传出清脆悦耳的闹铃声。

这是爱之铃声，也是警示之铃声。

爱，说起来容易，行动起来也并不难，有时候，爱就是为他早起，每天坚持不懈为他准备一份早点，傍晚时手挽手在夕阳中散步，说晚安时给彼此一个拥抱。然而，爱是如此简单，人们却往往做不到，他们常常对所爱之人说：

"等等吧。"

"以后吧。"

"明天吧。"

没有人想过，等到明天，命运是否还会给他爱的机会。

山姆是一个建筑工程师，他每天都很忙很忙，白天上班，晚上加班，有时候连周末也得不到休息。他的妻子艾伦一个人忙里忙外，照顾孩子，操持家务，从来不说一句抱怨话。当他在家里工作时，她会把孩子们哄得远远的，免得他们打扰了山姆的工作；而她自己也几乎不去打扰他，除非他忙得忘记了吃饭。

一年中，艾伦最期待的日子就是她和山姆的结婚纪念日。以前，山姆总会开车带她去海滩旅游，他们在沙滩上堆城堡，在大海里冲浪，舒舒服服躺在长满椰树的小岛上享受日光浴。这样的旅行十分愉快、惬意，艾伦把它称为"再度蜜月"。

不过，后来山姆的工作越来越忙，艾伦又要照顾孩子们，她已经好几年没有看到大海了。艾伦是个极爱大海的人，看不见大海，对她来说简直比关在牢笼里还难受。等山姆有了空闲，艾伦就会跟山姆说："亲爱的，咱们去'再度蜜月'吧！"

山姆却摆摆手说："亲爱的，我好累。下一次，下一次好吗？我现在只想好好睡一觉。"

见山姆这么说，艾伦也只好不再提去海滩边旅游这件事了。

可是，下一次，永远都是下一次。山姆的工作好像永远都忙不完，一旦有空，他也总是一脸疲惫，倒在床上呼呼睡大觉。一年一年过去，艾伦甚至想不起来大海的样子了。

有一年，又到了山姆和艾伦的结婚纪念日。艾伦精心化了淡妆，轻轻推开丈夫工作室的门，为他送上了一朵红玫瑰。山姆停下手头的活儿，感激地看着艾伦，深情地吻了吻她，然后不无遗憾地说："亲爱的，你看，我还有那么多图纸要画……真是很抱歉，今年又没有时间陪你去旅游了。"

艾伦用充满恳求的眼神看着他，轻轻地说："我们的钱已经够花了，亲爱的。就这一次，我真的好想去看看大海，说不定下一次……"

"哦，不，"没等艾伦说完，山姆赶紧接着说，"下一次我一定陪你去。你要知道我必须努力攒钱，我要为你和孩子们买一套海景房，到时候你就可以天天看到大海了。"

说完，山姆轻轻吻了吻艾伦的额头，又拿起尺和笔，扑在了那些图纸堆里。

艾伦站在原地，泪光闪烁，深情地看了看埋头干活的丈夫，默默地退了出去。

半年后，艾伦去世了，死于乳腺癌。

山姆这才知道，妻子在最后一次恳求自己时，她的时间已经不多了。他懊悔自己对妻子照顾得太少，关心得太少，懊悔自己总是那么匆忙，错过了很多陪她爱她的机会。艾伦去世后，山姆曾痛苦欲绝地说："早知道这样，我说什么也要陪她去大海边看看啊。我这样拼命工作，到底是为了什么呢？"跟山姆比起来，马歇尔先生真是幸运多了。可是，谁都会像马歇尔那么幸运吗？更何况，"痴情先生"马歇尔的爱情还是留下了一些遗憾——如果他早在妻子高位截瘫前就能对她好一点，他的爱情也许会更圆满，他心中留下的遗憾也许会更少。

不要再说"等一等"，趁还来得及，好好去爱，抓紧去爱，不要让自己的爱留下遗憾。

婚姻不是你想的那个样儿

著名作家钱钟书在《围城》一书里提出：婚姻是一座围城，城外的人想进来，城里的人想出去。没结婚的人对婚姻存在完美的幻想，所以想拼命挤进婚姻的围城；结婚后的人对婚姻的幻想破灭，所以想拼命逃出围城。

德国著名内衣品牌的创建者黛芬娜有着"两段"传奇的婚姻。

在黛芬娜20岁的时候，她邂逅了第一任丈夫埃里克森。两人是在骑马场上认识的。根据黛芬娜的描述，当她第一眼见到穿着白色衬衫、骑在马上的埃里克森时就爱上了他。同时，埃里克森也疯狂地迷恋上她。两人不由自主地走向彼此，很自然地作自我介绍，继而展开浪漫的交往。一切都是再自然不过的事情。

在交往的半年里，黛芬娜恨不得每天都能见到埃里克森。埃里克森也一样，每天巴不得能多见黛芬娜几分钟。在这样度日如年的热恋期里，黛芬娜每天都变着心思给埃里克森准备爱心小礼物。同样地，埃里克森也挖空心思带着黛芬娜去一些美丽的地方游玩。

很快地，两人决定结束这种思念的煎熬，共同走入婚姻的殿堂。婚后三个月，黛芬娜和埃里克森都沉浸在新婚的甜蜜里，两人依旧迁就着彼此。不过，慢慢地，经济压力开始袭来。

婚后，黛芬娜在家里当起全职太太，而埃里克森不仅要努力赚钱支撑起家庭的日常开支，还要负担为数不小的房贷。为了缓解经济上的压力，埃里克森决定多找份兼职。

但是这样一来，埃里克森陪伴黛芬娜的时间就变少了。起初，黛芬娜非常理解埃里克森，她努力让自己变成一个温柔的太太，不断地关心辛苦赚钱养家的丈夫。可是，慢慢地，黛芬娜发现这样做实在是太难了。

她无法忍受埃里克森每天都很晚回家；她无法忍受每次她兴冲冲地想跟他分享故事的时候，他却呼呼大睡过去；她无法忍受埃里克森再也没办法变戏法似的哄她开心，对她说浪漫的情话，甚至带她去旅游。这简直跟她之前所想的美好婚姻不一样嘛！

渐渐地，黛芬娜的脾气也变得不好，她对埃里克森不再温柔，她甚至发现埃里克森讨厌的地方，譬如上厕所不喜欢关门，总爱把两只臭袜子扔在两个不同的地方。为此，黛芬娜不止一次地跟埃里克森吵架。

这时，承受着生活巨大压力的埃里克森也变得暴躁起来。每次，黛芬娜伸手跟自己要钱说需要添置必需品，或者说需要缴什么费用的时候，他都会变得异常急躁。两人也因此而争吵不休。

不过，黛芬娜可以忍受生活上的贫困，却不能忍受精神上的空虚。她认为埃里克森最大的改变就是对自己大不如从前。所以，为了表达自己的不满，怀孕三个月的黛芬娜故意从五级楼梯上跳了下来。虽然，这件疯狂的事情并没有给她和孩子造成伤害，但却深深地伤害了埃里克森。

六个月后，黛芬娜和埃里克森的宝贝提前报到，家里顿时变得热闹起来。原本很疲惫的埃里克森回到家后总是被他们爱哭闹的宝宝吵得难以入睡，第二天，他又拖着疲惫的身体去上班。如此重复，终于有一天，埃里克森冲着宝宝咆哮："闭嘴。"

没想到，心灰意懒的黛芬娜就在这时提出了离婚，而心力交瘁的埃里克森也欣然同意离婚，并答应把难缠的宝宝和正在还贷的房子留给黛芬娜。

离婚后的黛芬娜为了抚养孩子，开始从事内衣设计。起初，她也只是趁着孩子睡觉的时候，赶紧缝制几件精美的内衣，然后托人拿到集市上去贩卖。因为制作的数量有限，所以黛芬娜只能从款式上取胜。结果，这些款式精美的内衣受到女性的普遍喜爱，黛芬娜也因此积累了人生第一桶金。此后，她疯狂地专注在事业上，终于创立了黛芬娜内衣品牌。

成名后的黛芬娜再次邂逅埃里克森。此时，埃里克森也成了事业小有成就的推销员。两人聚在一起，一起谈天，一起谈孩子，恋爱的感觉再次降临在他们身上。交往一年后，34岁的黛芬娜再次与第一任丈夫埃里克森步入婚姻的殿堂。

只是，这次不同的是，黛芬娜和埃里克森都变得成熟起来。他们明白婚姻原来不是想象的那个样子。原来，婚姻里有着各式各样烦人的账单，充斥着各种各样的琐事，还有会哭闹且不讲理的孩子。等到他们真正认识婚姻的时候，他们才懂得如何更好地去维系婚姻。如果你也想经营好自己的婚姻，那么唯一的做法就是放低对婚姻的期望，然后斗志昂扬地经营好自己的婚姻。

Don't Complain in Your Life

婚姻不抓狂的秘诀

曾经有机构做过一项特别的调查，结果发现喜欢看韩剧的妇女的幸福指数最低。同样的下雨场景，喜欢看韩剧的妇女会因为丈夫没有接自己而感到沮丧，而不喜欢看韩剧的妇女则会大大咧咧地冒雨回家，丝毫不影响她的幸福感。

梅琳达是大富豪比尔·盖茨的妻子，她被美国的媒体誉为最厉害的"忍者神妻"。当然，这个称号并不是对梅琳达的赞誉。那么，为什么媒体会把梅琳达称为"忍者神妻"呢？

原来，媒体认为梅琳达对丈夫的忍耐程度已经达到普通女人做不到的程度。在认识梅琳达之前，比尔·盖茨和安·温布莱德相恋。两人专业相近，工作领域相同，所以特别谈得来。但是，很快地，比尔·盖茨就意识到他和温布莱德之间是一种纯粹的"柏拉图式"的精神恋爱。与其说两人深爱着彼此，倒不如说两人都深爱着共同的计算机软件开发事业。认清这个事实后，比尔·盖茨向安·温布莱德提出分手。

然而，令人意外的是，比尔·盖茨和安·温布莱德正式分手后，仍保持着非常友好的关系。两人还会在周末的时候，没日没夜地讨论共同喜爱的事业。渐渐地，比尔·盖茨非常依赖安·温布莱德，很多工作上的事情，他都会征求安·温布莱德的意见。所以，对比尔·盖茨来说，安·温布莱德是一个不可或缺的人。

更让人惊讶的是，就在比尔·盖茨想向梅琳达求婚之前，他还跑去征求安·温布莱德的意见。安·温布莱德同意后，比尔·盖茨告诉梅琳达，安·温布莱德已经同意我向你求婚了，所以我要正式向你求婚，但是我仍有自己的想法，希望你能接受。

像这样的求婚开场白，估计世界上没有几个女人愿意接受。更让人无法忍受的是，比尔·盖茨的结婚条件竟然是梅琳达必须同意他婚后跟安·温布莱德保持友好的关系。他对梅琳达说："每

180

年，我都要有个固定的假期跟安·温布莱德一起度过。但是，我保证，我们两个人除了讨论喜爱的计算机软件之外，什么都不会做。要是你能接受这样的条件，我们就结婚。"是的，梅琳达还是欣然地接受了心爱男人的求婚。所以，美国媒体把接受比尔·盖茨求婚的梅琳达解读为"物质女人"，也称她为"忍者神妻"。

在婚后，梅琳达依旧当她的"忍者神妻"，这也跌破了很多人的眼镜。当时，很多人都认为：梅琳达会在把比尔·盖茨"骗"到手后，就坚决反对他跟红颜知己保持联系，同意比尔·盖茨的求婚，只是梅琳达的权宜之计。

但是，事实上，梅琳达真的做到了比尔·盖茨的要求，她对比尔·盖茨去会见安·温布莱德做到不动声色，显得非常镇定。为此，比尔·盖茨也认为梅琳达是绝佳的妻子人选。就这样，梅琳达携着巨富比尔·盖茨在人生风风雨雨的道路上并肩前行，不畏惧任何谣言和恶意的中伤，继续经营着她幸福的婚姻生活。

那么为什么梅琳达能做到别的女人做不到的事情呢？其实，这对梅琳达来说，真的不是什么困难的事情。在访谈节目里，梅琳达接受了好友凯迪的采访。凯迪问梅琳达，如果丈夫不是比尔·盖茨，她还愿意委屈自己吗？

没想到，梅琳达却笑笑说，自己并不觉得委屈。她只是学会爱上他的全部，学会接受他的特殊习惯而已。梅琳达说，比尔·盖茨是个木讷、不擅长交际的人，身边能跟他谈得来的人并不多，所以，他很珍惜和安·温布莱德之间的友谊。作为妻子，她只是因为理解他而学会去接受他的特殊行为而已。

提到经营婚姻的秘诀，梅琳达也讲出了自己独特的看法。梅琳达说："走出对婚姻和对男人的期望，女人就能经营好自己的婚姻。"梅琳达认为，婚姻是两个不同性格的独立人在一起共同经营的生活，女人如果能明白这点，就不会期待丈夫成为自己想象的那个人。譬如说，喜欢浪漫的妻子，如果能理解自己的丈夫是个木讷的人，那么她就不会期待他为她制造出什么样浪漫的细节。同样地，记性很好的妻子，如果能够理解健忘的丈夫，就不会因为丈夫忘记自己的生日而抓狂。

梅琳达认为女人在婚姻里过得不幸的原因是期待丈夫变成自己想象中的理想丈夫。当丈夫的行为举止与自己的理想标准发生差距的时候，女人就会通过发脾气、争吵等过激的行为去纠正丈夫的行为。而当丈夫的惯性思维模式遭到破坏，他又会极力维护好自己的惯性行为习惯。这样，两人的婚姻就会过得越来越不幸。

所以，梅琳达没把比尔·盖茨想象成浪漫的人，于是欣然接受他真诚的求婚；她没把他想象成电视剧里好好丈夫的样子，所以心平气和地接受了他的特殊习惯。这就是她经营婚姻的秘诀——走出对丈夫美好想象的误区。

不抱怨的爱人最可爱

日本婚姻大师一本道曾说："世界上最丑陋的脸就是抱怨爱人的脸。因为用一张充满怨恨、不满的脸对着爱人是非常残忍的事情。"

一本道是日本著名的婚姻咨询师，他创办了爱情小屋，为遭遇爱情和婚姻苦恼的人提供心理咨询。每天，一本道都要接待很多已婚者的婚姻咨询，帮助他们化解婚姻里的矛盾，使他们重拾幸福的婚姻。然而，被人称为婚姻大师的一本道唯独不能帮助自己改变婚姻的困境。

原本，一本道也有着幸福的婚姻。他和太太由里子是经过自由恋爱走进婚姻殿堂的，两人非常相爱，唯一的矛盾就是一本道的职业。生育后的由里子由于身材变形变得非常不自信，她越来越不喜欢一本道的职业。她不满意一本道每天都要接触很多漂亮的女性。每次，她看到一本道和别的女人认真聊天的样子就会非常生气。为此，两人不止一次地吵架。

后来，一本道厌倦了无止境地跟太太吵架，便开始保持沉默。他严肃地告诉由里子，他非常热爱自己的职业，以能挽救别人的婚姻感到骄傲，所以，他不可能放弃自己的职业。但是，他会为了由里子尽量跟咨询者保持距离。然而，由里子并没有因此而变得宽容，她仍每天想方设法地要破坏一本道的职业。

有一次，她居然早早地来到爱情小屋里，找装修工人把咨询室改装成由两扇门进入，并在咨询室的中间竖起一块玻璃，将一本道和咨询者区隔开来。等到一本道发现的时候，已无力改装，只好勉强接受。次日，很多咨询者都反映隔着玻璃跟一本道倾诉很困难，一本道才立即请装修工人帮他拆卸。由里子得知后，借由此事跟一本道争吵，甚至还搬回娘家住了十天。

十天后，一本道低声下气地把由里子请回家里。这时，由里子变得沾沾自喜，她以为自己的行动终于能改变一本道了。没想到，一本道却严肃地告诉她，他非常喜爱自己的职业。他知道这份职业可能影响到她的情绪，不过，他仍然没办法放弃。目前，他唯一能让由里子选择的是放弃婚姻，或者继续婚姻。

听完，由里子惊讶得不得了，她从来都没有想过要离婚。这会儿，看一本道把话说到这份儿上，由里子只好摆低姿态，接受维持婚姻。

然而，口头上答应要维持婚姻的由里子却唯独缺少了一颗经营的心。她不再张扬地破坏一本道的工作，相反，她开始不断地抱怨一本道。每天，一本道一下班，她就抱怨着说："亲爱的，又跟哪个女人聊天聊得这么晚呢？"

有时候，心情很好的一本道在庭院里修剪着自己的盆栽，由里子就会冷不丁地浇上一盆冷水说："哟，心情这么好，估计又跟某个漂亮的咨询者有关吧。"接着，由里子还会自怨自艾地抱怨说自己的命不好，别人的丈夫如何体贴，自己的丈夫却总是把微笑留给别的女人。

就这样，一本道对自己的婚姻越来越感到绝望。不知道从什么时候开始，一本道竟然患上了回家恐惧症。每次回家前，他都需要深呼吸调整自己的心情，然后不断地鼓励自己要勇敢地回家。等到回家，迎接一本道的依然是由里子的冷嘲热讽和千篇一律的抱怨。

某天，一本道突然领悟到自己婚姻的问题所在。原本，一本道认为自己婚姻的矛盾的根本是自己的职业，后来，一本道发现自己畏惧婚姻是由于太太由里子那张抱怨的脸，他认为那是一张扭曲且肮脏的脸。

于是，他抱着死马当活马医的心态来拯救自己的婚姻。某天，他故意延迟三个小时回家。当他推开家门，立马迎上由里子抱怨的嘴脸。这时，一本道快速地按了三下快门，"唰唰唰"，三张快照跑了出来。一本道直接把照片递给由里子。不清楚状况的由里子疑惑地接过照片，这才发现自己扭曲的脸。

当夜，由里子脑海里都是自己那张丑陋的脸，彻夜难眠。第二天，一本道早早地离开家，留给由里子一张纸条，纸条上写着：每个丈夫回家都渴望看到一张可爱的脸。由里子看到纸条后，顿时泪流满面。她突然顿悟到，没有丈夫会对着这么难看的脸微笑。于是，她决定改变自己。为此，她搜索了很多关于"不抱怨"的激励资料，最终改变了自己。从此，迎接一本道的是太太那张充满宽容、善意微笑的脸。

对此，一本道也称之为世界上最美丽的脸。后来，一本道还把这个故事分享给他的咨询者，旨在告诉已婚的女性，不要让自己陷入抱怨的泥潭里，否则你永远没办法用抱怨的嘴脸换来爱人热情的笑脸。

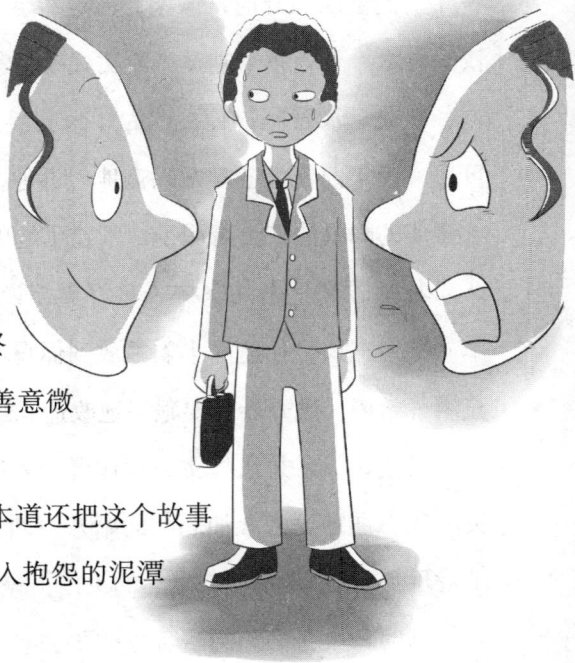

改变指责的态度

> 卡耐基曾说："面对关系越亲密的人，指责越需要技巧和包装。"很多人都认为，因为面对熟悉的、关系要好的人，所以什么话都能肆无忌惮地说出来，连指责也一样。殊不知，人与人之间的关系就在这样不加以包装的指责里渐行渐远。

贝蒂是虔诚的信徒，她一有什么烦恼的事情，就喜欢跑到教会里跟牧师倾诉，寻求心灵上的安慰。

最近，贝蒂经常跑教会是因为那个不争气的丈夫。贝蒂认为丈夫思加图做每件事情都不能使她满意。比如，他动作很慢，每次出门都要耗掉好几个小时；比如，每次约会，他都会迟到，害她在餐厅里傻傻地等着他；像家务活这些事情，他从来都不帮忙分担。当然，在赚钱方面，他也不够勤快。总之，贝蒂越来越觉得看丈夫哪里都不顺眼。

于是，贝蒂问牧师："为什么上帝要把一个糟糕的男人分配到我的身边？"牧师笑了笑，告诉贝蒂，三年前，她曾非常兴奋地告诉他，她邂逅了非常爱自己的男人。这时，贝蒂告诉牧师，那是上帝使的障眼法。上帝用爱情蒙住了她的双眼，使她看不清楚真相就嫁给了这个男人。

牧师看到贝蒂的坚持，只好笑笑说："好吧，孩子，我只能告诉你，每个人都是迷途的小羔羊。上帝把这只迷途的小羔羊放到你身边，就是希望你能拯救他。"听到这里，贝蒂突然觉得人生充满了希望。她开始想要狠狠地改造思加图，使她成为完美的丈夫。

首先，贝蒂想改掉丈夫动作慢、爱迟到的毛病。于是，她摇身变成了最严厉的老师。有一次，贝蒂和思加图要去参加同事的婚礼，两人说好下午2点30分前要出门，但是，思加图在网上玩网络游戏玩到2点才开始准备出门的工作，等到正式出门，时钟已经指向了3点钟。

这时，贝蒂便拒绝陪着思加图去参加同事的婚礼，她要求跟思加图严肃地谈话。思加图看看时钟，请求贝蒂陪自己先去参加婚礼。但是，贝蒂还是拒绝，她严厉地指出思加图拖延的坏习惯。她对思加图说："我真不知道有这个坏毛病的你是怎么在公司里生存下来的，我也不知道你的上司、老板是怎么忍受你的！但是，我真的受不了你这个糟糕的坏毛病。我必须告诉你的是，为了你的前途，你必须改掉这个坏毛病。"

然而，被贝蒂指着鼻子指责的思加图并没有接受贝蒂的"良心建议"。相反，他非常生气地摔门而去，独自参加同事的婚礼。

像这样的情况还发生过很多次，每次，贝蒂都为没能改变思加图而感到苦恼。而每次，思加图都因为被贝蒂狠狠指责而心生怨恨。慢慢地，贝蒂发现自己不仅不能改变思加图，还使两人的关系变得更加糟糕。

无奈之下，贝蒂只好再次找到牧师。贝蒂对牧师说："亲爱的牧师先生，上帝把一只非常顽劣的迷途羔羊放在我身边，我实在无力拯救他。您说，我该放弃这只羔羊吗？"这时，牧师突然意识到事情的严重性，于是，他让贝蒂将事情的经过详细地说出来。

贝蒂说完后，牧师笑了笑，他让贝蒂穿着漂亮的衣服把思加图约出来。如果思加图迟到，那么贝蒂就笑着说："亲爱的，还好我聪明，没先点菜，不然菜就凉了。"此外，牧师还让贝蒂热情地招呼思加图点菜，并为思加图点他最喜爱的那道菜。

听完，贝蒂半信半疑地对牧师说："这样，思加图就能改变了？"牧师点点头，让贝蒂尽管去尝试。于是，贝蒂按照牧师的方法去做，没想到，思加图的态度真的改变了！他不好意思地道歉，说自己不应该再次迟到，并允诺会努力改掉迟到的坏习惯。

当晚，贝蒂特地为思加图点了他喜爱的菜肴。没想到，回家后，心情愉快的思加图竟然再次保证自己会改掉坏毛病。结果，不出半个月，拖延、迟到的坏毛病真的渐渐远离了思加图。

为了感谢上帝，感谢牧师，贝蒂再次来到教堂，她把思加图的改变告诉了牧师。这时，牧师对贝蒂说："亲爱的孩子，我代替上帝为你指引了一条光明的康庄大道。我希望你能沿着这条明亮的路一直往前走，经营好你的婚姻。"听完，贝蒂坚定地点了点头。

在这个故事里，牧师指出来的康庄大道就是用委婉的方式包裹着善意的指责，让婚姻里的伴侣明白你的用意却不伤害对方的自尊。这就是改掉伴侣坏毛病的方法。

付出不是等价交换 ☕

> 婚姻，不是你帮我倒一杯茶，我帮你倒一杯茶的义务；也不是你赚多少钱，我也要赚多少钱的责任。在爱和婚姻里，从来不存在着等价交换。如果人们能理解好这个道理，那么他们的婚姻会比常人走得更长远，更和谐。

　　在宋朝，有个考取进士的吕姓秀才，他很渴望娶到天下最好的妻子。于是，他做出了一件非常荒唐的事情，在城门外张贴了一张告示，告示上写着：才华横溢进士寻良家女为妻。

　　告示张贴出去后，很多待字闺中的小姐都被媒婆介绍给了秀才。于是，秀才从中挑选了与自己门当户对的钱小姐与自己成亲。更令人匪夷所思的是，他还把参加相亲的小姐们根据条件优劣排出顺序，作为妻子的候补人选。

　　当月，秀才和钱小姐完婚后，秀才继续过着卖画为生的日子。起初，两口子的日子也过得非常惬意。后来，秀才发现妻子不爱干家务，整天就光顾着打扮。很多家务她都不会干，也不愿意学。即便秀才从中进行诸多暗示，妻子还是依旧过着"闲云野鹤"的生活。倒是妻子从娘家陪嫁过来的丫头秀儿，每天都起早贪黑地把全部家务活干完。

　　尽管家里内外都被秀儿打扫得干干净净，但是秀才还是不乐意看到妻子神情悠闲的样子。尤其每次他背着沉重的书画回家的时候，最不愿意瞅见的就是妻子睡觉的模样。每当这个时候，他都会觉得她是个不负责任的妻子。

　　很快地，秀才就休了第一任妻子，娶了秀儿为妻。这时，秀才变得乐意回家了。每天，他回到家里都会看到正在辛苦劈柴的秀儿，或者干家务活干得满头大汗的秀儿，这让他觉得非常幸福。

　　不过，一年后，秀才又对秀儿不满意了。他发现爱干家务活的秀儿不懂得跟他聊天，也不会跟他分享生活里的见闻。更多时候，秀儿是沉默寡言的。比起自己经常跟她分享集市上的见闻，秀才觉得秀儿根本不费吹灰之力就在享受他的免费故事。这时，秀才认为秀儿还不是他理想中的妻子。于是，他休掉秀儿，从原本的后备妻子的名单上按照顺序挑选妻子。

其中，有好几个人拒绝了秀才。最后，秀才娶了后备名单上的第五位女子——关小姐。这回，秀才总算感到满足了。因为第三任妻子既漂亮又略懂得干家务，还非常喜欢跟秀才聊天，好几次，她都把秀才给逗乐了。

然而，美好的日子总是短暂的。秀才发现第三任妻子对自己的父母不如自己对待岳父岳母般尽责。他指出了妻子的问题，然而，妻子依旧认为自己很尽责地伺候公婆。最后，秀才忍无可忍，直接休掉了第三任妻子。

后来，秀才又娶了第四任、第五任妻子，都没能符合他的心意。到了最后，秀才的事情传遍了整个县城。大家都纷纷告知彼此："吾家有女初长成，就是不要嫁吕姓人。"果真，秀才再也娶不到老婆了。

三年后，秀才不想再过着一个人的生活，于是就听从父母的安排，娶了一个被休的女人。起初，秀才对这个妻子是非常不满意的。因为她比不上第一任妻子漂亮，也比不上秀儿会干活，还不比第三任妻子会讲话。总之，她身上没有太多的优点，对家里的付出也不比他多。于是，秀才开始嫌弃她。

没想到，这位妻子却对秀才说："夫君你会画一幅好画，我会唱一首好曲子。谁能说，画画的人必定比唱曲子的人辛苦。若真的要比较，夫君休过多名妻子，我只被休一次，这样岂能公平？"

听完，秀才顿悟，他终于发现了问题所在。原来，夫妻对家庭的付出不能拿着一把尺处处衡量。于是，他认可了这位条件大不如从前各位妻子的女人，两人终于过上平淡而幸福的日子。

事实上，在现代的婚姻里，每个人身上都存在这位秀才的身影，每个人都渴望找到最好的爱人，每个人都渴望爱人为自己付出最多。当觉得自己付出比爱人更多的时候，不平衡的心理就会跑出来作祟，继而影响原本幸福的婚姻生活。

这时，如果人们能懂得付出是出于爱意，而非获得等价的交换，那么就会觉得讨厌的爱人并不那么讨厌了。如果懂得这个道理还不能使你的心灵获得宁静，那么再想想：心爱的人过得比自己轻松，过得比自己幸福，不也是很幸福的一件事情吗？换个角度想，也许你的婚姻会变得更加美好。

● 记住婚姻来时的路 ☕

> 想让自己不迷路的最好方法就是沿路画下路标。沿着路标往回走，人们总能轻易地回到原来的地方。同样地，记住最初想要的事物，无论经历什么样的挫折、什么样的改变，都不要忘掉来时的方向和对幸福的渴望。

幸福从来都不容易，这是伊伏娜婚后最深刻的领悟。伊伏娜出生在法国一个殷实的船主家庭。她的父亲雅克·菲利浦和母亲玛格丽特·旺杜对伊伏娜从小就进行严格的礼仪教育，使她成为一位有气质、有修养的小姐。她的父亲和母亲都期待伊伏娜能借此嫁到一户好人家。

没想到，1920年10月，伊伏娜却扬言要嫁给条件不怎么出色的、自己一见钟情的对象夏尔·戴高乐。1921年4月7日，伊伏娜排除万难嫁给了戴高乐。

可是，婚后的生活却不如伊伏娜想象的那么美好。她从一个小姐变成别人的妻子，她开始跟家务打交道。更让她觉得艰难的是家里的经济非常拮据，除了戴高乐的军饷，家里几乎没有其他收入。

很快，伊伏娜的三个孩子菲利浦、伊丽莎白和安娜也相继出世，他们的生活达到了前所未有的艰难程度。更严重的是，伊伏娜的第三个孩子安娜是个先天性的白痴，这让伊伏娜几乎对生活绝望。

面对繁重的家务、拮据的经济和白痴的孩子，伊伏娜痛苦地跑到了河边，她真的不想面对这些痛苦的事情。就在伊伏娜静静地坐在河边的时候，一位老人出现在她的身边，老人对伊伏娜说："孩子，你迷路了吗？"

伊伏娜摇了摇头。老人却继续问："孩子，你迷路了吗？"伊伏娜没有回答老人的问话，因为她觉得非常难受。没想到，老人第三次提问："孩子，你在俗世里迷路了吗？"这时，伊伏娜才点了点头。老人没有安慰伊伏娜，只是说："孩子，沿着原来的路走回去，你就不会迷路了。"说完，老人就离开了，留下一脸茫然的伊伏娜。

伊伏娜重复着老人的话："沿着原来的路走回去……"说着说着，伊伏娜好像看到了从前的自己。性格刚烈的她站在父母亲面前说："要么让我嫁给他，要么让我一辈子不结婚，因为我是如此地爱他……"回想起这些，伊伏娜顿时泪流满面。她一路奔跑回去，紧紧地抱住戴高乐，脑海里满是和戴高乐相恋的情形。

从那天以后，伊伏娜变得更加坚强。她一手操持起家里的大小事务，认真教育孩子，细心照顾患有先天性智力障碍的安娜。

不过，生活并没有因为伊伏娜的改变而向她伸出橄榄枝。1940年，战事打响，戴高乐赶往前线，夫妻两人开始了长期分居两地的生活，生活的重担一下子都压到了伊伏娜身上。不过，伊伏娜咬咬牙，努力把日子过好。闲暇的时候，她就会倚在窗前回想当初和戴高乐相恋的情形，然后对孩子们绽开幸福的微笑。

1944年8月26日，戴高乐凯旋，伊伏娜的生活状态也得到了改变。然而，命运还是没有眷顾伊伏娜。不久，年仅20岁的安娜去世，伊伏娜再次陷入深深的悲伤里。但是，她努力地强忍着悲伤，继续照顾戴高乐。无论戴高乐在书房里工作多晚，她都会定时地开门进去瞧瞧，看看戴高乐有什么需要。这点，让戴高乐觉得非常温暖，非常幸福。

在接受媒体采访的时候，戴高乐给予了伊伏娜最高的评价。他对记者说："伊伏娜是个温柔、体贴且坚强的妻子，她非常棒！"戴高乐还跟记者分享了伊伏娜坚强的事迹。记得有一次，反对派要暗杀他。当时，伊伏娜和他坐在车子里，总共有14颗子弹击中他们的车座。其中，有一颗子弹从距离伊伏娜仅几毫米的地方飞擦而过，但是伊伏娜没有一句抱怨的话。她镇定地拉着戴高乐，躲在车座下面，直到他们抵达安全的地方。当时，在场所有的人都对伊伏娜发出强烈的称赞。伊伏娜却说了一段让人摸不着头脑的话，她说："这没什么，我只是记住了当初来时的路，记住了我当初说的话。"

其实，伊伏娜当初说的话就是：有戴乐高的地方就有她的幸福，为了保护幸福，她要用生命保护好戴乐高。这就是前法国总统戴乐高夫人伊伏娜幸福的秘诀。在跟戴乐高相处的年月里，无论遭遇多么艰辛的考验，她都不会迷失幸福的方向，因为她一直记着来时的路，记着自己最初想要拥有的幸福。如果你也能记住最初的渴望，记住幸福原来的模样，那么你就不会在俗世里把幸福给弄丢。这也是目前唯一让你变得幸福的方法。

Don't Complain in Your Life

永远都别说善意的谎言

> 谎言就是谎言，在这个世界上，从来就没有善意的谎言。因为无论出于何种目的，用什么形态包装，谎言最终都会带来伤害。

　　加春藤是日本的漫画家，他曾经有过一段失败的婚姻。至今，加春藤仍对第一段失败的婚姻耿耿于怀。好几年后，他更是以《美丽的误会》一书阐释他对第一段失败婚姻的叹息。

　　加春藤的第一任妻子是他的大学同学大岛美。当时，大岛美是学校里公认的大美女，追求她的人排着长龙。不过，令加春藤意外的是，漂亮的大岛美最后竟然选择了外表普通、事业无成的他。

　　因此，加春藤也格外珍惜大岛美。毕业后，加春藤每天都准时接送她上下班。有时候，大岛美加班到深夜，加春藤也在她的公司楼下等到深夜。只有将大岛美送回家，他才能安心回家睡觉。最后，大岛美被加春藤的诚意感动，嫁给了他。更令加春藤感恩的是，美丽的大岛美并没有像别的女人那样虚荣，整天催促他要努力赚钱。相反，在漫画市场低迷的时候，大岛美总是默默地鼓励他，安慰他，没有丝毫怨言。她对他的唯一要求就是永远都不要对她说谎。

　　刚开始，加春藤也满心地答应。可是后来，加春藤"破戒"了。有一次，加春藤举行了出版签售会。当时，来参加签售会的人只有少得可怜的几个人，这让加春藤倍感失落。不过，就在这少得可怜的几人里，有一位加春藤的铁杆读者。

　　这位读者是特地从北海道过来的，她告诉加春藤为了不错过他的签售会，她早上特地五点就起床准备出发。她还告诉加春藤，他的每本漫画她都有收藏。

　　听完以后，加春藤礼貌性地感激对方。没想到，这位女读者竟然把加春藤每本漫画上的细节都给描述了出来。她再次重申自己是加春藤的铁杆读者。加春藤非常感动，兴致勃勃地跟读者聊起天来，最后还把她送到车站。这天，加春藤比平常晚了三个小时才回到家里。

　　回到家里后，加春藤面对大岛美关怀的眼神，撒了第一个善意的谎言，为的是不让她胡思乱想。他告诉大岛美，男助理胃疼，他把助理送到医院，陪他治疗并送他回家。面对加春藤的解释，大岛美并没有怀疑加春藤的说法，反而温柔地招呼他吃饭。几天后，大岛美在超市里遇见加春藤的男助理。出于礼貌，她向他问好并询问他的康复情况，这才揭穿了加春藤的谎言。

回家后，大岛美提出了离婚，不管加春藤如何挽留，她都坚决要离婚。大岛美告诉加春藤，不管是不是善意的谎言，有了第一次撒谎，接着就会有第二次、第三次……所以，她选择提前结束关系。就这样，在大岛美的坚持下，加春藤不得不同意离婚。

三年后，加春藤还是无法挽回大岛美的心意。彻底放弃大岛美的加春藤后来跟学妹茉莉日久生情，共同走进婚姻的殿堂。在第二段婚姻里，加春藤谨记第一段婚姻的教训，他坚决不讲任何谎言。每次，无论会发生什么令茉莉误会的事情，他都会耐心且温柔地对茉莉说真话，而茉莉每次也选择相信加春藤。就这样，相亲相爱的两个人一起走过了19个年头。

就在要跨过第二十个年头的时候，发生了一件事情。这件事情让加春藤不得不面对是不是要再次讲善意的谎言。就在这年，茉莉被医生诊断为胃癌晚期。医生和亲友都让加春藤不要把真相告诉茉莉，让茉莉快乐地度过人生最后的日子。

可是，加春藤又想起他的第一段婚姻，他实在不想欺骗茉莉，更不希望当茉莉发现真相的时候会怨恨他。于是，他决定把真相告诉她。他对茉莉说："医生已经确诊你的情况，是胃癌晚期。我把真相告诉你，请你跟我一起加油，战胜病魔！"结果出乎所有人的意料，得知真相后的茉莉非但没有放弃自己，反而更加努力地配合治疗，最终癌细胞得到了控制，竟然可以出院了。出院后的茉莉每天都积极地跟癌细胞做斗争，每天都非常努力地跟死神赛跑，竟然比医生预计的半年多活了11年。

后来，加春藤经常会把自己的故事分享给身边的朋友，并告诫他们：千万别以为说善意的谎言是为了更好地爱一个人。要知道，没有人喜欢谎言，等到谎言揭穿的那一刻，也就是伤害变成现实的时候。所以，面对亲密的爱人，不要以爱之名去撒谎，这并不利于夫妻感情的长久维持。

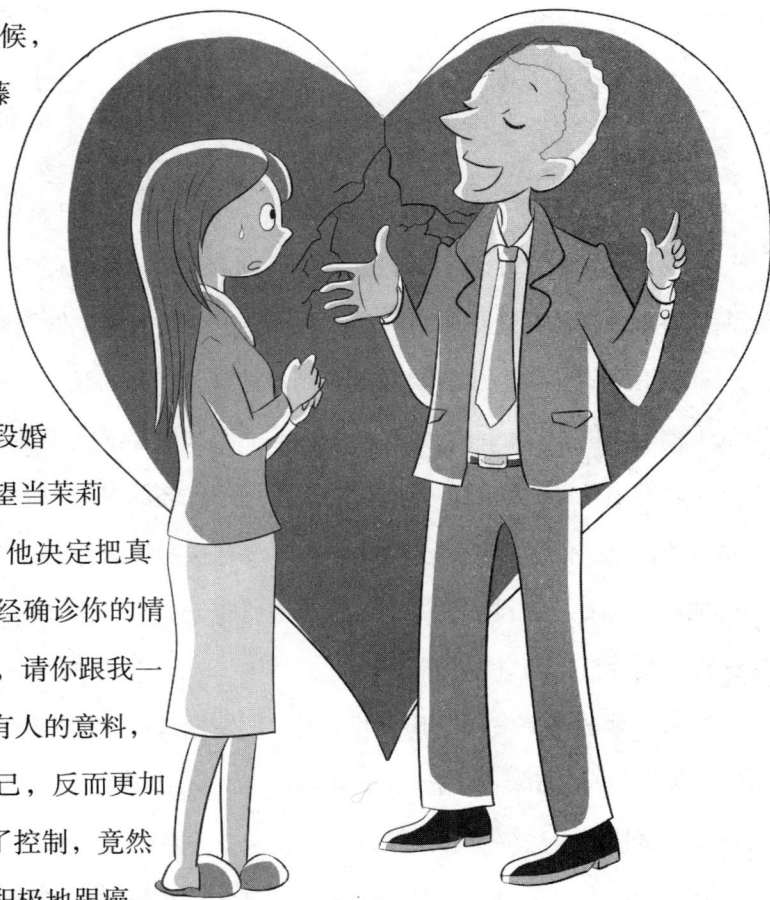

生活要有Pass的智慧

> 有的人说，不吵架的夫妻不是夫妻，也有人说，吵架的夫妻不会分家，还会越吵越好。事实上，不存在不吵架的夫妻，也不存在不伤感情的吵架，任何争吵都不利于婚姻的长久经营。唯有尽快让消极的情绪消失，才是维持夫妻关系和睦的秘诀。

帕森是英国某个小镇上的打铁学徒。帕森从18岁起，便开始跟着师傅学习打铁的手艺。每天，帕森都要跟着师傅制造很多不同形状的铁艺产品，其中，做得最多的是军队里的长剑。

在所有的铁艺制品里，要数这长剑最难打造。因为长剑对打铁工艺的要求非常高。很多时候，经过千锤百炼的钢铁，可能因为厚度不够而必须放弃继续锤炼，有时候则因为形状不对而必须立即终止。只有出色的打铁匠，才能快速地根据钢铁坯的厚度和形状来确定它是否能打造成一把符合军队要求的长剑。然而，还是学徒的帕森并没有这样的能力。

他每天都对着还没成型的钢铁坯敲敲打打，直到整个坯不能被制造成长剑才不得不放弃。也因为这样，帕森打铁的进度非常缓慢。

这时，他的师傅发现了其中的情况，便对帕森说："当你发现钢铁坯不能被制造成你想要的东西时，你要尽早放弃。否则，一味地坚持，只会浪费你的时间和精力。就像我们的生活，遭遇到什么烦心的事情，无法解决的时候，我们要学会让它Pass（过），尽早进入生活下一题。"

此后，帕森听从师傅的建议，发现铁坯不能被制造成长剑就快速地让它"Pass"，大大地提高了工作的效率。

有了这样体验的帕森，突然莫名其妙地爱上"Pass"这个单词。他越来越喜欢将"Pass"放在嘴上。某天，帕森回到家里，迎面而来的是妻子抱怨的脸。妻子告诉他，她再也受不了帕森有健忘症的母亲。每天，她都要就某个讨论过的问题再跟他的母亲沟通一遍。帕森的妻子告诉帕森，再这样下去，她就要发疯了。

这时，帕森耐心地开导妻子，告诉她这并不是她的错，也不是母亲的错。同时，帕森还告诉妻子，要学会宽容生病的母亲。然而，妻子显然不接受帕森的开导。她告诉帕森，她也有自己的工作，她的工作压力非常大，她实在没办法总是在这些事情上抓狂。

就这样，帕森夫妇因为观念不一致吵了起来。突然，帕森非常厌烦这么无止境地为同样的问题而争吵。他对妻子说："好，这件事我们Pass。我们进入下个话题。"

这时，帕森的妻子傻傻地看着帕森。帕森这才发现自己好像讲了外星语言一样。意识到这个问题，帕森耐心地对妻子讲解师傅对自己说的话。他告诉妻子，他并不愿意跟她在相同的问题上反复纠缠，因为他觉得经常这样做使他觉得非常疲惫。

听完帕森的话，妻子也觉得帕森的话非常有道理。于是，两人约定以后碰到不愉悦的话题，争执不出答案的话题，就说"好的，Pass，下一话题"，借此来避免吵架的升级。

果然，这项政策推出后，帕森和妻子很少再吵架了。每次碰到难缠的话题，他们都会对彼此说"Pass"。渐渐地，他们都爱上这种"Pass"的模式。

当然，在执行这个约定的时候，帕森夫妇也遇到过问题。他们曾经在7月里为孩子就读哪所学校而争吵不休。每次发现彼此情绪都非常不愉悦的时候，他们就采取"Pass"政策。可是，他们发现这样做会使事情每次都延迟处理。不过，庆幸的是，在经历了五次"Pass"之后，帕森夫妇终于达成了共识，孩子上学的问题得到了解决。

就这样，帕森夫妇不吵架的事迹传遍了整个小镇。因此，很多人都想抓到两人吵架的证据。结果，十年一晃过去，人们挖空心思也没能发现帕森夫妇吵架的证据。而后来，帕森夫妇索性自己揭开谜底，把他们不吵架的秘诀分享给大家。

帕森的妻子还对友人说，虽然"Pass"的智慧会使事情延缓处理，但是面对婚姻里那些该死的难缠事情，延迟处理还是比无止境的争吵来得更不伤感情。

这就是夫妻不吵架的秘密。遇到什么意见争执不下的时候，理智的你不妨对爱人说："好，今天到此为止，我们这个话题Pass。"如果那是个无关紧要的话题，那么就真的让话题"Pass"吧，毕竟，在婚姻生活里，太较真对谁都没有好处。如果是必须面对的事情，那么请在彼此缓和情绪后再理智地沟通吧。

信任是经营婚姻的智慧

美满姻缘是生活中甜蜜的联合，充满坚贞、忠诚，以及难以计数的有益和牢靠的帮助及相互间的义务。

——蒙田

　　愚人节，有位先生想捉弄太太，他特地请朋友往家里打了个电话，说他被警察局拘捕了。结果，接到电话后，这位太太非常镇定地表示自己的先生不会犯事，便挂了电话。先生不甘心太太没上当，便让朋友不断地编造谎言来欺骗自己的太太，为的就是让太太上当受骗。最后，在第十次作弄失败后，这位朋友说："你真应该放弃这可笑的行为，因为你有一个十足信任你的太太。"听完，这位先生顿时泪流满面。

　　阿瓦尔在繁华的纽约中心开了一家私人侦探所，这家侦探所以替已婚男士挖掘太太出轨证据而闻名。

　　为什么阿瓦尔会开设这样一家侦探所呢？这跟阿瓦尔第一次失败的婚姻有关。阿瓦尔曾经深爱着他的第一任妻子艾伦。没想到，她的妻子却背叛了他，跟初恋情人私奔了。这件事给阿瓦尔带来了巨大的伤害。

　　此后，阿瓦尔非常痛恨背叛丈夫的女人。有一次，朋友对阿瓦尔倾诉了自己的痛苦，他怀疑太太背着自己做对不起自己的事情。不过，这些都只是怀疑，他并没有找到证据。当下，阿瓦尔就答应朋友会帮助他找到证据。

　　当时，还在上班的阿瓦尔竟然向老板请了两个礼拜的假，日夜不眠地跟踪朋友的太太。最后，阿瓦尔果然把朋友太太出轨的证据给弄到了手。当阿瓦尔把证据交给朋友的时候，朋友为了表示感激竟然要支付给阿瓦尔"侦探"费用。这时，阿瓦尔竟然萌生了当侦探的念头。

　　开设侦探所后，不断有人找上门让阿瓦尔替自己搜索某个事件的证据。结果，阿瓦尔告知他们，他只为已婚的男士搜集太太出轨的证据。没想到，人们一传十，十传百，阿瓦尔的侦探事业竟然越做越红火。

后来，事业有成的阿瓦尔邂逅了美丽的凯瑟琳。两人在步入婚姻殿堂之前，俏皮的凯瑟琳对阿瓦尔说："亲爱的，我可不许你把侦探那套用在我身上。"这时，阿瓦尔表面上微笑着答应，但心里却不这么想。他再次回忆起第一次遭遇背叛的痛苦情绪，他发誓，他绝对不会让自己再遭遇第二次背叛。

于是，婚后阿瓦尔一边接受别人的委托，一边密切关注凯瑟琳的行踪。这样的日子一直持续到某天。那天，阿瓦尔如往常一样打开监视器，在监视器里，他看到有位熟悉的女人造访自己的家。

这位女人不是别人，正是他上个侦探对象露易丝。一个月前，阿瓦尔接受露易丝前夫的委托搜集露易丝和司机鬼混的证据。抱着不冤枉任何一个没有犯错女人的信念，阿瓦尔客观而理性地跟踪露易丝，终于搜集到露易丝出轨的证据。露易丝的先生才得以单方面向法庭申请离婚，并请求法官把一对儿女判给自己。最后，露易丝的先生果真获得了子女的抚养权，并只需支付为数不多的赡养费。

露易丝和丈夫离婚后，曾到阿瓦尔的侦探所捣乱。她指责阿瓦尔的不人道，她告诉阿瓦尔，她的丈夫同样背叛了她，正愁着没机会离婚，好跟情人双宿双飞。她还指责阿瓦尔伙同丈夫欺负自己，并狠狠地给了阿瓦尔警告，让他走着瞧。

现在，露易丝出现在阿瓦尔的家里，目的是非常明显的。在监视器里，阿瓦尔听到露易丝对凯瑟琳说："亲爱的，你的丈夫阿瓦尔先生爱上了我，我也深深地爱上了她。可是，他实在不愿意伤害你，所以这件事情必须由我来告诉你。请原谅我，我们真的不愿意伤害你。"

听到这里，阿瓦尔心想完了，这下真不知道该如何跟凯瑟琳解释了。没想到，这时的凯瑟琳异常地冷静。她对露易丝说："亲爱的，谢谢你的善良。不过，我永远只相信我先生说的话。如果我先生告诉我这是事情的真相，那么我会祝福你们。但是，现在请你离开我们的家。"

露易丝狠狠地瞪了凯瑟琳一眼便离开了。阿瓦尔也在第一时间赶回家，他对凯瑟琳解释了露易丝的事情，并坦承自己监视她的事情。凯瑟琳听到阿瓦尔在监视自己觉得非常惊讶。不过，在阿瓦尔坦承地告白后，凯瑟琳相信阿瓦尔已经明白夫妻间最重要的是信任，于是决定原谅他。此后，阿瓦尔果真兑现自己的承诺，再也没有监视凯瑟琳。因为他已经明白，经营婚姻最重要的不是搞清楚对方有没有背叛自己，而是学会信任对方。

执子之手，与子偕老

爱情原本很简单，只要两个人心心相印，只要两个人彼此守候。"执子之手，与子偕老。"爱，要的不是山盟海誓，而是默默为彼此付出一切，跟对方过完一生的决心。

行走在人流匆忙的大街上，偶然瞥见一对白发苍苍的老人，手拉着手，就像一对不谙世事的孩童，慢悠悠地在人群中行走。突然顿悟，爱情，不是一见钟情时的冲动，不是花前月下的蜜语和浪漫，它最动人之处，是两个人可以平平淡淡，执手偕老。

萨马兰奇是一个全世界都耳熟能详的名字，可很少有人知道他背后那个默默为他奉献了一生的女人。这个女人就是萨马兰奇的妻子——玛利亚。在嫁给萨马拉奇之前，她曾是一个不平凡的女子，她是西班牙前选美冠军，是巴塞罗那的社交名媛，是一个会五门语言且擅长钢琴、绘画的记者。

为了不平凡的丈夫，玛利亚心甘情愿退居幕后，当起了一个平凡的女人，她默默地操持着整个家庭，生儿育女，为丈夫，为这个家，付出了自己全部的智慧和热情。因为萨马兰奇最爱吃鳍鱼和酸奶，于是这成了她最擅长的厨艺；她认为一个成熟男人穿米色西装最潇洒，所以萨马兰奇总是一身米色西装在镜头前亮相。

半个世纪的厮守，半个世纪的爱情长跑，她从不懈怠，直到生命的最后一刻。

那是2000年的悉尼奥运会，萨马兰奇将最后一次以奥委会主席的身份出席奥运会开幕式，这一刻对他来讲意义非凡。可人们不知道，就在奥运会举行的前几个月，玛利亚已经癌症缠身，正在与病魔做着最后的斗争。

47年来，萨马兰奇由于工作的缘故，一直在东飞西跑，他很少有时间好好地陪陪她，更谈不上好好照顾她。如今，妻子的时间已经不多了，他不想再离开她，他要留下来陪她度过人生中最后的时光。可是玛利亚却极力反对他这样做，她希望丈夫的事业有一个圆满的收场，她不要他的人生因为她而有所缺憾。

妻子的豁达和无私深深感动了萨马兰奇。他不能辜负妻子的期待和厚望，忍着心中的悲痛又一次登上了飞机。9月15日，一个熟悉的身影出现在奥运会的开幕式主席台上，人们看不出他平静的外表下，藏着一颗波涛汹涌的心。走到主席台前，顿了顿，在用法语和英语致开幕词之前，这位白发苍苍的体育界最显贵的人物，对着话筒，轻轻地说了一句让无数人感到惊讶的话，这是一句简单的西班牙语——你好，西班牙。

"你好，西班牙。"在全球狂欢的人群中，听懂了这句话的人以为是萨马兰奇对事业走到了尽头感到依依不舍，不忍离开，极少有人理解它内在的深意；而另一些人，则压根儿没有注意到这个细节。

不过没关系，萨马兰奇并不期待这句话有多少听众，因为这句话，他是专门说给一个人听的。当人们都在为奥运会狂欢时，在遥远的西班牙，正遭受着病痛折磨的玛利亚也坚持守在电视机前，看着转播中的萨马兰奇。她听到这一声无比温柔的问候，它是爱的牵挂，是悲伤的思念，是他当着全世界的人送给她的最后的礼物。它穿越千山万水，在她心中开出了一朵盛大火红的玫瑰。她带着最后的爱离开了人间，满足的，微笑的。

奥运会开幕式还没有结束，萨马兰奇匆匆离座，悄然离开人群，匆忙登上了私人飞机。飞机在晴空疾飞，萨马兰奇却希望它快一点，再快一点。

离家乡越来越近了，再过两个小时，他就可以跟心爱的妻子见面了。可就在这时，无线电传来了玛利亚的死讯，它犹如一道闪电，差点将飞机上这位悲恸欲绝的老人击倒。

47年的相守，47年的分离，他无法陪她度过生命的最后一刻，她却将她最后的爱与微笑留给了他。人们都知道17日是萨马兰奇的吉祥日，是他的生日，是他第一次当选奥委会主席的日子，是他做出很多重大决定的日子。也许是为了有意避开这吉祥的一天，玛利亚选择提前一天离开了人世。

萨马兰奇见到已故的妻子时早已泪流成河，前一天还风光无限的他，这时却憔悴不堪，仿佛一夜之间苍老了十几岁。他轻轻吻着爱妻冰冷的额头，不停地喃喃自语，说："她是个好女人，我非常非常爱她。"

有时候，爱情是这样脆弱，它常常被拥挤到一个很小很小的角落，仿佛一个快要被人遗忘的孩子；有时候，它又是这样强大，连世界上最强硬、从不低头的男人也会为它哭泣，为它悲伤。

生死两隔，那心中遗落的悲凉向谁去诉说？47年的执着与厮守，47年默默的爱的付出，让玛利亚走得无怨无悔，走得释然淡然。她已经燃尽了爱的火光，此生可以平静地熄灭了。然而，同样是47年，萨马兰奇的内心却留下了永远的遗憾，这遗憾化成了不尽的泪水，化成了无声的哭泣，化成了日日夜夜的思念，缠绵不绝。

"执子之手，与子偕老。"多么简单、多么朴素的八个字，世人却往往难以做到。这不禁让我想起另外一个故事。他文质彬彬，出生在20世纪20年代一个殷实的家庭，上了大学，有一份体面的工作；她在青楼卖唱，低贱如草芥，任人踩蹦践踏，毫无生之尊严。然而，就是这两个看起来毫不相干的人，却在一次偶然的邂逅中相爱了。他发誓一定要把她娶回家，这当然遭到了无数人的反对。

为了娶她，他与家人反目成仇，还丢了工作，像人人喊打的过街老鼠一样，以前的亲朋好友见了他都避而远之，没有一个人愿意接近他，没有一个人愿意帮助他。但为了爱，他无怨无悔，花掉了自己所有的积蓄，将她赎了出来。此后，两人背井离乡，默默无闻地生活在一个无人知晓的地方。

几十年后，他和她都老了。他们膝下无子，两个人却从不感到孤单或悲伤。听他们的邻居说，他从未听见隔壁两位老人拌过嘴，他们的屋里有时候会传出很老的戏曲音乐，有时候会传来一阵阵二胡声，伴随着二胡的是她苍老的歌声。

没有人知道两位老人是怎么去世的。当人们发现时，他们已经死去多时了。他和她，一脸平静地躺在一张狭窄的木床上，手拉着手，面带微笑，好像正在做着一个甜美的梦。他们梦见了什么？梦见自己回到了年轻时代，正在风中追逐嬉戏？还是梦见了下一世的相遇？

这是一个真实的故事，但当我把它讲给很多人听的时候，他们纷纷问我："这是哪部电影里的故事？"在他们看来，世间并不存在这样的爱情。令他们感到奇怪的，倒不是故事有多离奇，而是这两个人对爱的执着与坚守，让他们觉得不可思议。

为什么？为什么简简单单的爱，在世人眼中变得如此遥不可及，变成了神话，变得不可相信？

"执子之手，与子偕老。"爱，原本就是这么简单啊！

Part 06

发现全新的自我

生活是面镜子，

你看到的其实是你自己的样子。

如果我们想让自己的生活充满阳光，

那么就必须先去做那个太阳。

当我们将温暖洒向四周时，

幸福的光芒才会折射回来。

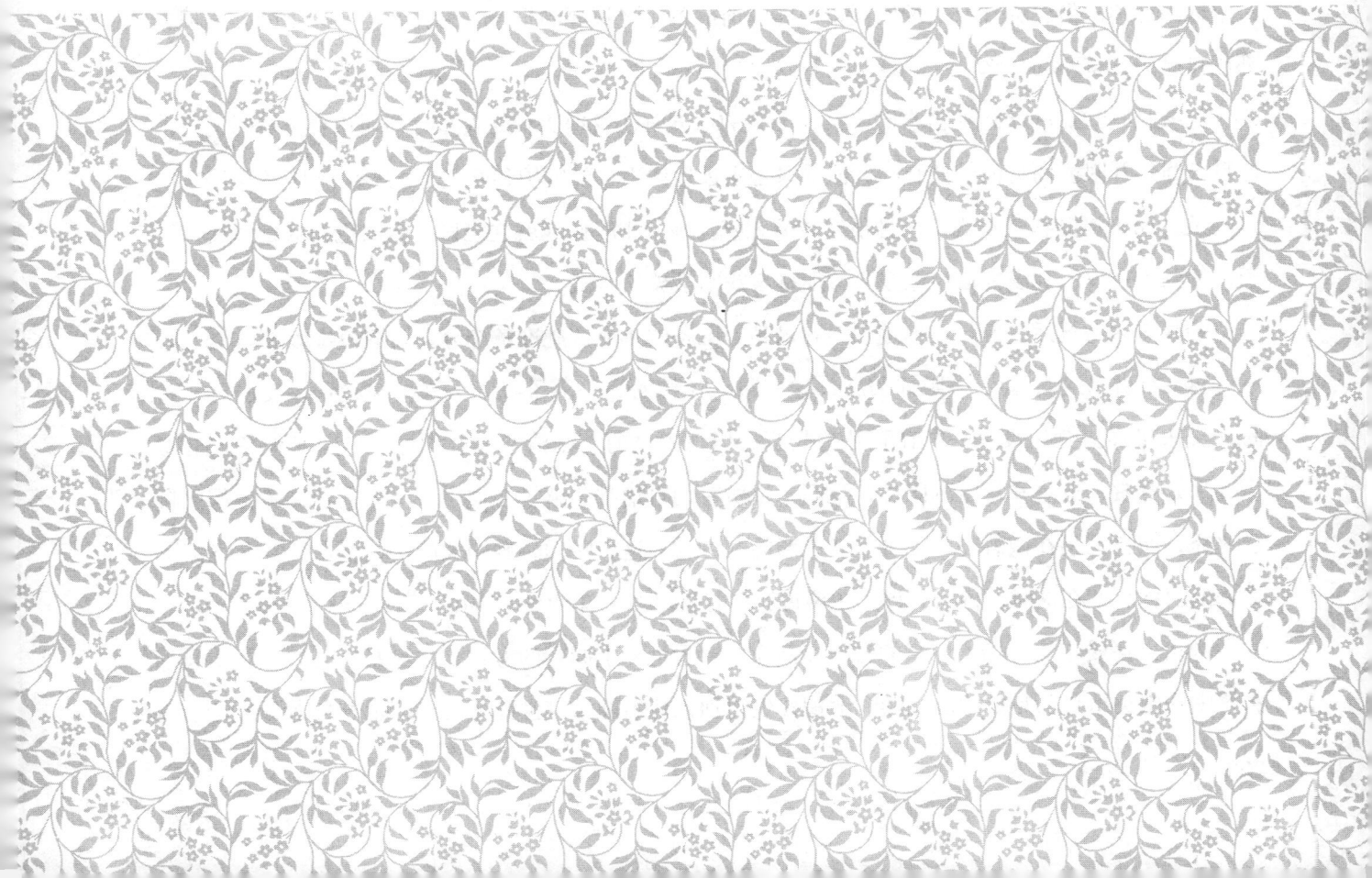

打开自卑的心结

阿德勒说："当一个人面对一个他无法适当应付的问题时，他表示他绝对无法解决这个问题，此时出现的便是自卑情结。"

自卑是心里的一把锁

有的时候，我们看到的，都是别人的好。

为什么她能拥有如此完美的一张脸？为什么她能轻而易举地穿下任何一件衣服？为什么她的身边永远不乏追求者？为什么对面的同事总能提前准备好老板要的报告？为什么当年大学的好友现在都比自己挣得多？为什么……

当我们一次又一次地叩击自己心灵最柔软的地方时，发现所有的人都时刻闪耀着美妙的光芒，让自己睁不开眼。而自己所拥有的，似乎只是永远也说不完的嫉妒和永远也说不出的自卑。

英格丽·褒曼喜欢戏剧，而且很有表演天赋。她从小时候起就立志做一名出色的戏剧演员。终于，等到了18岁，她满怀信心地报名参加皇家戏剧学校的考试。

褒曼进入考场后，开始自信地表演自己精心准备的小品，她准备充分，表演得惟妙惟肖。

这时，她无意中看了一眼评委席，这一眼，让她的心一下子沉了下来！她看到评委们左顾右盼、交头接耳，竟然没有一个在看她的表演。但在此之前，她清楚地看到评委们对其他考生的态度，那是赞赏、尊重和肯定的眼神。瞬间，她所有的自信都瓦解了，似乎每一个同台的考生都比自己优秀，而自己正在做着一个个可笑又愚蠢的动作。在这一瞬间，她的大脑一片空白，甚至忘记了后面的台词。就在这时，她听到评委主席说："好了好了，谢谢你，小姐。下一位！"

失落的褒曼走出考场，原来的自信荡然无存，看见路上同行的考生，她裹紧自己的衣服，低下头，因为她觉得自己是如此的丑陋和滑稽，生怕别人认出她来。世界全变了，她准备在一个适当的时候结束自己的生命。

然而，第二天，让她意想不到的是，她收到了来自皇家戏剧学校的录取通知书。

许多年后，英格丽·褒曼已成为明星，并向全世界展现着她的美丽与才华。一次偶然的机会，她与当年那位评委主席巧遇。说起当年的情景，那位评判大人瞪大了眼睛："这真是天大的误会！那天你一上台，我们就一致认为你应该被录取。你是那么自信，我们都很欣赏你的台风，所以我和另外几个评委商量：'好了，别浪费时间了，叫下一个吧！'"

一个如此自信的人，可以在一瞬间变得如此自卑，或许让我们实在难以理解。其实生活中，我们又何尝不是如此呢？

挑选自己的衣服时，总是问别人的意见；跟朋友郊游时，总是不自觉地变成一个人走；走在路上，总是喜欢低着头；与人交谈时，总是不敢抬起头来看对方的眼睛；进入会场时，总是坐在看不见主席台的角落里；朋友聚会上，总是不停地吃东西……

我们原本拥有的是整个世界，但我们自己在心里系上了一个自卑的死结，于是，世界被关在了心门之外。生活不再美好，仿佛全世界都在和自己作对，我们只能待在一个不为人知的角落，悄悄做着生活里的配角，看着别人的精彩。

有一个女孩，刚工作不久，总是觉得自己不太被人喜欢，有点自卑。

一次上班的路上，她在公司不远处的饰品店里看到一个漂亮的发夹。她从不戴任何饰品，但实在太喜欢这个发夹，看看周围没有认识的人，她准备试戴一下。当她戴起来的时候，店里几个顾客都说漂亮，于是，她非常兴奋地买下了那个发夹，并怀着一种前所未有的兴奋心情，戴着发夹去上班了。

接着奇妙的事情发生了。进了公司，一路上许多平日不太同她打招呼的同事纷纷跟她接近，朋友甚至问她是不是有什么好事，因为原来死板的她变得开朗活泼起来，脸上的光彩都不一样了。

女孩心想："都是因为我戴了漂亮的发夹，才让我的脸漂亮起来。"随即，她想到店里似乎还有几个相同样式的发夹，应当把它们都买回来才是。

下班之后，她快速地跑到店里。岂知她一到店里，老板就笑嘻嘻地对她说："我就知道你会回来，真是够粗心的，刚买的发夹掉了都不知道，早上我发现它掉在地上时，你已经走了，所以我只好暂时替你保存。"

这时，她才发现，自己头发上根本没戴发夹。

其实，每个人的心里都有一个美丽的发夹，那就是自信。当你打开心结，告别自卑，用自信的眼睛重新看待生活，你会发现生活原来很美好，而你也正是这美好中的一分子。为什么不大大方方地让自己的美好展现在所有人的面前呢？试着从灿烂的微笑开始吧！

用欣赏的眼光看自己

■■■

　　在上帝眼里，每个人都是一件完美的艺术品，优点和缺点的搭配，形成一种和谐的统一。但在我们眼里，自己却是一件粗糙的半成品。对镜自怜时，我们忘记了自己的豁达大度，只计较自己长得不够漂亮；我们看不到自己光洁的皮肤，只注意皮肤上浅浅的雀斑；我们忽视自己高挑的身材，只抱怨自己的上半身过长……

　　一个人首先应该学会欣赏自己。卡耐基说过一段耐人寻味的话："发现你自己，你就是你。记住，地球上没有和你一样的人……在这个世界上，你是一种独特的存在。你只能以自己的方式歌唱，只能以自己的方式绘画。你是你的经验、你的环境、你的遗传造就的你。不论好坏与否，你只能耕耘自己的小园地；不论好坏与否，你只能在生命的乐章中奏出自己的音符。"

　　世上没有两片相同的树叶，也没有两个相同的人，我们每个人都是独一无二的。每个人都有自己的优点和长处，也有自己的弱项和不足，我们看待自己时，要多看自己的优点和长处，坦然面对自己的缺点和不足。一个人只有充分地接纳自我、欣赏自我，才能有良好的自我感觉，才能自信地做人、做事，才能充分发挥自己的才能和潜力。假如一个人不懂得欣赏自己，总是以怀疑的、否定的态度看待自己，就有可能在自卑和自怜中限制甚至扼杀自己的生命力。

　　小蜗牛问妈妈："我们的壳又硬又重，为什么我们从生下来就要背着它呢？"

　　妈妈："我们没有骨头，又爬不快，这个壳能保护我们！"

　　小蜗牛："可是毛虫也没有骨头，爬得也不快，它却不用背这个壳。"

　　妈妈："毛虫能变成蝴蝶飞到空中，天空会保护它。"

　　小蜗牛："蚯蚓没骨头也爬不快，也不会变成蝴蝶飞，可是它也不背这个壳。"

　　妈妈："可是蚯蚓会钻土，能钻到地底下，大地会保护它。"

　　小蜗牛哭了起来："天空不保护我们，大地也不保护我们，我们的命怎么这么苦？"

　　蜗牛妈妈安慰它："我们的壳会保护自己啊！我们不靠天、不靠地，我们靠自己。"

　　一个又重又硬的壳，可以看作一种负担，也可以看作不同于天空和大地的、最踏实、最可靠的"保护"，关键是你从何种角度去看待。从欣赏的角度看自己，胖是强壮，矮是灵活，年轻是资本，皱纹代表智慧。没有人能否定我们，除非你自己先否定自己。

你不可能让所有人都满意

■■■

　　《伊索寓言》中有这样一则故事：

一位上了年纪的父亲和小儿子一起赶着一头驴子，打算到市场上去卖。路上，他们看到一群人聚集在井边谈笑风生，其中有一个人说："瞧，你们看见过这么傻的人吗？放着驴子不骑，却要走路。"父亲听到此话，立刻叫儿子骑上驴。走了一会儿，他们又遇到了一群正在争吵的老人，其中一个说："看看，这正证明了我刚说的那些话。现在这种社会，根本谈不上什么尊敬老人。看那懒惰的孩子骑在驴上，而他年迈的父亲却在行走。下来，你这小东西！还不让你年老的父亲歇歇他疲乏的腿！"父亲便叫儿子下来，自己骑上毛驴。他们没走多远，又遇到一群妇女，有一个妇女大喊道："你这无用的老头，你怎么可以骑在驴子上，而让那可怜的孩子跑得一点力气都没了？"父亲立刻又叫儿子上来坐在他后面，两个人合骑着一头毛驴。过了一会儿，父子俩经过一座教堂前，一位牧师叫住了他们："喂！喂！请等一下，那么弱小的驴子让两个人骑，驴子太可怜了。你们要去哪里呢？""我们正要带这头驴子去市场卖呀！""哦！这更有问题。我看你们还没走进市场，驴子就先累死了！""那么，该怎么办呢？"最后，父子俩万般无奈，只得从驴背上跳下来，将驴子的腿捆在一起，用一根木棍将驴子抬在肩上向前走。经过市场附近的一座桥时，很多人围过来看这件有趣的事，大家都取笑他们父子俩，吵闹声和捆绑使驴子很不高兴，它用力挣断了绳索和棍子，掉到河里去了。

这则寓言故事给我们的启示就是：不同的人站在不同的立场，会有不同的看法。无论你怎样做，你都不可能做到让所有的人都满意。因此，做事要有主见，如果自己认为是正确的，就要坚持下去，不要被别人的观念所左右，不要企图让所有的人都满意。那位父亲想让所有的人都满意，结果却是谁都不满意，最后白白损失了一头驴。

世界著名喜剧大师查理·卓别林说："你得相信自己，这是秘诀，即使我在孤儿院或沿路要饭的时候，我都认为自己是世界上最棒的演员。"人，在任何争议与评判中都要相信自己，坚持自己的原则与主见，不能在他人"各有所好"、"褒贬不一"的建议或争议中迷失自己。因为你不可能让所有人都满意，若要迎合所有人的要求，你只会失去自我，根本不可能取得成功。

别太在意别人的眼光

■ ■ ■

有这样一个寓言故事：

一群青蛙在一座高塔下面玩耍，其中一只青蛙提议说："我们一起爬到塔尖上去吧，那里肯定会风光无限。"别的青蛙纷纷响应，大家忙着向塔上爬去。这时，另一只青蛙以智者的姿态说："青蛙要爬到塔尖上去，真是自不量力。凭着你们的体力与速度费尽力气也不可能爬到塔尖上去。你们这些愚蠢的孩子啊，当失败被证明，路过的鸟儿都会嘲笑你们的。"青蛙们听了这位智者的话，都觉得有道理，便又纷纷从塔上爬了下来。只有一只小青蛙仍在坚持着，很长时间之后，这只小青蛙爬上了塔尖。塔下的青蛙们都停止了对小青蛙的嘲笑，敬佩之感油然而生。当小青蛙爬下来之后，青蛙们纷纷上前向它表示祝贺，这才发现这只小青蛙原来是聋子。它之所以能爬上塔尖，是因为它听不到其他青蛙的嘲笑，没有被智者的言词与大家的议论所左右。

这个故事告诉我们，无论是生活还是事业，自信与主见是保证一个人走向成功的最关键因素。我们常说："走自己的路，让别人说去吧。"这句话所折射的人生观是极为深刻、极有意义的。心理学研究得出结论："如果一个人非常在意别人的眼光，说明他缺乏自信，对待生活有一定的自卑感。"一个习惯于在别人的眼光中寻求肯定的人，往往就是迷失自己、丢失自信与人生信仰的人，而这种自我丢失的人生无疑是失败的人生。

柯尔的家人都以画画为生，柯尔也想以画画作为自己的终身职业。在他欣喜地完成了一幅作品后，爸爸先泼来一瓢冷水："哦，这太僵硬了。"柯尔按照爸爸的意见修改后，妈妈又说："亲爱的，飘忽的东西没人爱看。"柯尔采纳了妈妈的意见。哥哥却说："上帝，这是什么？是块木头吗？"柯尔又赶紧按哥哥的意见做了修改。最后这张画到了姐姐手里，姐姐说："天哪，这简直是被染料弄脏的一张纸。"就这样，柯尔被别人的评论所左右，左改右改，始终没有画出一幅真正代表自己心意与个性的作品，一生都没能成为一个真正的画家。

任何一个人，从根本上讲都无法做到漠视他人对自己的评价。有时是觉得旁观者清，别人站在局外可能更有发言权；有时是因为想从更有经验、更有阅历的人那里寻求帮助。但是，过度在意别人的眼光，就会影响我们的选择，阻碍我们前进的脚步，最终无法实现自己的理想。

人的一生虽然处于错综复杂的关系网中，无法脱离别人的视野而生存，但人的梦想与追求是存在于自己的内心的，不做别人眼光的奴隶，执着、坚定地追求自己的梦想，才能开拓真正属于自己的人生。

走出别人的光环

■ ■ ■

两个天使外出旅行，天色向晚时乔装改扮到一个富有的家庭借宿。这家尽管房间很多、衣食富足，但并不欢迎他们，勉强答应他们在地下室过一夜。两个天使铺床准备睡觉时，较老的天使发现墙上有一个破洞，就施展法力把它修补好了。

第二天两人继续赶路，天黑时两人来到一个非常贫穷的农家。女主人正在生病，但农夫夫妇善良而热情，把仅有的食物拿出来款待他们。第二天一早，两个天使被哭泣声惊醒，原来是农夫家的奶牛死了，这对于这个贫苦的家庭来说可谓雪上加霜。年轻的天使感到愤怒，第一个家庭富有而冷漠，可老天使还帮他们修补墙洞，第二个家庭贫穷而善良，可老天使却不帮助他们阻止奶牛的死亡。

"有些事并不像它看上去那样。"老天使说，"在那个富裕家庭的地下室里，我从墙洞看到墙里面堆满了金块，可想而知主人对此并不知情，为了惩罚这家人的贪婪和冷酷，所以我把墙洞补好了。昨天半夜，死神来召唤农夫的妻子，我无力劝回死神，只得让奶牛代替了女主人。"

的确，有些事并不像看上去那样，就像我们站在自己的角度看待别人的生活，我们看到别人的所有、别人的幸福、别人的快乐、别人身上笼罩的光环，但别人的痛苦我们看不到。因为生活就像鞋，痛苦就像鞋里的沙，沙磨脚的痛只有穿鞋的人才能体会到。

美国有一位深受人们喜爱的女歌星，她所到之处无不充满鲜花和掌声。人们津津乐道于她所拥有的令人艳羡的歌喉，美丽的容貌，良好的修养，如日中天的事业，完美的家庭，深爱她的丈夫，好像全世界的好都集中在了她身上。在一次记者招待会上，有一位记者问她："你的拥有如此之多，请问哪一项是你最珍惜也最想感谢上帝的呢？"

女歌星沉吟了一下，微笑着说："我最珍惜的是我的一对儿女，尽管他们一个是先天性瘫痪，一个脑瘫，但我还是要感谢上帝，那是他送给我的最好的礼物。"

短暂的沉默之后，是人们真诚热烈的掌声。

每个人都有自己的幸福，也有自己的痛苦，上帝不会让一个人拥有全部，也不会让一个人一无所有，所以，不要羡慕别人比你高、比你帅、比你多才多艺、比你有钱、比你住的房子大、比你开的车子好，因为，别人在这些光环背后，自有他的痛苦。

而且别人身上的光环，本身就是被我们艳羡的眼光铸成的。人类的天性中有比较和嫉妒的存在，我们在看待别人时，首先注意到的是别人优于自己的地方。久而久之，别人就会光芒四射，而自己在光芒的衬托下则会显得愈加卑微。

不要让自己躲在别人的光环后面哭泣，我们应睁大眼睛，看到别人光环背后的阴影。另外，也要给自己加诸光环，让自己在光环中粲然微笑。

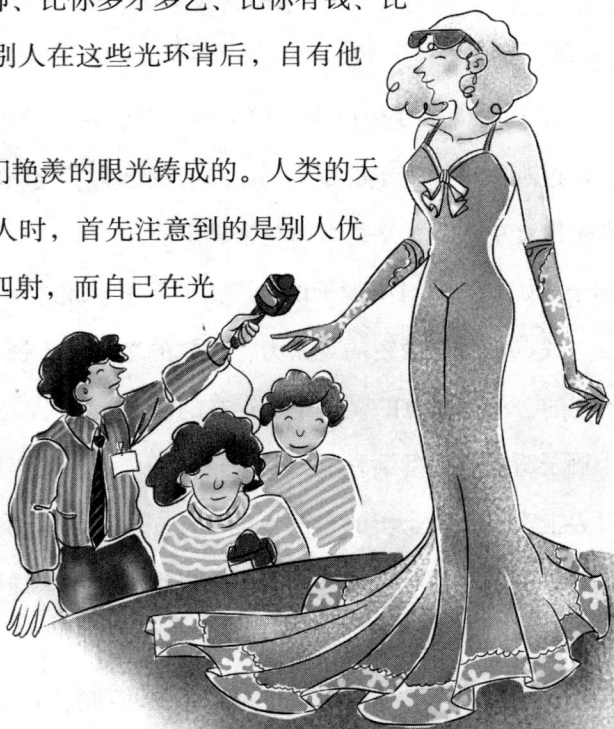

远离完美的陷阱

> 所谓"金无足赤，人无完人"，如果你一心追求自己的完美，就会陷入误区。我们不能苛求自己的一切完美，我们应坦诚面对自己的缺点，容许自己犯错，在不断完善自我的过程中去追求完美。

完美是朵罂粟花

我们应努力追求完美，但不应苛求完美，因为完美就像一朵妖艳的罂粟花，只能观赏，不能把玩。

一头年幼的狮子梦想成为草原上最出色、最完美的狮子。它在捕猎时发现自己的耐力远不如羚羊，通过观察得知羚羊的耐力与吃草有关。为了克服缺点增强耐力，小狮子便改变自己的生活习性，开始以食草为生，结果身体越来越虚弱。

狮子妈妈知道后对小狮子说："我们狮子家族之所以能称霸草原是靠突出的优点，而不是因为我们没有缺点。我们敏锐的观察力、卓越的爆发力、锋利的牙齿和准确的扑跳动作都是别的动物所无法比拟的，没有缺点的狮子是不存在的。"

小狮子听了妈妈的话，尽力发挥自己的优点，几年后，终于成为一代优秀的狮王。

世界上没有十全十美的东西，也不存在毫无缺点的完人。但我们在认识自我、看待别人时，仍然习惯于追求完美，对自己求全责备，对别人也要求样样都好。但事实上，即使伟人、名人也不是十全十美、无可挑剔的。

美国"发明大王"爱迪生一生共有1000多项发明，但他在晚年却固执地反对交流输电，一味主张直流输电，阻碍了科学技术的发展。电影艺术大师卓别林创造了生动而深刻的喜剧形象，但他却沉迷于无声电影的世界，极力反对有声电影。

美国作家哈罗德·斯·库辛写过一篇《你不必完美》的文章，文章的大意是这样的：他不小心在孩子面前犯了一个错误，感到非常惭愧。因为害怕自己在孩子们心目中的美好形象受损，他极力掩盖着错误。在对与错、诚实与谎言的煎熬下，他感到非常痛苦。终于有一天，他决心放下自尊，勇敢地向孩子们承认自己的错误。孩子们不仅没有轻视他，反而因为他的坦诚，比以前更爱他了。他由此发出感叹：人犯错误在所难免，那些经常有些过失的人往往是可爱的，没有人期待你是圣人。

每个人都是上帝咬过的苹果
■ ■ ■

上帝不喜欢完美，所以每个人的出生都伴随着或多或少的缺点和缺陷。有的人天生矮小，有的人生来肥胖，有的人头发枯黄，有的人走路一瘸一拐。这些缺陷并不可怕，可怕的是人们会不自觉地沉湎其中，为此苦恼、为此悲观，大大影响自己的生命质量。

一位年轻的女孩，曾向我倾诉她的苦恼，她的牙齿长得歪歪斜斜，颜色黑黄，所以她从不敢张开嘴大笑，偶尔大笑一次，也会用手捂住嘴。我让她记住两句话：一是当你开心地笑时，别人更注意你灿烂的笑容，而不是你的牙齿。二是你越想掩饰的东西，别人越会关注。

几个月后，这个女孩又给我打过一次电话，声音跟原来判若两人，特别有活力、有朝气，她告诉我，她现在不为牙齿苦恼了，变得很爱笑，朋友也多了。她的同学都发现她是这么开朗、这么随和，原来还以为她是个很难接近的人。

凯丝·达莉是美国电影界和广播界的一流红星，在成功之前，她曾经因为自己天生的龅牙走过很长一段弯路。

她在夜总会唱歌时，因为龅牙总是放不开。每次唱歌都会努力用上嘴唇盖住突出的牙齿，以避免龅牙给自己本来就一般的相貌扣分。但结果并不理想，这样的口型大大影响了她的发声，所以她的歌声不能为观众所接受。更要命的是，她那生硬的口型让观众觉得很滑稽，观众不仅不接受她，还嘲笑奚落她。

后来，一位音乐家发现了她。音乐家觉得她的嗓音很独特，同时也看出了她演出不成功的症结。一次演出结束后，凯丝·达莉在观众稀稀拉拉的掌声中走下舞台，音乐家快步走到她面前，直截了当地对她说道："我知道你想掩藏的是什么，你的龅牙对不对？要知道观众想欣赏的是你的歌声，你只需要把你的歌唱好就行了，根本不用去管其他的东西。"这句话使她极为难堪，但是尽管如此，她还是大受震动，所以决定忘掉自己的龅牙，放开地唱一次，看看结果到底会怎么样。

当凯丝·达莉忘掉龅牙，全心全意投入演出后，她的美妙歌喉终于一览无余地展现在观众面前，一下子征服了观众。不久，凯丝·达莉就凭借自己的天赋征服了全美国。这时，那几颗一直被她视为不能见人的龅牙不仅无伤大雅，甚至还成了她最具特色的地方，为歌迷所称道。

完美是快乐的天敌

我有一个朋友，非常喜欢跳舞，趁着闲暇时间，她报了一个芭蕾舞班。两个月后，她已经跳得很好了，许多人都说她的水平像是学了半年以上。可她总是不满意，觉得自己比舞蹈老师甚至那些学了两三年的人都差远了。她越想越难过，最后甚至不敢去上课了，整天郁郁寡欢，难得开颜。

这个朋友就是个典型的完美主义者。她强迫自己必须非常优秀，不能容忍自己做得不够好。其实以一个外行人的眼光来看，她的进步已经很大了，而且，以她的年龄和学习时间，能跳到这个程度已经相当不容易。可她硬要和那些学过多年的人比较，那么自己郁闷也就可想而知了。本来学舞是为了陶冶情操、丰富生活，是件快乐的事情；可由于她的过高标准和完美主义，导致一切都变了味，成了让人丧气的事情。说得难听点，这位朋友就是自己和自己过不去。现代社会本来压力就大，快乐已经成了一种奢侈品，如果再被自己的完美主义压迫，那就更难寻觅快乐的踪影了。而且，过于追求完美很可能演变成一种病态，当现实达不到期望结果的时候，就会感到压抑和绝望，甚至走上自杀的道路。

爱情也是一件快乐的事，可如果用完美的尺子来衡量爱情，那爱情也会苦涩难当。我们都是不完美的人，世界上本没有完美的存在。过分地追求完美是爱情的致命伤，如果情人眼中容不下一粒沙，那爱情就会早早凋谢，走向尽头。

一个男人想找一个完美的女人结婚。然而当他70岁时还没找到。有人问他："你一生都在寻找完美的女人，走了那么多路，过了那么多河，经过了那么多城市，难道真的没找到一个完美的女人吗？"

老人的神情一下子黯淡了下来，变得非常悲伤。他说："是的，我找到过一个完美的女人，她美丽、聪明、善良、大度，所有的美好词汇用在她身上都不过分。可是怎么办呢？她不肯嫁给我，因为她也在寻找一个完美的男人，而我显然不是她要找的人。"

完美主义是一切美好事物的天敌，选择了它也就将快乐拒之门外。无论是生活还是爱情，我们都应该既清醒又糊涂。有时候，稍微放宽一点标准，缺憾溜了进来，快乐也同样会进来。

不要苛求自己

很多时候我们都说要宽容别人，可很少有人提过宽容自己。

其实，宽容自己比宽容别人更重要。如果一个人对自己都极端苛刻，不够爱惜，那他又哪儿来的耐心和爱心去宽容地对待别人？

宽容自己，不要把自己逼得太紧。功成名就固然可喜，成为顶尖的人物固然可羡，可我们也应该明白，成功之巅的容量有限，不是所有人都能努力后心想事成。这不是我们的错，有时候可能是环境，有时候可能是他人，有时候可能是机遇，甚至有时候是命运在捣鬼。既然如此，我们就应该坦然面对。不能成为第一，当第二何妨；不能拥有伟大，静守平凡也不错。用轻松的人生规则主宰自己的快乐，又何尝不是一件幸事呢？

不要凡事追求极致，不要处处非得完美。我们是红尘中的俗人，不是水晶宫里的仙子。我们应该允许自己出错，允许自己迷糊，允许自己偶尔的哭泣和无助。卸下完美主义的面具，人生才不会太过凝重。

宽容自己，放下过去的包袱，开始新的征程；你会发现生活的道路越走越宽，内心的空间越来越大，快乐也会越来越多。

宽容自己，懂得扬长避短，客观地看待自己的缺陷和不足，用自己擅长的一面勾勒生命的美好。

宽容自己，在挫折和失败的夹缝中找到一线生存的希望。

……

宽容自己，快乐才能与你同行！

尽力而为就好

每个人都有自己的目标，也会或多或少地朝着它努力。有人懒懒散散，只肯付出三四分力气，然后便趴在半途不动了；有人竭尽全力，用了十分力气，结果达到了顶峰；还有人超常发挥，用了十二分的力气，结果创造出奇迹。

我们提倡的是用上十分力气，去追求自己的目标。

只肯花三四分力气的人太过浅薄，不可能取得大成就；他们的人生如同空壳的葵花子，看起来饱满却毫无价值。

超常发挥出十二分力气的人，虽然值得钦佩和赞叹，但不可作为生命的常态。因为我们是人，不是神，期待靠奇迹来实现理想还不如去买彩票。

我们提倡的是尽十分力，剩下的就顺其自然，由老天来安排。就像王安石曾说过的："尽吾志而不至，亦可以无悔矣。"在自己能力范围内竭尽全力，若能正常发挥就该对自己竖起拇指；若能超常发挥则可当成老天的礼物。如此这般，做事时就会更加放开手脚，效率和效果才可能接近期望。

一个人去攀登珠穆朗玛峰，在距离顶端三四米的地方觉得自己力气用尽了。虽然前面看起来并不遥远，但他知道越往上走就越是艰难，而他已几乎耗尽了力气。是用生命做赌注，赢得登顶的荣耀和回去后的掌声，还是就此止步，折返下山？这个人想了想，最终踏上了下山的路。

回去后，许多人都为他惋惜，觉得差一点就到峰顶了，就此放弃太不明智。而那个人却说："我知道自己的能力，我的体能和准备只能让我走到那里，如果强行上去，也许我就再也回不来了。与其赔上性命，不如快快乐乐地留下遗憾，等待下次去攀登。"

多有智慧的选择！知道自己的水平，所以不强求达不到的目标，哪怕这目标看似不远。因为过分强求很可能让自己陷入险境，那就是大大的不智了。

与此相反的则是另一个故事，另一种选择，当然也造就了另一种结局。

某公司白领王伟，在妻子的催逼下买了一套大房子。由于每月的月供几乎等于他的全部工资，因此他的压力非常大。为了挣更多钱来还房贷，他每天拼命地工作，连续两年每年休不到两天假，终于把自己逼上了绝路，第三年就英年早逝了。

成王败寇的游戏规则，只许成功、不许失败的固有概念，将多少人逼上了梁山，不得不去用命换取那些超过了能力和承受限度的东西。这样的人给自己戴上了沉重的枷锁，然后把自己逼进了疯狂的牢笼。人活至此，还有什么乐趣可言？

超越了缺陷，你就不再有缺陷

有一位女士，刚刚买了房子，兴奋地与丈夫商量墙壁该刷成什么颜色。她丈夫本来是一位出色的装修师，但在一次车祸中不幸双目失明，所以他们只能找别人来刷墙。

女士找来一位油漆匠，谈好价钱后开始干活。她的丈夫虽然失明，但非常乐观，他一边和油漆匠聊天，一边帮着做点力所能及的事。

七天之后，粉刷工作完成了，淡绿色的墙壁看上去相当漂亮，女士非常满意。当她按当初的约定把钱给油漆匠后，没想到油漆匠又退给她一半。她以为是油漆匠好心，看丈夫残疾有意减免，就说："谢谢您的关照，但我们的生活很不错，不需要您特殊照顾。"

油漆匠答道："我并不是为了表示照顾，而是为了表示感谢。这几天，和你丈夫一起工作，我过得非常快乐。他的乐观和热情感染了我，他让我明白，我的情况并不是最坏的，而且，我还能通过努力使自己过得更好。我想，这段日子会改变我今后的整个人生。少算的钱，就算是我对他表示的谢意吧。"油漆匠边说边伸出了那只一直插在裤袋里的左手，女士这才发现，那只是一截光秃秃的胳膊。

奥斯特洛夫斯基说："人的生命，似洪水奔流，不遇到岛屿与暗礁，难以激起美丽的浪花。"的确，要是没有他的受伤瘫痪，就不会有《钢铁是怎样炼成的》问世。当你把缺陷踩在了脚下，缺陷不仅不会阻碍你前进的脚步，还可能成为你的优势。

一个小男孩天生残疾，只有一只右臂，但他非常迷恋跆拳道，希望自己也能成为跆拳道高手。

父亲为他请来一位非常优秀的跆拳道师傅，问师傅孩子能不能练跆拳道。师傅看了看小男孩的情况，沉思了一会儿，坚定地说："他可以练，而且可以练得很好。"

后来，师傅开始教小男孩练跆拳道，但师傅只教给了他一招，要求他反复练习。小男孩很快练会了这招，他要求老师教别的，遭到了老师的拒绝。好在小男孩非常敬仰师傅，觉得师傅的教法自有他的道理，所以他一直一丝不苟地练习。

一晃两年多过去了，一次全国性的跆拳道大赛，师傅决定带他参加。

到了比赛那天，小男孩看着高大强壮的对手，一点信心都没有，师傅鼓励他说："不要想那么多，只要抓住机会，把你平常练好的那招使出来，你就能赢。"

比赛的结果出乎所有人的意料，这个残疾的小男孩赢了！

后来，师傅一语道破玄机："我教你的，是跆拳道中最难的一招，你经过长时间的练习，已使用得得心应手。更重要的是，对方破解你这招的唯一办法，就是抓住你的左臂。"

我们无法选择人生，却能选择面对人生的态度；我们无法改变事实，却能改变面对现实的心情。所以，无论情况如何，我们都能快乐，我们都能优秀。

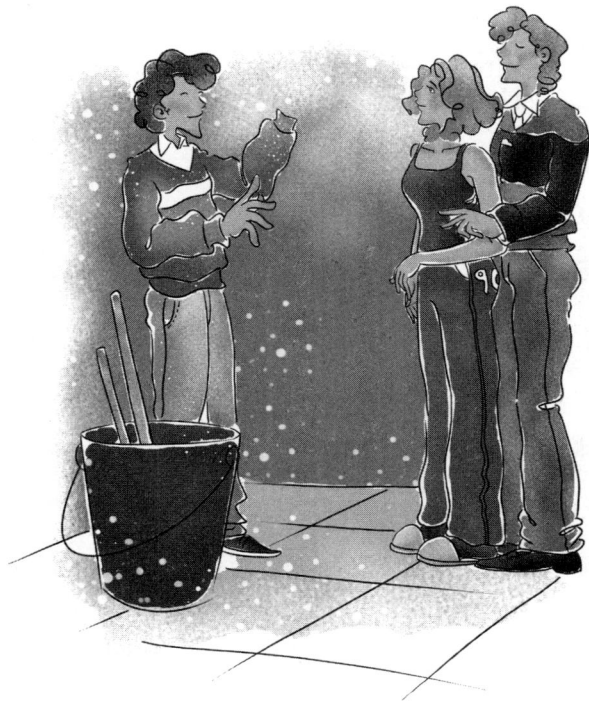

自信的人生更美丽

> 成就与出身、种族无关，与信心有关。这个世界是由自信的人创造出来的，唯有自信，才能让人积极地去努力、去争取，从而登上成功的山峰。

自信源于强大的内心

古人云："智者无忧，勇者无惧，仁者无敌，义者无顾。"短短十六个字，体现了内心力量的强大。

一个自信的人，首先具有一颗强大的内心。自信不应该依附于外物，而必须源于自我本身。试想，如果一个人是因美丽而自信，那当她年老色衰时怎么办？如果一个人是因为金钱而自信，那万一他哪天钱财耗尽怎么办？如果一个人是因为权力而自信，那万一权力不能长久怎么办？

真正的自信是一种对自我的笃定和认可，可以让自己无论在什么情况下都昂首站立，将命运掌握在自己手中。

纽约的公园里，几个白人小孩正围在卖氢气球的老爷爷身旁。他们买了许多五彩缤纷的氢气球，然后笑着、叫着，把它们放飞到天上。

这时，一个衣着破烂的黑人小孩羡慕地睁大眼睛，看着那些美丽的气球，眼中闪着泪花。

老爷爷蹲下身，慈爱地问黑人小孩："孩子，你要不要也买一只气球呢？在放飞它的同时，可以许一个愿望，它会将你的愿望传达给上帝的。"

黑人小孩咬着指甲，小声问："那，我可以买一只黑色的气球吗？"

老人帮他取下气球，又问："你要我帮你把它放到天上，飞到上帝那里去吗？"

黑人小孩惊讶地睁大了眼睛："爷爷，黑色的气球也能飞上天空吗？也能飞到上帝身边吗？"

老人盯着他的眼睛，认真地说："当然。孩子，你要记住，气球能不能飞起，不在于它的颜色，而在于它里面的氢气。因为无论哪种颜色的气球，在上帝眼中都是一样的。"

相信自己独一无二的价值

■■■

每个人都是上帝的杰作，都是世界上无可替代的唯一。有史以来，无数人曾生活在地球上，但在你之前，从来不曾有过你。

相信你自己，天生我材必有用。如果你连自己都怀疑，那还能相信谁呢？如果连自己都不相信，那又怎能认清自身优势，更好地实现自身价值呢？

索菲亚·罗兰是世界超级影星，但世人赞美的除了她的美貌和演技，还有她无比的自信。

她刚出道时并不为人看好。很多导演都认为她长得太难看了——鼻子太长、臀部过大。他们要求她去整形，断言她如果不整形，将永远不会红起来。

但索菲亚·罗兰却不为所动。她坚定地对一个拒绝她的导演说："的确，我看起来和那些正当红的女明星有些不同，但这并不能证明我比她们丑。相反，我认为我的长相有独特的魅力。我的鼻子长吗？不，它只是使我的脸看上去更个性一些。我不会去整形，因为我就是我，不是别人。至于我的臀部，不可否认，它确实有点大，但那也让我显得独一无二。我要保持本色，不会因别人的看法而否定自己。"

凭借无比强烈的自信，索菲亚·罗兰打动了导演，终于一步步登上了影视世界的顶峰。多年之后，她成为著名影星。

永远不要否定自己，你就是独一无二、绝无仅有的。你的外表、思维、个性和动作都是唯一的，在这方天地之中，你永远无可取代！从这一点来说，每一个人都是绝对的"天生赢家"，都具备成功的特质和潜能，只要多加努力，充分挖掘自身优势，那么我们每一个人都可以成为耀眼的成功者。

生命如同一个调色板，我们都希望能在上面画出万紫千红的图画。但是，如果我们连提笔的勇气都没有，那又怎能描绘出属于自己的绚烂风景呢？

相信自己，你有能力让你的人生更美丽！

求人不如求己

■■■

遭遇难题时，人们往往习惯求助于人，却忘了自己才是最强大、最可靠的力量。

天下大雨，一人在屋檐下躲雨。看到观音菩萨撑伞经过，便说："菩萨，你救苦救难、普度众生，带我一段吧。"

观音说："我在雨中，你在檐下，檐下无雨，你无须我度。"

这人便从檐下走出，说："现在我也在雨中，该度我了吧？"

观音说："你在雨中，我也在雨中，我不被淋是因为有伞，不是我度自己，而是伞度我。所以，你要想不被淋，就自己找伞去。"说完便走了。

第二天，这人遇到难事，便去庙里拜观音。走到庙里，发现观音像前有一个人正在参拜。等那个人参拜完毕抬起头来，他发现那人正是观音菩萨。

这人问："菩萨，难道你也有难处？"

观音说："人人皆有难，我虽是菩萨，也不例外。"

这人又问："那你拜自己有什么用？"

观音说："当然有用，求人不如求己。"

一个人要想有所成就，不要企图从外部找靠山，最踏实、最有效的依靠是自己。

《今日美国》是全美发行量最大、读者群分布最广的一份报纸，它的创办人艾伦·纽哈斯出身寒微，幼年时家里甚至没有能力供他读书，所以艾伦从6岁就开始了半工半读的生活。

艾伦的第一份工作是为邻居捡拾农场上晒干的牛粪饼。这份又臭又脏的工作许多孩子都不愿意做，但艾伦却干得认认真真。他很快赢得了邻居的喜欢，邻居为他换了一个干净轻松且报酬更高的工作——喂马。这让艾伦欣喜不已，他由此意识到，无论什么事、无论多艰难，只要努力去做，总会获得回报。

靠着为邻居打工挣来的钱，艾伦读完了大学。大学毕业后，艾伦为了每周20美元的生活费，在一家小报做记者。他不抱怨职位的低微、报酬的微薄，认真负责地做好每一次报道，一步步走向了成功的巅峰。

求人是缺乏自信、缺乏魄力，求己是顶天立地、自强不息；求人是低头哈腰、低声下气，求己是坦坦荡荡、扬眉吐气。求人，得来的恩惠终究有限，且不知何时就会被人轻易拿去；求己，受益终身，积累的能力、财富永远属于自己。

命运掌握在自己手中

■ ■ ■

一位朋友自称研究过《周易》，要给我看手相。我把手伸给他，他仔细看了一番，然后就生命线、事业线、感情线给我讲了一大堆。我耐心地听完，对他说："你算得不准。"他很不服气："你为什么这么说？"我将手握成了一个拳头："看，命运握在我自己手中。不论什么线，都由我来掌握。"朋友沉吟一会儿，频频点头。接着，他给我讲了一个故事。

一个偶然的机会，他遇到一位女士，她面容憔悴、满脸愁容，从衣着打扮上看得出来生活很不如意。女士听说他会算命，忍不住跟他攀谈起来。她一边感叹自己命运不济，一边称赞算命的神奇："二十多年前，一个算命的人说我的命不好，他算得真准啊，我的命真苦。"朋友听了很好奇，就问："真的这么准吗？他是怎么说的？"

"当时我正跟一个非常优秀的男孩谈恋爱，那个算命的人说我们俩不会有什么好结果。后来我就对这份感情很没信心，我俩果然以分手结束。接下来我嫁给了一个又穷又丑的人，觉得他会对我好点儿，没想到他一点都不珍惜我，不仅不关心我，有时还动手打我。"

朋友觉得她很可怜，就想帮帮她，帮她看完手相后，故意撒了个谎："从手相上看，你40岁以后就会转运，好日子就快来了。"

女士一听非常兴奋："我今年正好40岁，这么说我以后就能过上好日子了！"

后来，朋友又见过这位女士一次，衣着依然朴素，但精神状态明显不一样了，她变得爱笑了，也显得年轻了。

命运并非天注定，因为这世界并不存在万能的上帝；命运也不决定于人的出身，因为无数出身寒微的人取得了令人艳羡的成就；命运也不是由性格决定，百度的CEO（首席执行官）李彦宏就曾说过，自己并不像其他企业家那样强硬，是个性格柔和的人，但是一样取得了成功。

命运由你坚定的信念、持久的努力来决定。如果你怀疑自己当前的境遇，对未来感到迷茫，请握紧自己的拳头，大声告诉自己："我的命运掌握在自己手里！"

自己是最好的伯乐

■■■

每个人的生命都潜藏着许多自己也不知道的能量，如果不去尝试，这些能量永远也没有机会大放异彩。

中国有句俗话："千里马常有，伯乐不常有。"每个人都是人才，都有自己擅长的地方，但不会每个人都是伯乐，因为只有到达一定的位置，拥有一定的权力，有一定的建议权或决策权之后才能成为伯乐。

既然千里马如此之多，伯乐如此之少，我们如果只是被动等待岂不是太消极了吗？把自己成功的希望寄托在别人身上，这种希望就会非常渺茫。我们应该放下羞涩、摒弃犹豫，勇敢地站出来，大胆去尝试，自己去寻找机会、创造机会，做自己的伯乐，让自己从一群千里马中脱颖而出。

意大利画家达·芬奇在雕塑作坊做学徒的时候，已经展现出了过人的天分，但他自己并不知情。他的老师安德烈亚·德尔·韦罗基奥是当时很有名望的画家，但他年老多病，连续辛苦地作画有点吃不消。

一天，老师工作至一半病痛袭来，但顾客催得紧，他只得安排达·芬奇接着画完他未完成的作品。年轻的达·芬奇非常崇敬老师，他认为自己跟老师的差距太过遥远，所以根本不敢接受老师的任务，他怕由于自己水平有限，把老师辛苦完成一半的作品毁了。可是，老师对他却充满信心，不管他怎么推辞，坚持要让他画。

达·芬奇拗不过老师，只得战战兢兢地拿起了画笔。画着画着，他就完全陶醉在艺术世界里，积累多日的艺术才能喷涌而出。画完成后，他请来老师进行评鉴，老师惊讶得说不出话来，尽管他早知道达·芬奇能画好，但没想到他能画得这么好。他把年轻的达·芬奇抱住："有了你，我从此不用作画了。"

从此以后，达·芬奇意识到了自己的艺术才能，树立了信心，他的才情得到最大限度的发挥，成为一代大师。

可见，人们有时候并不完全了解自己。面对一项充满挑战的工作，很多人都会怀疑自己能力不够，不能很好地完成任务。如果我们被怀疑和否定的情绪控制，就会永远活在自己设置的阴影里。

勇敢地摒弃对自己的怀疑，大胆地去尝试，挑战我们认为不可能做到的事，让生命在尝试中爆发出炫目的能量。只要我们勇敢地向前走一步，那些像火山一样炽热的才情就会喷薄而出。世上许多美好的东西最初只是源于一次不经意的尝试。

失败的人往往都陷于半途而废的泥潭，而成功的人几乎都能从倦怠的泥潭中突围出来。世上没有等来的伯乐，最好的伯乐就是你自己。

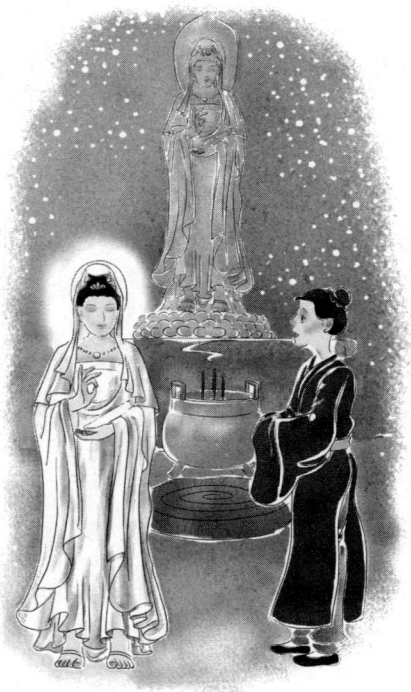

Don't Complain in Your Life

做最好的自己 ☕

> "不积跬步，无以至千里；不积小流，无以成江海。"成功并不难，只要我们不懈努力，让今天的自己比昨天更优秀，那么日复一日，年复一年，我们还会不成功吗？

在心中点一盏明灯
■ ■ ■

在心中点亮一盏灯，让灯光指引你走向幸福。我们都有过这样的经验，原本屋里漆黑一片，令人心生恐惧，但当我们把灯打开，就会长舒一口气，进而自嘲：黑暗有什么好怕的。是的，当你把一切看得清楚明了时恐惧就会自然消失，但是万一缺少了赶走黑暗的这盏灯，你该如何驱散心中的恐惧呢？

古时有一个残忍的国王，喜欢用各种匪夷所思的方式置人于死地，并以此为乐。有一次，他对一个死囚说："我将在你的手上割开一个小口，让你的血一滴一滴地流出来，直到鲜血流尽而死。"第二天，这个死囚被带到一个没有窗户的房间，房间墙上有一个小洞，仅容他把手伸过去。

士兵把他的手塞入小洞，然后进入隔壁房间，在他的手上割了一个小小的伤口。

一阵钻心的疼痛之后，死囚就听到隔壁房间响起"滴答滴答"的声音，虽然那个洞非常小，死囚什么也看不见，但他能确定那是他的鲜血滴落到桶里的声音。

随着鲜血流出时的"滴答"声，死囚的脸色越来越苍白、身体越来越虚弱。后来，他的意识也越来越模糊，终于一命呜呼。

第二天，士兵把他的手从墙壁上抽出来，并拿走了隔壁房间的水桶和水瓶。原来，他手上的小伤口早就不流血了，"滴答"的声音来自士兵放在桶上的一个水瓶。

未知的恐惧就如无边的黑暗，很容易把脆弱的人吞没。

有两个人结伴穿越沙漠。走到中途水喝完了，由于缺水，其中一个中暑了，虚弱得难以行走。同伴把唯一一支枪递给中暑者并再三叮嘱："我现在出发去找水，枪里有六颗子弹，每隔两小时你就对空中鸣放一枪，我找到水后会循着枪声来和你会合。"说完，同伴满怀信心地找水去了。中暑者躺在沙漠中开始胡思乱想：同伴能找到水吗？能听到枪声吗？他找到水后还会回来吗？会不会丢下自己这个"累赘"独自离去？

　　夜色降临了，荒凉的沙漠静得可怕。现在枪里只剩下一颗子弹，而同伴找水还没有回来。中暑者确信同伴早已独自离去，而自己只能等待死亡。他的头脑中不时浮现出自己惨死的景象：秃鹰飞来，狠狠地啄瞎他的眼睛，啄食他的身体……终于，中暑者彻底崩溃了，把最后一颗子弹送进了自己的脑袋。枪声响过不久，同伴提着满壶清水赶来，看到了中暑者温热的尸体。

　　很多时候，打败我们的不是别人，而是自己。就像这位中暑者，他不是被沙漠的恶劣气候所吞没，而是被自己狭隘的心理所击毁。自私、狭隘、怀疑、恐惧都是心中的黑暗，这些黑暗让我们不相信别人，也不相信自己，让我们虚弱，让我们丑陋，让我们永远追不上成功的脚步。要驱除这些黑暗其实很简单，我们只需在心中点亮一盏灯，这盏灯在照亮心灵的同时，也照亮了前方的路。

　　只要心中有灯，眼前就不会有黑暗；只要心中有灯，柳暗也能变为花明；只要心中有灯，阳光总会透过云层普照大地；只要心中有灯，困境注定会成为你的俘虏。

学会扬长避短
■ ■ ■

　　古人说"数子千过不如夸子一长"，不论是生活中还是职场中，人们都要学会捕捉自己的闪光点，要牢固树立"强而弗抑"的思想意识。人的一生中有很多缺陷是无法弥补和改变的，所以我们要善于扬长避短，不要总是习惯性地把别人的思维模式和行为模式往自己身上套，找到适合自己的位置和方式，把自己的潜力和特色发挥出来，才能使自己从众人中脱颖而出。

　　大学毕业之后，小王忙着四处找工作。从一开始的经理助理，到最后的办公室职员，他对工作的要求一再降低。可是每次投了简历都杳无音讯，对此他一直非常苦闷。在同学们中间，他是学习尖子；在老师们眼里，他是品学兼优的好学生。但是毕业了却突然发现自己并不是香饽饽，社会的不认可让小王备受打击。小王就这样飘飘荡荡混了一两个月，在万般无奈的情况下，他给自己的导师写了一封信，希望导师能够给他一些建议。很快导师就给小王回信了，导师在信中说道："人才是企业的命脉，而且现在很多企业都要求有工作经验，你在求职中能够摆正心态、放低要求，这是值得赞赏的。可是你同时也忽略了最重要的一点，那就是你是一名技能型人才，而你却去和别人竞争那些非技能型岗位，拿自己的短处去和别人的长处比，又怎么可能成功呢？你真正应该学会的是扬长避短，只有这样你才能够在竞争激烈的职场中脱颖而出。"看完导师的信，小王明白了自己的问题症结，于是他改变了自己的求职意向，上网给一家电气自动化公司投去了简历，很快就通过了公司的面试，走上了工作岗位。

如果我们忽略自己的长处，一味地对自己的不足和短处耿耿于怀，最终的结果只会事与愿违。就像让NBA巨星姚明参加跳水比赛，让善于跨栏的刘翔去举重，这样的场面只会让人忍俊不禁。

兔子最擅长奔跑，是历届动物运动会的短跑冠军。可有一次，兔子差点被狼逮住，幸亏它及时跳进了河里，但由于不会游泳，它又差点被淹死。为了避免此类事件再次发生，兔子决定和小狗、乌龟还有松鼠一起练习游泳。小狗和乌龟很快就学会了游泳，可是兔子和松鼠学了很长时间都没有学会，它们为此很苦恼。青蛙看到了，对兔子说："既然你擅长奔跑，为什么非要去学游泳呢？只要你继续练习奔跑，总有一天会让狼无法追上。"兔子听后茅塞顿开，放弃了游泳，专注于练习奔跑，所以越跑越快。

生活中有很多人就像兔子一样，明明知道自己最擅长的是奔跑，可偏要去练习游泳，结果只能是无功而返。不要盲目追赶社会潮流，也不要一味羡慕别人的光芒，我们需要做的是静下心来，发现自己的优势和长处，认清自己的劣势和短处，据此确定自己的位置和努力的方向，全力去追求自己的成功。

做自己想做的事

做自己想做的事情，是一种值得提倡的工作态度和人生态度。在任何时候，我们都不能随波逐流，不能在诱惑面前迷失，要真实地面对自己，尊重内心的感受，这样才不枉在世上走一遭。法国天才诗人亨利·米肖写过这样的诗句："我是命运的主人，我主宰自己的心灵。"

王刚本来有一份令人羡慕的清闲工作，可是后来却辞职了。他的工作并不累，待遇也很丰厚，所以很多亲戚朋友都劝过他，家里上有老，下有小，让他一定要慎重。妻子和母亲对他更是不理解，软硬兼施，让他为了全家的安稳不要做傻事。但是王刚还是顶住了来自各方面的压力，离开了那个人人艳羡的岗位。他说，人这一辈子短短几十年，不能就这么稀里糊涂过完了。做了十多年的公务员，白白浪费了十几年的时间，这不是他所追求的人生。

朋友问他："你是不是已经找到了更好的工作？"

王刚淡然地说："没有，我先跳出来再说，再这么下去，我将来肯定会后悔死的。"

后来，王刚在北京创业。几年以后，他的身家已经是数千万了。当别人对他表示赞美和羡慕的时候，王刚平静地说："这没什么，我只是做了自己想做的事情而已。"

戴尔曾经这样勉励想要创业的青年："年轻人，你们要忠于自己，如果你现在很想做你认为对的事情，那么就放手去做，不要在意别人的看法和想法。如果我因为别人的怀疑和否定而停止不前的话，就没有今天的我。我们是否能坚持，是否能冲破阻碍，则要看我们能否忠于自己。"

做自己想做的事，这样我们的心才能找到归宿，才能感受到为了事业而拼搏的乐趣，无论多苦多累，我们都会开心。事实上，只有做自己想做的事，走自己想走的路，我们才能始终充满激情，始终充满希望，我们的生命才能找到支点，我们的人生才能获得幸福。

每天进步一点点
■ ■ ■

每个人都想成功，拥有亿万的财富，获得令人叹服的殊荣，可是这些是一蹴而就、一朝一夕就能得到的吗？成功，难道是偶然的吗？不，每个人的成功都是偶然中的必然，与日常点点滴滴的积累分不开，每天进步一点点，时间长了就会进步一大步。无论你是身居高位、富甲一方，还是一介平民、身无分文，都应该持之以恒、永不言弃，每天哪怕是微不足道的进步，也会使你更优秀。

有一个小女孩，由于小的时候经常患病，所以身体一直很虚弱。上体育课的时候，每次跑步都是最后一名。同学们常常嘲笑她，暗地里叫她"豆芽菜"，因此小女孩非常害怕上体育课。一有体育课，她总是找各种理由请假逃避。后来这件事被妈妈知道了，妈妈安慰她说："没有关系，在同学当中，你年龄最小，跑在最后并不丢人。不过，你要记住，你不能永远做最后一名，你的下一个目标就是追上前一名。"女孩看着妈妈的眼睛，认真地点了点头。

在接下来的跑步中，女孩明确了自己的目标，努力追赶她前面的那个同学，结果她从倒数第一名变成倒数第二名、倒数第三名、倒数第四名……半个学期下来，她的跑步成绩已经达到了全班的中游水平，而且也慢慢地喜欢上了体育课。

在妈妈这种"追上前面一位同学"理念的引导下，女孩后来成了全班的跑步冠军。同时，她把这种理念引申到了学习当中。2001年，小女孩从北京大学毕业之后，被哈佛大学以全额奖学金录取，成为当年哈佛大学唯一一位中国应届毕业生。这个小女孩就是朱成。

进入哈佛大学之后，朱成连续攻读了硕士学位和博士学位。在攻读博士学位期间，她被选为哈佛大学研究生会主席，这是哈佛大学历史上第一次由中国学生担任这个职务。

每天进步一点点，哪怕是一小步，日积月累终究会铸就成功的大厦。虽然知道这个道理的人不少，但真正能够践行的却并不多。有的人眼高手低，梦想着大作为、大事业，对眼前的小事情不屑一顾；还有些人一曝十寒、半途而废，不能坚持到终点。很多时候，我们不是被对手打败的，而是败给了自己。

Don't Complain in Your Life

其实，你该更善良 ☕

> 如果我们心存善意，在做事情的时候
> 能够往善的方向去考虑，内心首先感到的
> 是愉悦；相反，如果我们心存恶念，做事
> 有邪恶的倾向，那内心必然会受到煎熬，
> 而且很难真正忘记这种煎熬。

　　不知道从什么时候起，纳尔奇克小镇的枣椰巷口来了一个年轻的修鞋人，他每天早晨很早就来这里摆摊，到日落才收摊回去。这个男人的眼神孤独而且有点阴郁。

　　一天早晨，天空飘着雪花，鞋匠准时把摊摆了起来。没过多久，从巷子里出来一个女人，脱下右脚的鞋子请鞋匠帮她钉一下鞋跟。这个女人叫莉娜，她手上提着一个大包裹，像是要出远门的样子。

　　鞋匠很快完成了工作，正当莉娜掏出钱包要付钱时，一个抢劫的人突然出现，抢过莉娜的包裹准备开溜。鞋匠反应很快，飞起一脚，包裹从劫匪的手中脱落了。

　　莉娜万般感激，连连道谢之后，拦了一辆的士准备出发。这时候，鞋匠居然也上了的士，而且说出的目的地和莉娜一样。

　　从纳尔奇克到他们的目的地，途中要翻越一道山岭。因为岭中时常有狼出没，所以当地人又将此地称为"野狼岭"。车行到岭前，风越刮越凶，雪也越下越大，司机不想再往前走了，无奈地踩了刹车。莉娜看起来有急事的样子，不愿返回，准备下车步行前往。可是刚一开车门，就被冷风呛得直咳嗽。她低着头艰难挪步，谁知道鞋匠跟了上来，抢过她的包裹抬腿就走。

　　莉娜追上了他，很感激地问鞋匠："真是非常感谢，您到那个地方去有什么事情吗？"

　　鞋匠没回答，过了几秒，突然哈哈大笑起来，然后手臂一扬，就把莉娜的包裹扔到了山谷里。

　　莉娜吓坏了，吞吞吐吐地问："你，你想干什么？"

　　鞋匠阴沉沉地回答："莉娜，你不认识我，但是我认识你。告诉你吧，我是达雅的丈夫，就是

被你丈夫用刀刺穿腹部导致孩子没了的那个达雅的丈夫呀。你相信吗？这个世界是会有报应的，你丈夫杀死了我的孩子，我现在就要代表老天来给你们行报应了。"

莉娜这才恍然大悟。去年的时候，她的丈夫因为故意伤人被判刑了，她今天就是要去探监的。这个鞋匠一定是蓄谋已久，在巷子口摆上了鞋摊，今天算准了她要去探监，就跟了过来，打算在野狼岭动手将她杀害，这岭上的野狼还能帮助他毁尸灭迹呢。

"没错，我丈夫虽然有罪，但这件事情并不能全怪他。"莉娜徒劳地解释着。事实也是如此，莉娜的丈夫发现了作为财务的同事达雅在做假账、吃公款，暗暗地提醒了达雅一次。谁知道达雅并没有珍惜这个改过自新的机会，她假意请莉娜的丈夫吃饭道歉，却在酒里做了手脚。当莉娜的丈夫醒过来的时候，发现自己正赤身裸体地和达雅躺在床上，达雅威胁他说，如果不入伙，就告其非礼，他愤怒之下拿起水果刀刺向了达雅……

可是，鞋匠哪里还会管这些事实呢？在他的眼睛里，莉娜的丈夫害死了自己未出世的孩子，是自己的大仇人，莉娜当然也是自己的仇人，一定要除之而后快。

他面露凶光，步步紧逼，扑倒了已经退到悬崖边的莉娜。突然，挣扎着的莉娜停止了动作，惊恐地望着前方，有两只狼出现在了鞋匠身后，并且张口欲咬鞋匠。

情急之下，莉娜紧紧抱住鞋匠的脖子，和他一起滚下了山崖。

当鞋匠醒过来的时候，发现自己躺在医院里。护士告诉他："你能醒过来多亏了和你在一起的那个女人啊，她真是上帝派来的天使。她真勇敢，一只手握住刀恐吓着随时可能扑过来的恶狼，一只手奋力地拖住你往公路上爬。幸好有车经过把你们俩救了过来，当时，你们的后面跟了一群恶狼。

"那个女人扭伤了脚，但是她没有留院治疗，只是敷了点药，然后给你交足了治疗费就走了。哦，还给你留了封信。"护士边说边把信递给了鞋匠。

信的内容很短："我丈夫虽然犯了罪，但他已经受到了法律的制裁，希望你能够放下内心的仇恨，为了爱去更好地生活……"

几天后，枣椰巷口的鞋摊不见了，但在巷子里的某户人家门口，多出了一个有些磨损的包裹。

莉娜的善良拯救了自己，也救赎了鞋匠的灵魂。其实，每一件事情都有两面，积极的和消极的，或者可以说成是善意的和恶意的。不管从哪个方向去想，事情都是摆在面前的，不管从哪个方向去做，事情都是需要解决的，因此我们完全可以更善良一些地去想去做。善良，其实是一种生活的智慧。

Don't Complain in Your Life

要永远地信任生活

> 我相信进步。同时我又十分相信，人
> 类具有决定幸福的能力。
>
> ——海涅

有位失业者对激励大师安东尼说："老师，我失恋又失业了。我从来没遇见过像我这样的倒霉蛋，我是个被生活抛弃的人。老师，像我这样的人还有救吗？"安东尼回答说："如果你不信任生活，那么生活就会背叛你，你也不会从生活里占到任何便宜。"说完，安东尼转身离开了。他相信一个不信任生活的人，神也帮助不了他。没想到五年后，这位失业者以成功者的身份走进安东尼的工作室，感谢他激励自己信任生活。

美国《金钱》杂志曾经给予过一个人这样的评价："过去25年间最能改变人们生活方式的八大人物之一。"他的名字叫作迪伊·霍克，现如今的身份是VISA的创始人以及荣誉首席执行官。

可迪伊·霍克的前半生并不是含着金汤匙度过的，甚至可以说是苦不堪言。1924年，迪伊出生在美国的犹他州，自小他就是一个不按常理出牌的孩子。他对于学校里面刻板的知识教育以及教会的严厉管束十分不满，一心想要过自由的生活。

14岁的时候，他突然觉得该结束自己的学习生活了，于是他毅然退学，准备去工作，但是年龄却未达到标准。小迪伊找到了捷径，他伪造了洗礼证书，声称自己已经16岁了，坦然地走进了社会。

第一份工作是在一个罐头厂倒污水，随后又去了乳牛场当伙计，接下来，他当过搬运工、屠宰场的工人、农药喷洒工等，几乎干遍了所有的体力活。家里人都觉得这个孩子太叛逆，很难成才了，因此也没有对他再抱多大希望。

时光如梭，一转眼，迪伊已经到了27岁，终于有了一份正式的工作，一家消费金融公司聘用了他，这就意味着打杂的日子是过去了。照理说，迪伊应该珍惜这个机会，本本分分地好好上班了，谁知道他依然有着一颗不安分的心。

迪伊很快和公司里的年轻人打成了一片，并且把他的奇思妙想传递给了大家。很多人都热血沸腾地甩开膀子跟着迪伊一起颠覆传统地干了起来，公司的业绩也因此大幅度上升。可惜，保守的老板觉得这样做太冒险，最终还是炒掉了迪伊。

　　失业的压力、周围人怪异的眼光，这些都让迪伊不想再这么下去了。他流浪到了西雅图市，再次过起了窘迫的生活。

　　一个偶然的机会，他进入了一家金融集团，负责消费者的借贷业务。迪伊很珍惜这份工作，但随着对业务的逐渐熟稔，他骨子里不安分的因素再度跳了出来，他觉得需要改革和创新，才能让公司稳立于世。可惜，还是没有一个领导信任他，迪伊再次失业。

　　转眼，他已经36岁了，而且有了三个孩子，即使他有再大的梦想，也首先应该做一个合格的父亲。无奈之下，迪伊只得进了美国国家商业银行，从最底层的实习生做起，工作几乎是在打杂。快40岁的人了，还总是被各个部门使唤来使唤去，忙得脚不点地。

　　这种下层人的生活，他过了二十多年，叛逆的个性让他吃尽了苦头，却没有真正干出过什么成就。可是，倔强的他不断告诫自己，信任生活，曙光一定会来到。

　　1967年，迪伊43岁了，他终于等来了生命中的转机。他所供职的银行开始了信用卡的开发业务，作为一名老职工，他为自己申请了一个协助工作的机会，这个时候，他颠覆传统的思想终于遇到了伯乐。

　　带着三十多年来独特的创新组织理念，迪伊踏上了理想之船，出发了。经过两年多的探索，迪伊成功地发展出了一套"价值交换"的全球系统，创建了一个名叫"VISA国际"的组织。

　　耗尽大半生的光阴，迪伊终于为自己的人生画上了那绚烂的一笔。

　　生活可能会辜负我们，可能会欺骗我们，可能会将我们捧到最高点，也可能让我们瞬间跌到最低处。

　　但那就是生活啊，只要能抱着一颗永远信任生活的心，转角之处就一定能够出现惊喜。

Don't Complain in Your Life

只要快乐，伤害怕什么

世上没有真正不快乐的人，只有不肯快乐的心。快乐是一种发自内心的主动的力量，因此，我们完全可以主导自己，让自己快乐或者不快乐。如果我们能保持一颗随时准备快乐的心，那么哪怕挫折和伤害出现在面前，也一样无畏无惧。

1820年，丹麦物理学家奥斯特发现了电流可以使磁针偏转。自此之后，关于电和磁的实验真正登上了历史舞台，英、法等国的科学家开始投入大量的时间重复奥斯特的实验，试图从这个奇妙且惊人的现象当中发现新的奥秘。

当时，威廉·沃拉斯顿和戴维都是物理学界举足轻重的人物，在得到奥斯特的结果之后，他们两个人一直在合作研究，但也没有什么新进展。

当时，法拉第刚刚30岁，这个年龄的他在皇家学院里还属于毛头小子，无足轻重，甚至没有独立操作实验的资格。不过法拉第天生好学，早对电学抱有极大的兴趣了，他对于奥斯特的发现也有跃跃欲试的冲动。可是他年轻，没有资历，想要凭着一点兴趣闯入元老级人物沃拉斯顿和戴维的研究领域，无疑是很困难的。

但法拉第无畏无惧。他用了三个月时间来研究、思考，并不断进行实验，最后终于发现了通电导线产生旋转磁场的事实，并因此发明了第一台电动机。

试验成功之后，法拉第的朋友建议他尽早将成果公之于众。他同意了，并全权委托朋友来操办此事，因为他要补偿爱妻一个浪漫的蜜月。

甜蜜归来之后，等待法拉第的不是属于发明家和成功者的鲜花及荣誉，而是学术界对其品德的质疑，因为外界在传的流言是：法拉第窃取了老师沃拉斯顿的研究成果。

当时，因为法拉第还没有独立操作实验的资格，只得求助于两位老师，老师将自己的实验室借给法拉第，为他提供了方便，当然也看到了法拉第的实验结果。

面对这件事，沃拉斯顿早已坦白，自己的研究方向和法拉第不同。而到了法拉第最尊敬的老师戴维身上，法拉第得到的却是沉默。他最尊敬的老师，在他的委屈和百口莫辩前，给予的是沉默。

法拉第有些难过，戴维的沉默不但意味着他不想替法拉第辩白做证，更意味着他就是那个散播谣言的人。而这一沉默，也让法拉第失去了加入英国皇家协会的机会。戴维深深地伤害了法拉第。

前途一片渺茫的法拉第并没有因此放弃，他知道，自己追求的只是内心喜欢的东西，只是在知识的海洋中不断前行的快乐，而非一时的荣耀和赞誉，历史终将还他一个清白。退一万步讲，就算最终没有得到这个清白又怎样？他拥有着天才般的头脑，有着能在物理学界披荆斩棘探索未知的能力，有着永不放弃学习的心，这些难道还不够吗？

法拉第的豁达让戴维汗颜，戴维最终也没有逃出那场恶意陷害在自己心中设下的囚牢。仅仅是因为自己的学生比自己更有能力，做到了自己一直想做到而未做到的事情，他就要这样去伤害对方吗？戴维临死前说的最后一句话是："我这辈子最大的成就，就是发现了法拉第这样的好学生。"

也许戴维在闭上眼睛的那一刻才终于释然。

幸运的人是法拉第而非戴维，尽管法拉第曾经受到那么大的打击和伤害。不敢想，如果当时法拉第的反应是愤怒，然后不顾一切地想要去澄清，那么在这个澄清自己的过程中，他可能会变得绝望，也可能会变得丑恶，起了报复的心。不过，我们可以肯定的是，他必然把有限的生命浪费在了这件事情上，那么以后，我们的物理学界也就失去了一位天才。

当然，法拉第所做的是忘记这段伤害，他继续着自己平凡但又伟大的一生，他快乐地进行新的实验研究。终于，他的努力得到了英国皇家协会的再度认可，曾经的谣言不攻自破，法拉第正式加入了皇家协会。

他快乐地做着自己的实验，快乐地给学生们去讲学，快乐地捐赠，快乐地拒绝很多商业性工作。那些曾经的伤害早就成了过眼云烟，法拉第很清楚自己要什么，因此他用自己的努力和人格魅力成就了自己的人生。

伤害对每个人来说都无异于一杯苦酒，它会让我们变得愤怒，变得失去理智，变得哀怨甚至绝望。但同时，伤害也可能成为我们积极向上的动力。人生不可能一帆风顺，必然会面临一些不可预知的逆境，当伤害来临，与其怨天尤人，不如给自己一点快乐的能量，尽快地好起来，才能继续往前走。

Don't Complain in Your Life

温柔是最坚强的力量

世界上最坚强的不是坚不可摧的钻石，也不是百炼成钢的铁石，而是"野火烧不尽，春风吹又生"的小草。当然，这世界上还有一种跟柔软的小草相似的坚强力量，那就是温柔。一颗温柔的心，胜过千百种刚毅不阿的品质。

　　有一对老夫妻，生活并不富裕，但他们互敬互爱，过得非常快乐。老太太总是温柔地对老头子说话，而老头子呢，也同样深情地回应。很多时候，他们看上去就像初恋情人一样，从未被时光磨去激情。他们养了一匹马，这匹马就像他们夫妻一样性格温驯，还懂得自己去草地上吃草。

　　这一天恰逢赶集，老头子想去逛逛，老太太一边亲手为他穿上外套，戴上围巾，一边问道："亲爱的，你去集市上，会给我带点什么回来呢？"

　　老头子想了想说："这个我还没想到，但我得先带点什么去呀。"

　　"那不如就带上我们的老马吧，说不定你能换点什么东西回来呢。"老太太建议。

　　于是老头子就乐呵呵地牵着马，朝集市方向出发了。走到半路，他看到一个人牵着一头母牛迎面走了过来。"嘿，母牛，"老头子暗自寻思，"也许这就是我那老太婆想要的。"于是他拦住了来人，商量一番，用老马换了对方手上的牛。"谁说天下没有心想事成的事情呢。"老头子高兴地自己嘟囔着，不过他还是想到集市上看看。老头牵着牛继续往前走，迎面又遇到了一位牧羊人。"哎哟，这雪白的羊毛可真不错呢，老太婆一定会更喜欢这个。"于是老头子又用手上的牛换了对方的羊。他牵着羊继续往前走，终于来到了集市上。

　　这集市可真热闹呀，老头子左顾右盼之际，突然撞到了什么东西，低头一看，是一只大白鹅。"瞧瞧，这可是美味呀，不用养太长时间就能吃啦。老太婆肯定喜欢鹅的味道。"

　　于是他用手上的羊换走了这只鹅。抱着这只大白鹅，老头子心满意足地往家走，想快点给老太婆看看。走到半路，老头子感觉口渴了，于是他走进了路边的一家小酒馆，想要喝一杯再回家。刚进酒馆的门，就见到旁边放着一大筐苹果。苹果的主人坐在旁边，看到老头子的目光停留在苹果上，马上说道："您眼光可真好呢，我的苹果可是这镇上最好的了，又大又甜。"

老头子高兴地说道："哈哈，我真是撞到什么好运气了，我家老太婆可是最喜欢苹果了呀，我拿这只鹅跟你交换吧。"

那些苹果虽然又大又甜，但已经开始腐烂了，很快就会全部坏掉。老头子似乎没有注意到这一点。他在酒馆里边喝酒，边高兴地向周围人夸耀他今天碰到的所有好运气。人们听着都忍不住地嘲笑他："这真是天底下第一大的大傻瓜了，不知道他为什么还能这么高兴地夸耀呢。"

于是有人说："我不相信你今天回去，你的老太婆也能和你一样，感谢一路的好运气。"

老头子回答道："我那老太婆肯定会夸奖我的，你要是不信的话，可以跟我一起回去看看。"

旁人当然不信了，于是和老头子打了个赌，如果老头子回去没有挨老婆批的话，就输给老头子像苹果那么多的金币。大家满怀好奇地跟着老头子，看他背着那一箩筐烂苹果回家了。老太太早已站在门口翘首等着丈夫回家。

老头子高兴地对老太婆说："亲爱的，我用咱家的马给你换了一头母牛呢。"

"啊，亲爱的，你可真是聪明呀，那么我们家以后就会有牛奶、奶酪和黄油了。我真高兴。"老太婆温柔地回答道。

"然后，我又用那头母牛换了一只雪白的羊羔。"

"哦，亲爱的，只有你能想到那么好的主意，那我就再也不用为那羊毛披肩和袜子发愁了。我爱你。"老太婆高兴地回答道。

"可是我又把羊羔换成了一只大白鹅。"

"是吗，那我得感谢上帝了，我现在似乎都闻见烧鹅的美味了。"

"然后我又用大白鹅换了一筐烂苹果。"

老太太哈哈大笑起来，走过去给了老头子一个吻，说道："真幸福，今晚有苹果派可以吃了。亲爱的，你这件事情可是做得太好了。今天我去问邻居家借米，可是邻居说，他们家连个烂苹果都没有了，现在我可以先借给他们几个烂苹果了。哦，我真的好爱你。"

老头子也笑了，开心地说："当然，现在我还得用这筐烂苹果，给你换很多的金币呢。"

所有人看到这个故事，可能都会嘲笑这老头子的傻气，还有老太太更浓烈的傻。可是又有多少人能体会到故事后面的深意呢？安徒生曾经说过："如果一个太太愿意温柔地相信自己丈夫是最聪明的人，并且始终相信丈夫做的事情是对的话，她一定会得到永远想不到的好处。"正如那个老太太如此温柔地称赞自己的丈夫一样，这就是一种力量，一种让生活保鲜的力量。

Don't Complain in Your Life

今天，你勇敢了吗 ☕

堪称勇敢的举动有很多，可勇敢究竟是什么呢？按照词典里的解释，勇敢是人们有敢为人先的精神或气质。是的，敢为人先，敢为天下先，这需要很大的勇气，也需要很持久的耐力。

有"印度的比尔·盖茨"之称的普雷吉姆一手开创了著名的维普罗软件公司，他曾多次被评为印度首富，公司也成了印度三大软件公司之首。如果一定要问普雷吉姆是个什么样的人，首先可以这样说，他是个勇敢的人。

普雷吉姆出生于印度班加罗尔附近的一个小镇，由于家境贫寒，他还没念到初中就辍学回家务农了。

普雷吉姆家一共有三亩多地，和这里绝大多数村民一样，他家在这不大的土地上全部种满了橡胶树，可惜橡胶的产量有限，每年辛苦下来只能勉强填饱肚子，连点节余都没有。普雷吉姆心中充满了苦闷，他不想永远过这种贫穷的日子。每当割胶的时候，他都觉得那橡胶树流下的是他心中的眼泪。

在他生长的小镇上有一道很特殊的风景，那就是这里的土壤是呈红褐色的，这算是一种很罕见的自然奇观了，可惜当地的村民却非常讨厌这红土地，因为这糟糕的土壤是造成橡胶减产的原因。

普雷吉姆却对这红土地产生了兴趣，他去了当地唯一的一家图书馆查阅资料，得知这种红土里面可能含有丰富的氧化铜。他的头脑里立刻有了一个大胆的想法。

他雇了一辆汽车，运了一整车红土到几百千米之外的一个铜矿。经过检测之后发现，这种红土里的确富含氧化铜。这时铜矿方提出以较高的价格来收购这些红土，要与普雷吉姆签订长期的合同。

普雷吉姆内心一合计，扣除路费、租车费，他一趟净赚96卢比，这比种橡胶树要划算多了。于是在村民们费解、怀疑甚至嘲笑的眼光下，他砍光了自家地里所有的橡胶树，开始变卖这些令大家讨厌的看似一文不值的红土。

当村民们慢慢领悟到普雷吉姆这么做背后隐藏的价值时，都开始纷纷效仿，砍树、卖土，红土的销售竞争就变得激烈起来了。

不过这个时候，普雷吉姆已经靠卖红土攒下了一些钱，他改行了，在镇上开起了一家铜矿，而且比远处的铜矿开出了更高的收购价。既不用花运费，又能卖更高的价格，村民们当然不会往远处跑，纷纷把红土卖给普雷吉姆的铜矿。很快，他就成了镇上最富有的人。

可是好景不长，随着电视上的宣传报道越来越多，更多有实力的铜矿进驻小镇，同行间开始了恶性竞争，红土的价格被哄抬得虚高，利润变得很薄了。

一天，普雷吉姆看电视的时候无意听到一句话，卡邦科技部前部长表示，在过去的四年当中，平均一个星期就会有一个公司在班加罗尔注册成立，这在印度是独一无二的。敏锐的普雷吉姆又从这句话中嗅到了商机，于是他果断地卖掉了自己的铜矿。

这又是一个勇敢且惊人的举动，没有人知道他下一步打算干什么。那些靠着红土发财的村民们依然会不识趣地取笑他的行为，而普雷吉姆已经开始用卖铜矿的钱收购村民们手里的土地。

这些土地在大家变卖红土开始后，已经处于了过度开发的状态，遍布深坑，满目疮痍，无法再种任何植物了，可以说在村民的眼里已经成了无用的废品，现在还有人花大价钱来买，当然赶紧出手比较好。没多长时间，普雷吉姆就回收了镇上将近90%的土地。他给出了承诺，为村民们免费建设一个封闭型的小区，并且接纳他们的子女在自己新创立的公司工作。

普雷吉姆做的这些，都是在为两年后的计划作铺垫。因为他根据无意中听到的那句话做出了判断，在靠近班加罗尔的这个小镇上投资地产一定会获得意想不到的收益。

果然，他的勇敢再次证明生活会对他展开微笑。由于扩建工业园区的需要，当地政府开始大量征地，范围迅速从城市扩展到了这些邻近的小镇上，普雷吉姆当初收购的土地实现了增值，他以高出当年购买时600倍的价钱卖掉了手里的土地，然后用这一大笔资金，创建了自己的软件公司。

25年，他从一个整天围着橡胶树转的小伙子变成了一个开创世界知名IT（信息技术）品牌的跨国公司总裁。要问他成功的秘诀是什么，除了有独到的眼光之外，更重要的是，他比其他人都要勇敢。

勇敢，也许不需要瞬间有着杀伐决断的勇气和力量，但我们可以从一小步开始，从今天开始，每天给自己勇敢的力量，哪怕只是战胜一次内心恐惧，或者勇敢地戒一天烟。

Don't Complain in Your Life

不能抛弃的道德

> 老子认为：道生成万事万物，而德养育万事万物，道、德之所以被尊崇，就是因为道生长万物而不加干涉，德养育万物而不加主宰，顺其自然。

"每个女人都认识Jimmy Choo。"

Jimmy Choo既是一个人名，也是一个以这个人的英文名命名的品牌。他是著名的鞋子设计师，中文名字叫周仰杰。他是戴安娜王妃的御用鞋匠，每年都为很多知名人士量脚定做绑带高跟鞋。他有着源源不断的灵感和足够让女性们信任的道德魅力。周仰杰是一个普通的人，而Jimmy Choo却是一个非凡的品牌。

周仰杰祖籍广东，出生在马来西亚的槟城。小时候，他家里很穷，父亲是当地的鞋匠，工作非常辛苦，母亲经常要帮着父亲去做鞋，才能维持一家人的温饱。那个时候，鞋匠是最让人看不起的职业之一，当地的姑娘要是嫁给了一个鞋匠，是会被人笑话的。

但没有人能够选择自己的出身，周仰杰也不能。父母不管身份多卑微，还是努力地抚养着他。耳濡目染之下，周仰杰对做鞋似乎也有着极大的兴趣，当别的小孩子都四处撒野淘气的时候，他早早蹲在了父亲身边，静默地看父亲做鞋，并且试着自己动手。

11岁那年，他有了自己的第一件作品———一双简单的拖鞋。那是他专门为母亲生日而准备的。年纪小小的他已经懂得了"百善孝为先"的道理。

读到了小学六年级，家里实在是无力交付他的学费了，周仰杰不得不停止了学业，回家跟随父亲做鞋赚钱糊口。父亲把自己的手艺毫无保留地传给了周仰杰。在学习和实践的过程中，周仰杰从父亲身上看到了制鞋人真正的品德：他们不应该是为了完成一个任务而去做鞋，真正做鞋要秉持一颗认真的心，这种认真包括要保证鞋子的舒适程度，设计上要简单，要让人穿在脚上的第一秒就感觉到这是属于自己的东西。这样，才是一个合格的制鞋人，也才对得起经过自己手的每一双鞋子。

周仰杰将这些收获铭刻在心，却不甘于这样的生活，他想到外面的世界去闯一闯，最终选择了英国，他去了设在伦敦的英国艺术大学康德威那斯学院。之所以选择这个国家，是因为马来西亚曾经是英国的殖民地，也许到了英国，那个国家会更容易接受他。再一个原因，彼时的伦敦是时尚之都，而在康德威那斯学院教制鞋的老师都是世界知名人士，在那里学习是再合适不过的了。

周仰杰凭着自己设计的作品通过了学校的面试，并且在父亲和朋友的帮助下，开始了新的学习生涯。但家里无法为他负担高昂的学费，他只得半工半读来努力完成学业。但这并没有影响到他的学习热情，最终，周仰杰以优秀学生的身份顺利毕业，进入一家鞋厂开始了正式的工作生涯。

在这里，鞋匠不再是那么受人鄙视的职业了，但周仰杰心中清楚，他想做的事情不仅仅是每天刻板地做鞋。鞋子只是简单的物品，但他想要给鞋赋予灵魂。他希望从自己手中设计出来的鞋子能成为足尖流动的精灵，让人穿上它的时候就产生由衷的愉悦感。

可是在最初的七年，他一直默默无闻，没有多少订单，生活也相对窘迫。后来有一次，他参加了一个鞋子设计比赛，作品被当时的戴安娜王妃看上了，戴安娜主动走进了他的店要求定制鞋子。因为戴安娜王妃的光临，周仰杰似乎一夜成名了。

但随后生活带给他的并非一帆风顺。很多知名的杂志以及一些社交界、娱乐界的名人找上门来，要他设计鞋子，并且免费为他打广告。纷至沓来的辉煌背后藏着苦涩，周仰杰不用给这些代言人或者代言杂志付广告费，对方当然也不会给周仰杰付任何的设计费用，当时很多杂志上都有他设计的鞋子的照片，但他却没有收到一份付钱的订单。有名了，但仍旧是穷光蛋一个，周仰杰有时候也会笑自己这奇特的境遇。但笑归笑，他一直记得自己从父亲身上学到的品德——一个普通制鞋人的品德，那就是做出符合人们脚形的舒适的鞋子。

终于，周仰杰声名远播，有了很多很多的订单。但他依然严格地要求自己，亲自设计每一款鞋子，而且亲自制作。尽管他的高级手工定制高跟鞋卖到30万英镑一双的价钱，然而，还是有那么多的女人找到他，希望定制一双Jimmy Choo的绑带高跟鞋，因为它是独一无二的，在全世界都不会"撞衫"。

在周仰杰心里，自己并没有因为成名就成了多么了不起的人，他认为自己依然是一个鞋匠，普通的鞋匠，在做着一个鞋匠该做的事情，那就是制作出简单舒适的鞋子来。这是他的座右铭，也是他一生不会抛弃的道德品质。

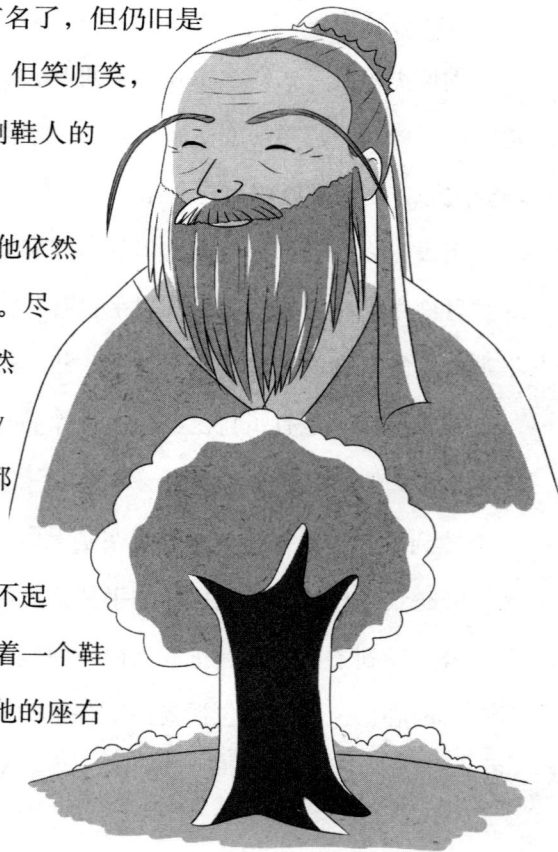

Don't Complain in Your Life

爱上别人之前，请先爱上自己 ☕

> 要想不留遗憾地生活，就必须聆听自己内心的声音，去做自己想做的事情，这是一种人生态度：不为别人，我只为自己而活。

美国幽默作家霍尔莫斯出席一个会议，因为他是与会者中身材最矮小的人，便有人问他："霍尔莫斯先生，你是否有鸡立鹤群的感觉？"霍尔莫斯立刻反驳说："那倒没有，不过我认为我像是一堆便士里的铸币（铸币面值大于便士，但是体积小）。"

弗蒂亚·卡菲尔是德国著名模特，她的个子不是最高的，三围也不是最傲人的，容貌也不出众，可是在台上就有着他人难以企及的魅力，总能将身上的衣服最完美地诠释，一直都是知名品牌的御用模特。但是在少女时期，刚刚参加模特训练的弗蒂亚却是个青涩的小丫头，体形微胖，满脸的雀斑，走T台时也完全没有现在的非凡风采。

弗蒂亚出生在乡下，偶然的一次机会，在城里做模特教练的姨妈因为一个模特临时出了状况，让在她家里度暑假的弗蒂亚顶替，由此发现了外甥女的潜质，让她加入了自己的模特培训班。

可是弗蒂亚的潜质似乎就发挥了那么一次，尚未发育好的身材、训练时的笨拙，使她成了班里最差的学生。

那时的弗蒂亚还未脱去乡下女孩的质朴，班里其他学员都随意指使这个年纪最小的女孩。虽然训练很辛苦，但是弗蒂亚还是撑着疲惫的身子帮他们跑腿，买这买那，有些人甚至过分得连钱都不付。当时班里有个男模叫艾登，他长得很英俊，又油嘴滑舌，很快就博得了大多数女孩的好感，其中也包括弗蒂亚。傻傻的弗蒂亚就这样掉进这个浪子所编织的情网里，不仅心甘情愿地为他做任何事，而且还帮助他追求其他的女孩子。

艾登总说这是弗蒂亚的荣幸，因为像她这么普通的女孩子居然能和自己谈恋爱，简直是上辈子修来的福气。弗蒂亚虽然心里很失落，但是爱情的盲目让她默默承受。

艾登花销很大，总是让弗蒂亚给他钱。弗蒂亚的家境也不是很好，家里每月汇给她的生活费仅够她维持生活，但是弗蒂亚还是省吃俭用，满足艾登的要求，一心希望艾登有一天能够感动。

可是没等到那天，弗蒂亚先把自己的身体熬垮了，一次彩排中晕倒，被送到医院后被确诊为营养不良。弗蒂亚的姨妈很快就弄明白了事情的来龙去脉，拿来了弗蒂亚最喜爱的小盆栽。

弗蒂亚一醒来，就看到姨妈拿着铲子要铲掉自己的盆栽，连忙抢过来护住，问："姨妈，你为什么要这么做呢？"

"这个盆栽自己都不上进，你看每天都有人给它浇水、松土，却还长得歪歪扭扭的，留着有什么用，还不如早点铲了。"

弗蒂亚明白了姨妈指的是什么，没敢再说话。姨妈见她这个样子，又训她说："你这个傻姑娘，爱上别人之前，请先爱上自己。你不是女佣，不能让人招之即来，挥之即去。你也不是玩偶，感情不是这样让人糟蹋的。"

"可是姨妈，艾登对我也很好，你看我这么平凡，艾登能喜欢我简直像是做梦一样。"弗蒂亚不甘心地辩解。

姨妈叹口气，让她走下病床，来到镜子前，说："先把艾登喜不喜欢你抛在一边，仔细看看你自己，怎么能一点自信都没有呢，孩子？做我们模特这行，容貌是次要的，关键是要有自信，而你最欠缺的就是这点。"

弗蒂亚有所领悟，回到训练班后，艾登又和另一个女孩好上了，不过这对于弗蒂亚来说已经不重要了，因为她已经看清了他的为人。她现在要做的就是好好地爱自己，充实自己，让自己成为一个优秀的模特。

她每天都刻苦练习台步，努力地提升着自己，并且对着镜子说："弗蒂亚·卡菲尔，你是最美的女人，你一定要加油！"几年后，弗蒂亚成功地脱颖而出，成了出色的模特，能够成功地诠释出每件衣服的美丽。评论界都在说："这个女人的美丽来源于她的自信。"

爱上别人之前，请先爱上自己。因为我们都是自己的主人，有自己的追求、希望以及悲伤和恐惧，所有的成功失败都是由我们自己所创造，之后的果实是甘是苦也由我们自己品尝，我们能够最深刻地了解自己，接纳自己的一切，进而将最好的一面呈现出来。虽然有些人还在迷茫，没有发现自己的优秀，就像故事中的弗蒂亚·卡菲尔一样，但是只要多多关爱自己，支持自己，必然能更好地挖掘自身的潜力。

每一个人都是被蚌含住的沙，暂时没人知道我们是明珠没关系，但是我们自己要知道，永远不要只满足当一粒沙，一定要珍爱自己，努力将自己提升为一颗明珠。记住，一个连自己都不爱的人，那么对别人付出的爱也是卑微的，得不到回报的。

Part 07

爱上自己的不成功

学会接受不完美的自己，

只有勇于接纳不完美的自己，

才能变成内心更加强大的人；

学会接受生活的不完美，

将每次挫折看成生命的点缀，

原谅上帝的善意玩笑，

然后轻松地生活着。

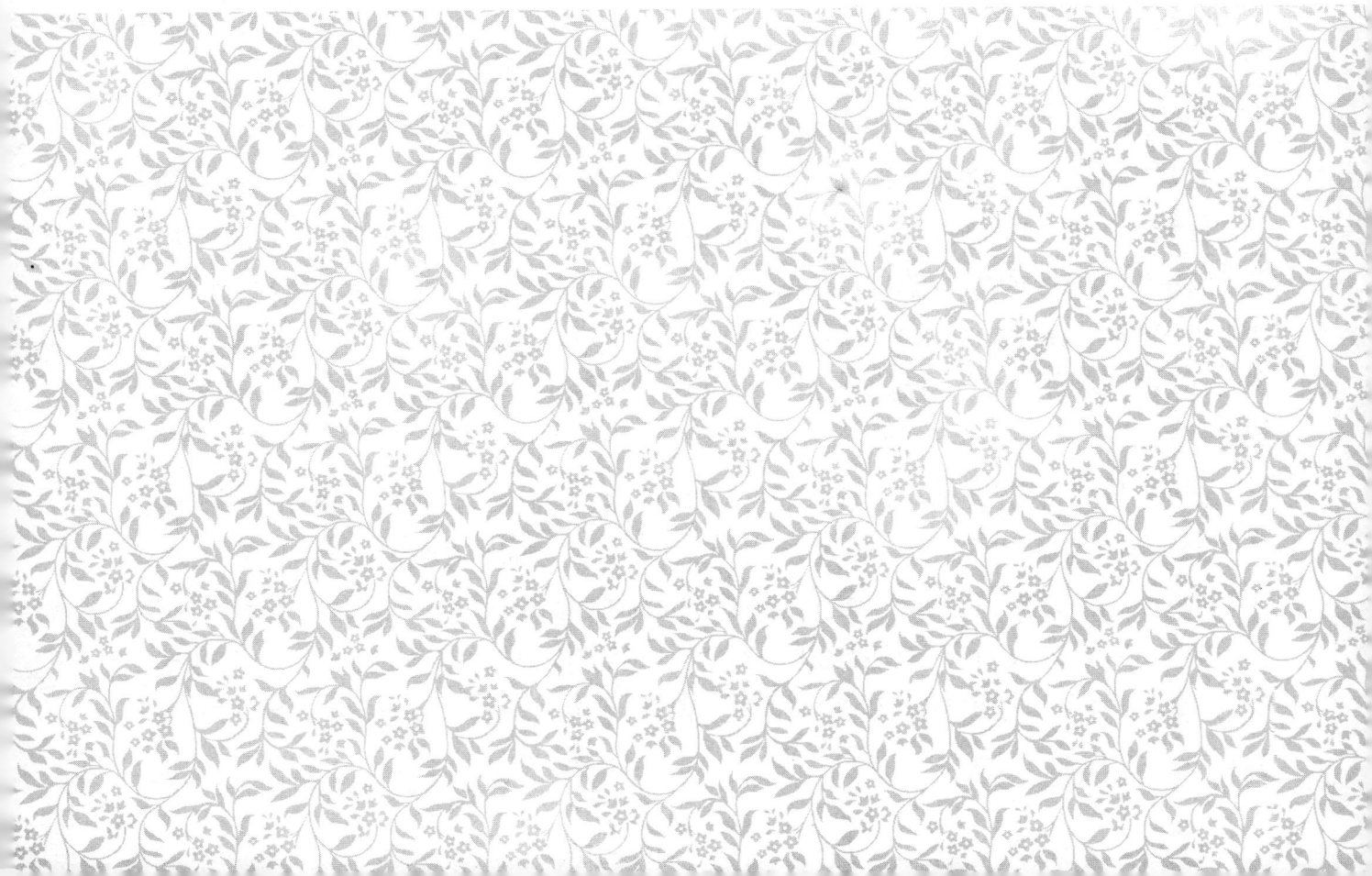

Don't Complain in Your Life

其实，你不懂成功

> 如果以拥有财富和地位作为人生成功的标准，那么全世界只有20%的人可以称得上是成功人士。可事实上，成功并不是人们想象的那样。人人都可以拥有成功。因为成功就是对某件事情的肯定，仅此而已。

　　某年，美国某博士班毕业口试里有道发人深省的题目："请问，如果你在顶级的国际酒店里从事管理工作，你会觉得整个酒店里哪个人的工作最重要？哪个人直接跟酒店的成功息息相关？"

　　结果，全班的博士生里，大部分人回答"董事长"，一部分人回答"经理"，只有少部分人回答"部门经理"。

　　只有一位学生回答道："酒店的服务生，特别是那个站在饭店门口，为顾客开门的服务生。"

　　这时，教授特别好奇地问他："为什么最重要的人会是全酒店最卑微的服务生呢？"

　　这名学生回答道："当客户要下车时，他必须面带笑容地为客户打开车门，礼貌地欢迎他，并亲切地为他携带行李和办理入住手续。在客户居住酒店期间，接触最多的人自然也是服务人员。所以，服务人员素质的好坏直接影响酒店未来的生存。所以，全酒店的服务员是最重要的人，他们的服务质量直接影响整个酒店的发展。"

　　这名学生回答完毕后，全部的教授在他的口试栏上填上满分。这名学生就是未来地产集团的继承人史瑞克。

　　史瑞克博士毕业后，并没有立刻进入未来集团工作。相反，他为了证明自己的能力，就到对手企业怀恩集团里参加面试。当时，面试官都知道史瑞克的身份，便故意刁难他。因为他们认为史瑞克不可能真心为怀恩集团工作，他到这里，不是来捣乱的就是来窃取商业机密的。

　　不过，怀恩集团的负责人还是礼貌性地接受了史瑞克的面试请求。他们随性地问了史瑞克几个问题，结果史瑞克都很好地做出了回答。最后，怀恩集团的面试官问史瑞克："亲爱的先

236

生，请问您觉得什么是成功？"言下之意是史瑞克明明是大集团的继承人，为什么偏偏跑来这里捣乱。

没想到，史瑞克却微笑着回答："我认为成功就是把每件事情做好。厨师把美食烹饪好，老师把学生教育好，妻子把家里料理好。能把自己的分内事情都完成好就是成功。"

于是，怀恩集团的面试官对史瑞克说："按照您的说法，无论是多么不起眼的职位，只要干好就能给您带来成功的体验，是吗？"

史瑞克点了点头。然而，让史瑞克没想到的是，怀恩集团的面试官竟然给他安排了前台接待的职位，并让他兼任厕所清洁部部长。

当然，怀恩集团这样做的目的是希望史瑞克知难而退。但是，史瑞克偏偏坚持按照合同约定的日期来怀恩集团报到。因为史瑞克认为自己处世光明磊落，根本就不是什么商业间谍。

于是，堂堂的博士生开始了前台接待的工作。每天，他都用比别人更多的热情来接待客人。对厕所的清洁情况，他也坚持严格把关。他经常告诉清洁部的阿姨，厕所就是集团的第二张脸，一定要按照五星级酒店的要求把厕所的卫生问题给处理好。

起初，清洁部的阿姨对史瑞克有很大的不满。但是，当她们看到史瑞克亲手示范刷洗马桶，并从干净的马桶里舀起水喝下的时候，她们从心里尊敬他，并积极配合他的工作。

看到清洁部的阿姨们工作渐上轨道，史瑞克为自己的成功感到欣慰。于是，他用更高涨的热情投入工作。他相信怀恩集团的上层管理人员总有一天会认可他的能力和工作态度。的确，这天并没有让史瑞克等很久。

就在史瑞克上班的第三个月里，有位老婆婆来到怀恩集团。当时，这位老婆婆的穿着非常邋遢，却径直到接待处说要见公司的总裁。接待处的小姐们立刻拒绝了老婆婆的要求，她们甚至示意大堂的保安把老婆婆给轰走。结果，史瑞克阻止了她们。

史瑞克热情地接待了老婆婆，给她奉上热茶，并给她热毛巾让她整理因为下雨而变得邋遢的面貌。史瑞克的接待让老婆婆感到非常温暖。她走进厕所里整理自己的外表，结果发现厕所干净得一尘不染，这让她非常惊讶。

于是，她淡定地按下电梯，走进怀恩集团的最高层，告诉负责人，她愿意把土地卖给他们。原来，老婆婆拥有一块土地的使用权，那块土地正好阻碍到怀恩集团的度假旅游区的开发。为此，怀恩集团尝试了多种方法来跟老婆婆洽谈土地交易，但都被老婆婆拒绝了。

今天，老婆婆来到集团里，就是希望能直接跟最高负责人说清楚，表示自己不愿意出售土地的决心。可是，没想到她在前台受到了热情的接待，又发现集团的厕所里非常干净，所以她认定这是一家非常出色的公司。于是，她改变了原来的想法，愿意把土地出售给一个出色的集团。

就这样，怀恩集团获得了价值30亿美元的房产开发项目。怀恩的首席执行官在得知老婆婆改变心意的原因后，也重用了史瑞克。他让史瑞克担任人力资源培训部负责人，希望史瑞克能传播他的成功理念，帮助企业培养更多的人才。

这时，史瑞克拒绝了怀恩集团的聘请，他回到了未来集团工作。此后，每个周末，史瑞克都要为公司新进的员工进行培训。有一次，史瑞克的培训主题为"其实你不懂得成功"。在培训会上，史瑞克分享了自己在怀恩集团的经历。他告诉所有的新进员工，不要沉迷在顶级的成功幻想里，而是要把每天都经营得很成功。他鼓励所有的员工在自己的岗位上体验成功的幸福感。就是这次培训，会场里响起了久久都不能平息的热烈掌声。

此后，史瑞克的员工们，不管是搬运工，还是高层的管理人员，都会开玩笑地说："其实你不懂成功。"他们通过这样打招呼的方法来鼓励彼此，获得成功的能量。

在生活里，如果我们按照财富和身份地位来诠释成功，那么成功会距离我们很远。相反，如果我们把成功定义为把某件事处理好，那么成功就会走进我们的生活，我们每天都会获得成功。

我们成功地对别人展露了微笑，我们成功地原谅了某个伤害自己的人，我们成功地处理好某个小任务，我们成功地烹饪了一顿美食……我们心怀成功，那么就会有更多的成功走进我们的生活。如果你现在还说自己不够成功，那么也许你从来都不理解成功。

Don't Complain in Your Life

成功没有想象中那么难

1965年，一位韩国学生会见了很多成功人士编著了《成功没有想象的那么难》一书，彻底颠覆了人们对成功的传统印象。目前，国际上有上百万人参加到该阅读活动中，并取得成功。

布鲁金斯学会创建于1927年，是世界上最权威、最有影响力的推销员组织。

该学会有一个传统，在每期学员毕业的时候，学会都会设计一道最能体现推销员能力的题目，让学员去完成。完成任务的学员就会获得一只刻有"最伟大的推销员"字样的金靴子。拿到这只金靴子的人，毫无疑问会成为各大知名企业争夺的对象。所以，学会很多学员都争相要完成这道题。出色地完成这道题，拿到金靴子无疑是给自己的学习生涯画上最完美的句号。

当然，这道题目并非那么容易完成。在克林顿执政期间，布鲁金斯学会就出了这么一道题目——请把一条三角裤推销给克林顿总统。结果，八年期间，无数学员为此绞尽脑汁，都无功而返。

克林顿卸任后，布鲁金斯学会便把题目改成：请把一把旧式的斧头推销给小布什总统。这时，鉴于八年以来的失败与教训，很多学员垂头丧气。有80%的学员根本不愿意尝试去挑战这个题目。因为大家都认为这是不可能完成的任务。首先，作为普通的学生，根本没办法接触到总统，更何谈销售。其次，总统什么也不缺。就算总统真的缺少斧头，那么也用不着他亲自去购买。就算他真的要亲自购买斧头，那也不可能跟一个学生购买。

经过分析后，几乎很多的学员都把题目当成了笑话。他们决定不再为这个该死的题目烦恼，直接把精力放在寻找工作上面。然而，令人惊讶的是，乔治·赫伯却做到了，他真的把斧头卖给了小布什总统。

乔治·赫伯先对小布什总统的情况做了相关的调查。结果，他发现小布什总统在得克萨斯州有一个很大的农场，里面绿树成荫。于是，他认为小布什总统完全有购买斧头的理由。于是，他给小布什总统写了一封信，在信封上端正地写着"务必阅读"四个大字。在信纸里，乔治·赫伯写道："总统阁下，有一次，我有幸参观您的农场，发现里面长着许多矢菊树，有些已经死掉，有些木质已变得松软，我想，您一定需要一把小斧头来打理您的农场。但是，从您现在的情况来看，小斧头显然太轻，不方便打理农场，因此，您急需一把锋利的老式斧头。现在，我这儿正好有这样的一把斧头，它是我祖父留给我的，很适合砍伐枯树。如果你有兴趣的话，请按这封信所留的信箱，给予回复。这把老式斧头的售价为15美元。"

结果，小布什总统阅读信件后，果真让秘书给乔治·赫伯汇去了15美元。

于是，乔治·赫伯成了自1975年以来一名学员把一台微型录音机卖给尼克松后，又一个"金靴子"奖的获得者。

很多人都疑惑乔治·赫伯究竟怎么把斧头卖给小布什总统的，他为什么能把斧头给卖出去。后来，很多学员都认为乔治·赫伯具有挑战精神，别人看到困难，他却迎难而上。然而，乔治·赫伯的答案却令很多人跌破眼镜。

在一次采访里，记者问乔治·赫伯："您能取得巨大的成功，您觉得您跟其他人有什么不同之处？"结果，乔治·赫伯告诉记者："我并不认为我比别人更加出色。如果一定要说我跟别人不一样，那么就是我觉得成功并不是一件比登天还难的事情。"

是的，这就是著名的布鲁金斯学会的"金靴子"得奖者的成功秘诀。乔治·赫伯认为成功并没有想象的那么难，于是，他用自己的实际行动获得了成功。相反，那些不敢尝试的学员把成功看成一件不可能完成的任务，他们不愿意付诸行动，自然也无法获得成功。

有时候，想获得成功，不妨转换一下思维，告诉自己，其实成功并没有那么难。这样想，也许，你就会发现迈向成功的道路并非铺满荆棘。你也可以很轻松、很愉悦地抵达成功的彼岸。因为从来没有人规定要获得成功就必须要做到"闻鸡起舞"和"悬梁刺股"。事实上，只要你善于积累知识，珍惜时间，当量变引起质变的时候，成功也变成了水到渠成的事情。

Don't Complain in Your Life

别让成功少了点热情 ☕

> 想成功的人很多，可真正能拥抱成功的人却很少。美国作家汤姆·金森把成功比喻成拥有曼妙身材的美女。他说，每个男人都喜欢美女，但是不见得每个男人都拥有对美女高度的热情和实际的追求行动。

法兰克·贝格是美国寿险推销天王。他原来是圣路易职业棒球队的三击手，在一次比赛中，他意外被球击伤肩膀，被迫放弃职业棒球生涯，回到了家乡费城，在一家家具行担任分期付款的收款员。

就这样，法兰克·贝格度过了人生中最无聊的阶段。他后来在自传里写道："没有压力，没有任何情趣，每天就是机械式地处理千篇一律的单据，然后按月领取薪水。在那段单调的日子里，我完全看不到生活的曙光。"

因为对无聊工作感到厌恶，法兰克·贝格听从朋友的建议，尝试更具有挑战性的保险推销行业。不过让法兰克·贝格意想不到的是，在诚实人寿保险公司里的日子更成为他一生中最惨淡、最沮丧的日子。他四处碰壁，每天看到的都是别人厌恶的表情，尽管他使出了浑身解数，可是他的销售业绩还是保持为零。这一度让他认为生活是灰色的。

更让法兰克·贝格觉得可怕的是，在公司里，像他这样的失败者比比皆是。在公司的走廊里，摆着非常多的椅子。这些椅子是为整天奔走的推销者所准备的。所以，每天这些椅子上都会坐满许多身心疲惫的推销员。法兰克·贝格坐在这里，总能轻易地找出失败者。这些人跟他一样，见面的时候总会询问对方的业绩情况，最后给予对方鼓励。

事实上，他们总是在彼此身上寻求安慰。听到对方没有跑到单子的时候，他们心里总能感到一丝安慰，觉得自己并非是最差劲的。久而久之，法兰克·贝格厌烦了这种跟失败者沉沦的日子。他发现在这样重复的自我安慰里，人们越发变得心安理得地沉浸在失败的状态里。

法兰克·贝格不愿意再这样沉沦下去，于是，他想到了改行。他参加了戴尔·卡耐基的培训课程，希望能成为卡耐基培训机构的专业讲师。

某天，他站到台上要完成自己的演讲作业。正当他讲到一半的时候，卡耐基打断了他的演讲，他说："先生，请问你对自己在台上所说的事情，充满浓厚的兴趣吗？"

法兰克·贝格回答道："是的，我当然对自己所讲的事情充满兴趣。"

这时，卡耐基又说："既然如此，你为什么不讲得更加生动和热情呢？你连自己感兴趣的事情都没办法表现出热情，又怎么能吸引听众产生共鸣呢？"说完，卡耐基示意法兰克·贝格暂停，并拿走他的演讲稿。同样的内容，卡耐基在台上做出了生动的演绎，每个措辞、每个音调都好像充满了灵魂，他的每个肢体动作都深深地吸引了台下的听众。讲到最后，连卡耐基自己都兴奋不已。疯狂的时候，他还举起了椅子向墙边砸去。

这件事情给法兰克·贝格的感触很深刻。演讲培训结束后，卡耐基还对法兰克·贝格说："先生，请你思考清楚，你是否真心喜欢培训师这个职业。如果你对这份职业不感兴趣或毫无热情，那么你永远不会拥有成功。我劝你还是尽早另作打算。"

卡耐基的话深深地印在法兰克·贝格的脑海里。他不断地思考着，自己究竟喜欢哪份工作。如果他对工作没有热情，只是想着要去做好它并期望获得成功，那么他真的不会成功。因为他永远停留在对成功干瘪的幻想里，他并没有打心底去热爱事业以及事业将带来的成功。

经过反复的思考，法兰克·贝格决定返回诚实人寿保险公司。他开始以全新的面貌去面对工作，每天都像充满能量一样对着客户微笑。就这样，凭借近乎疯狂的热情，法兰克·贝格的业绩终于有了零的突破，并最终迈向了销售天王的宝座。

在法兰克·贝格的故事里，我们可以看到热情的重要性。在生活里，无论对学习还是工作，我们都需要多点热情。因为热情可以帮助我们战胜对重复事件的厌烦情绪、对挫折的沮丧情绪，它可以提高我们对事情的坚持力，并使我们最终迈向成功的彼岸。

如果，你从事的事情都不能使你迈向成功，那么你真该停下脚步审视自己是否喜欢现在从事的事业，是否少了点热情。

Don't Complain in Your Life

别把成功定义为金钱 ☕

> 事实证明，过分追逐金钱的人往往容易陷入争名夺利的旋涡，被金钱腐蚀了灵魂，进而迷失生活的方向，无法品味到成功的幸福和快乐。

著名犹太商人埃姆斯在《成功回忆录》里坦言自己的成功是因为有个好母亲。在埃姆斯小时候，他的母亲就问他："假如有一天，你的房子着火了，你的财产也被抢光了，你会带着什么逃跑？"

埃姆斯告诉母亲，他会带着离他最近的有价值的物品赶紧逃命。于是，埃姆斯的母亲又问他："那你认为什么是最具有价值的呢？"这时，9岁的埃姆斯就表现得异常成熟，他告诉母亲，他会带走可以保值的物品，譬如黄金和钻石，这些物品非常容易携带且价值比钱币更大。

没想到，埃姆斯的母亲却摇了摇头。她反问埃姆斯："难道黄金和钻石会比你的生命更贵重吗？"这会儿，埃姆斯恍然大悟地说："母亲，我知道了，我会第一时间逃命。"

埃姆斯的母亲微笑着抚摸埃姆斯的头说："孩子，如果有一天房子着火了，你应该立即带走一样东西。这样东西没有形状，没有颜色，也没有气味，它就是你的智慧。"埃姆斯的母亲还告诉埃姆斯，智慧是任何人都抢不走的财富，只要你活着，智慧就会跟着你走，为你创造财富并指引你领略生活的幸福。

接着，埃姆斯的母亲还给埃姆斯讲了一个故事。有一艘出海远行的大船，船上的乘客几乎都是大亨，只有一位叫拉比的普通乘客。在旅途中，大亨们开始炫耀自己的财富。就在他们争得面红耳赤的时候，拉比自信地说："我才是你们这群人里最富有的。如果不信，时间会证明这一切。"

这时，大亨们都嘲笑拉比，因为拉比连件像样的衣服都没有。拉比却告诉他们，他拥有的是他们没有的智慧。自然，大亨们并不认可拉比，在旅途中，他们继续嘲笑拉比，拉比却无比镇定地吹着海风，哼着小曲。

后来，大船在海上遭遇了海盗，大亨们的财富都被洗劫一空。到了岸上，大亨们成了跟拉比一样贫穷的人。不过，这时，拉比很快地向当地的渔民传授起捕鱼的技巧，借此赚取财富。慢慢地，大亨们为了捕鱼赚钱就来找拉比。他们见到拉比的时候就说："先生，还是您说得对，您确实是我们这群人里最有钱的。"

故事讲完后，埃姆斯的母亲还告诉他：成功并不等于获取金钱，真正的成功是获取比别人更多的知识和智慧。因为只有知识和智慧才能在危难的时刻帮助你，只有知识和智慧才不会被抢走，也只有知识和智慧才能帮助你寻找幸福的方向。

就这样，埃姆斯谨记母亲的教诲，每天疯狂地吸取知识，着重培养自己的思维能力。果然，在埃姆斯26岁的时候，他通过做棉布生意赚取了人生第一桶金。同时，他也娶了个理念跟他一致的太太。

31岁那年，埃姆斯的仓库遭到同行恶意纵火，所有棉布都被烧光。不仅如此，原来接下的客户订单也没办法完成，埃姆斯还需要额外支付这些订单的巨额赔偿款。为了支付赔偿款，埃姆斯倾尽所有，还把居住的房子也变卖掉。

就在清算完全部账务后，埃姆斯垂头丧气地走到太太身边表示抱歉。没想到，他的太太却兴奋地对他说："亲爱的，财富没有了，我们还可以再赚取。现在最重要的是，我们该去租个小房子了。真的是太好了！我再也不用在那个大房子里拖地了。"说完，埃姆斯激动地搂住了他的太太。他终于领悟到他母亲的话，拥有智慧的人更懂得经营幸福。此刻，他的太太没有抱怨他，没有指责他，反而给予他最大的鼓励，这就是智慧啊！所以，此时此刻，埃姆斯认为自己并不失败，相反，他认为自己是成功的，因为他找到了正确的人生伴侣。

后来，经过三年时间，埃姆斯和太太再次凭借智慧获取了财富。只不过，这次他们创造财富的媒介是不会被大火侵袭的网络。

在生活里，拥有像埃姆斯一样的智慧的人，绝对能拥有成功的人生。因为睿智的人懂得成功是在不断地创造自我价值和寻求幸福的体验，而金钱只是创造价值带来的附属品。

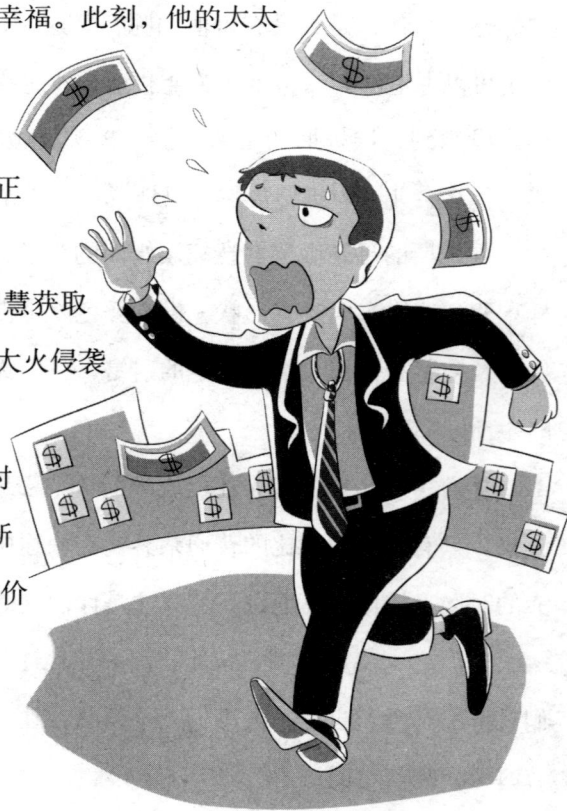

Don't Complain in Your Life

你的人生价值连城

爱因斯坦曾经对当混混的朋友说："一个人的真正价值首先取决于他在什么程度上和什么意义上自我解放出来。"他想告诉朋友，不是因为他是科学家而拥有了有价值的人生，而是因为他找到了自己的价值所在，才拥有了有意义的人生。

迈阿密是英国阿福尔斯通小镇里著名的酱油王子。不过，在成名之前，迈阿密从来不知道自己某天居然能成为小镇里出名的人物。

迈阿密是家里的独子，在他很小的时候，他就被告知将来要继承父亲的手艺生产酱油。这曾让迈阿密觉得很自卑。很多同学在讲自己的伟大理想的时候，迈阿密总是保持沉默。他不敢告诉伙伴，自己不能有理想，因为他必须继承父亲的酱油厂子。这是无法改变的，因为他从来都不敢反抗自己严厉的父亲。

所以，每次遇到关于理想的作文，迈阿密都故意交白卷，他想以此来宣泄自己内心的不满。后来，老师发现迈阿密的异常，便找到了他。

老师问迈阿密为什么交白卷。迈阿密把事实告诉了老师，他对老师说，他觉得他的人生暗淡无光，他的人生似乎必须跟黑黑的酱油牵扯不清，这让他觉得非常没面子。他觉得他的人生不再有光彩，不再像其他想当医生、律师的伙伴们那样体面。最后，迈阿密还对老师说："亲爱的奥雷斯先生，我觉得我的人生一点儿价值也没有。"

这时，迈阿密的老师惊讶地看着迈阿密。他告诉迈阿密，世界上并不是只有政客、明星和大商人才能在人生舞台上大放光彩，也不是只有律师、医生才能体面地生活。事实上，每个人的人生都价值连城。只要愿意相信人生，愿意放大自己的价值，每个人都是人生舞台上的主角。迈阿密的老师还告诉迈阿密，不管他将来需不需要继承酱油事业，只要他愿意相信自己的价值，懂得放大自己的价值，那么他绝对能成为别人尊重的人，他也绝对能拥有价值连城的人生。

听完老师的话，迈阿密似乎不再那么排斥要接受酱油厂子的事情。后来，迈阿密的父亲在一场事故中丧失了工作能力。为了家里的酱油厂子，迈阿密不得不退学，整天和脏脏的工人一起捣鼓酱油的事情，这让对生活萌生信心的迈阿密再次绝望。

那段时间，迈阿密最害怕走在路上，因为他害怕看到别的伙伴背着书包的样子，他害怕别人嘲笑他是个工人的事实。

有一天，迈阿密再次遇见自己的老师奥雷斯先生。他的老师再次鼓励他在自己的岗位上干出成绩，体现自己的人生价值。临别时，奥雷斯还对迈阿密说了一句意味深长的话。他说："你如果觉得自己只是个工人，那么你永远只是个工人。"

回到酱油厂子，迈阿密反复咀嚼着老师的话。他看着只有五个工人的酱油厂子，突然萌生了要把它做大做强的愿望。回到家里，迈阿密对躺在病床上的父亲说："亲爱的父亲，我会让酱油厂子变成大型加工厂，再打造出全镇、全英国最著名的酱油品牌。"

这时，迈阿密的父亲并不相信迈阿密的"狂言"，他对儿子说："亲爱的迈阿密，我只希望你能把我们家的酱油厂做下去，对得起那些喜欢我们家酱油的老顾客就可以了。"迈阿密听完父亲的话，并没有打消自己的信心。

果然，经过了三年，迈阿密成功地将五个人工作的酱油厂子变成了一百多人工作的中型加工厂。规模扩大了，接下来的问题就是如何提高酱油的知名度。这时，做广告是迈阿密的首要选择。

迈阿密对下属说："我要在小镇上最热闹、最繁华的位置上放我们'好酱油'的广告。"不过，信心满满的迈阿密很快就碰到了钉子，但凡他看得上眼的广告位置的租金都要好几十万元，昂贵的价格让迈阿密退却了。

这个时候，迈阿密突然想到了老师的话：放大自己的价值。他心想，他也可以放大自己酱油的价值。于是，迈阿密选来选去，选了一个川流不息的十字路口作为自己广告的宣传地。

当时，很多员工看到地段都对迈阿密说，那是个糟糕的地段，并不能提升酱油的知名度。不过，迈阿密笑而不答，因为他心里认定那个地方的人流量比较大，价位也合适，非常适合投放自己的广告。他还让员工耐心等待4月1日的来临，因为届时，将会有个隆重的广告登场。

等到4月1日愚人节的时候，"好酱油"厂里的员工纷纷跑到广告的宣传地。结果，大家根本没有发现"好酱油"的广告，这几乎成为愚人节最成功的谎言。在指定的广告位置上，非但没有出现"好酱油"的广告，还出现一行招租的信息，上面写着："最火爆的广告位置留给最尊贵的您，此广告位招租，租金一年100万英镑。"

天哪，这几乎是整个英国广告费用最高的地方了吧！于是，每个过往的人都会下意识地朝着这个广告位置看过去。渐渐地，大家都知道这个地段有个价格贵得离谱的广告位。大家纷纷议论究竟会不会有个家伙真的花100万租下这个广告位。就这样，天价广告位的消息在小镇上炒得沸沸扬扬。

一个月后，"好酱油"的广告成功地登陆在这个天价广告位置。一下子，"好酱油"成名了，销量也成倍地提升了。就这样，迈阿密凭借放大价值成功地提升了"好酱油"的知名度。

后来，有员工识破了迈阿密的诡计后，问他："天哪，您怎么能如此厚脸皮地夸大'好酱油'。事实上，'好酱油'的广告费用完全不可能达到100万英镑。"结果，迈阿密笑了笑说："要相信自己产品的价值，就像相信你自己的人生价值一样。"说完，迈阿密还对员工说："下个目标，我要让'好酱油'成为全英国最昂贵的酱油。"听到这话，很多员工都张大了嘴巴，觉得迈阿密在做白日梦。

结果，迈阿密花了五年的时间，再次实现了自己的目标。还记得当迈阿密带着"好酱油"来到英国奢华的西餐厅时，遭到经理毫不留情的拒绝。因为经理告诉迈阿密，"好酱油"听起来很俗气，一点儿格调也没有。但是，迈阿密却淡定地告诉经理："这是一瓶能体现你人生价值的酱油。你吃着高级的西餐，搭配着'好酱油'，你会发现只有成功的人生才可以拥有如此美味的酱油。"

这时，经理对迈阿密的话半信半疑。迈阿密给经理支个招儿，他建议经理把"好酱油"放在备选调料里，然后在"好酱油"旁边附上一张纸条，纸条上面写着：这是一瓶能体现你尊贵身份和人生价值的酱油，请敞开心灵享用它。

经理按照迈阿密说的方法去做，没想到越来越多身份尊贵的客人都乐意使用"好酱油"。就这样，"好酱油"走进了英国各大高级的西餐厅，成了高级的酱油品牌，迈阿密也成了小镇上出名的酱油王子。

迈阿密的故事告诉我们：只要你愿意相信，你的人生就价值连城，你不再是现在的你，你也不是个卑微的人，而是你人生的主角。任何人和任何物品的价值，一经放大就很容易被发现。所以，请拿着放大镜看自己的价值。

没有平凡的职业，只有平凡的人

> 有人埋怨自己没能成为大明星、大企业家，也有人埋怨自己没有机遇，没有舞台。事实上，人生即是舞台。任何人都能成为自己舞台上闪耀的明星，任何职业都能因为个人的突出表现而变得充满荣光。

乔尔达·布一思是英国著名的沙雕艺术家，他的手被誉为"点沙成金"的手，他的很多作品都被放入国家级博物馆进行展览。

很多看过乔尔达·布一思作品的人都认为他是天生的艺术家。事实上，少年时的布一思只是出生在海边的普通渔家孩子，他的母亲很早就去世了，父亲为了谋生几乎长年都在海上。

布一思并不喜欢上学，也没有显示出什么艺术天赋，整天忙着编各种各样的理由逃课，和一帮小混混在一起胡闹，也没有人能管得住他。

一天傍晚，他像往常一样喝得醉醺醺地往家走，路过海边的沙滩时，看到前面有一个人在那里堆着沙子，于是顿时起了恶作剧的心理，一脚就将那堆沙子踢得乱七八糟。

堆沙子的人是一个中年人，看到布一思的行为，只是默默地摇了摇头，换个地方重新开始。布一思又走过去，踢散了那堆沙子，并且挑衅地说："我今天就不让你在这儿瞎弄，怎么样啊，大叔？"

中年人并不理他，这反而激起布一思的怒火。当下，布一思借着酒意就动起了手。警察闻讯赶来，将布一思带走了。布一思并不在意，因为打架斗殴进警局对他来说已经是家常便饭了。

刑满释放后，布一思再次在沙滩上遇到了那个中年人，看到那人还在那儿堆沙子。布一思不禁感到好奇，于是走上前问："大叔，这沙子里面有宝贝吗？"

中年人看到是布一思，只是笑笑说："年轻人，宝贝是有的，但是需要这双手去创作。"他递给布一思一张参观券，说："有时间的话去看看吧！"

布一思随手将参观券一团塞进上衣兜里，在一旁看了这个中年人好久，也想不明白他这么专心是为什么。回到家中，参观券掉出来，布一思看了看，因为没上过几天学，只认得时间是周六，而地址就是离家不远的一家艺术拍卖中心。

到了周六，带着强烈的好奇心，布一思来到了艺术拍卖中心。布一思看到里面的人都穿着体面的衣服，举止谈吐彬彬有礼，和自己仿佛是两个世界的人。布一思看了看自己破旧的衣服，回想起自己平时粗俗的行为，忍不住感到自惭形秽。

拍卖会开始了，看到天价的艺术品，布一思终于明白中年人让自己来的目的。中年人就是这次拍卖艺术品的作者——艺术家哈里洛雷·森根，而他做出的那些沙雕，拍卖价格有的都达到上万美元。

布一思从来都没想过在沙滩上一文不值的沙子在这里可以价值连城。这次经历为他展现了一个他从未见过的世界，让他受到从未有过的震撼。

布一思离开的时候被森根叫住，被问道："年轻人，知道沙子中的宝贝是什么了吧？"

布一思有点领悟，可是又说不出来。看着这个一向痞里痞气的年轻人第一次面红耳赤的样子，森根知道自己这次是做对了。

回家时再次路过那片沙滩，布一思蹲下，拨弄着金黄的沙子，想着森根和自己说的话："对于海边的孩子来说，沙子是再平凡不过的东西了，可是如果能够珍视，并且仔细雕琢，也是能够价值连城的。"

这时，布一思突然后悔自己荒废掉很多时间。于是，他决定改头换面，重新回到校园认真读书，并且拜了森根为师。

经过好多年的努力，布一思终于青出于蓝而胜于蓝，成了享誉全英国的沙雕大师，而他的作品件件都是当之无愧的价值连城。

后来在哥伦比亚大学演讲时，布一思说了这样的话："我天天走在沙滩上，却从没想过沙子的价值。它被建筑工人应用，可以是高楼大厦的一部分；它被海里的蚌含住，可以日积月累成为珍珠；它被艺术家运用，可以成为艺术品。就像我们的人生一样，再平凡的人，再平凡的职业，只要你肯细心雕琢，你也能成为人生舞台上闪耀的明星。"

沙子原来是沙滩上最不值钱的东西，可是，它经过雕琢便成了艺术品。同样，只要你肯用心去对待，再平凡的职业，再平凡的角色，也能因为你的用心而变得与众不同。要知道，在这个世界上，没有平凡的职业，只有不愿意努力的平凡人。

远离安贫乐道的人

孔子赞颜回："贤哉，回也！一箪食，一瓢饮，在陋巷，人不堪其忧，回也不改其乐。"而颜回的这种品质正是安贫乐道，而安贫乐道是古代儒家所提倡的立身处世的态度，然而在日新月异的今天，有的时候并不可取。

温南特·莱顿和杰夫·乔伊是关系很好的邻居，两人起初都在一家汽车公司上班。杰夫属于安贫乐道的那种人，没有什么上进心，每天完成规定的业务后便等着下班，还邀请温南特去自己家喝两杯。

温南特并不拒绝，反而觉得杰夫这个人是个值得交的朋友。因为杰夫并不构成什么竞争力，而且性格温和，没有什么心机，让温南特觉得很轻松。可是慢慢地，他居然不知不觉地学习杰夫，做完了基本工作后就如释重负，懒得再去想别的，只等着下班回家好好放松。

于是，在公司的一次大裁员中，温南特和杰夫都失业了。温南特这时才开始发愁，急忙重新做简历，四处面试找工作。可是杰夫依旧不紧不慢，反而劝他说："老兄，反正有救助金，你不用着急，等到有合适的工作再去呗！"

杰夫没有成家，对目前的生活状态很满意，有吃有住，虽然日子过得有些紧。可是温南特情况不同，他有老婆和儿子要养，所以这次，他并没有听杰夫的，而是积极地去应聘，终于被一家大公司招去当了推销员。

虽然起步有些低，但是好歹有了一份工作，温南特再也不敢有任何懈怠，尽职尽责地做好这份工作。而此时的杰夫还在家里闲着呢，温南特看到朋友的情况，非常讲义气地把杰夫也介绍进了这家公司，和自己一起当推销员。

杰夫还是老样子，只要完成了公司规定的业务就可以，而且每次到下班之前，都叫温南特一起回家喝两杯去。温南特起初不同意，但是到了后来，还是没控制住，和杰夫一起去喝酒，然而这次却喝出事了。

第二天醒了的时候已经是中午了，温南特迅速地推推还在沙发上烂醉如泥的杰夫："喂，快点起来，我们上班要迟到了！"

杰夫却连眼睛都不睁，翻个身，不高兴地说："哎呀，老兄，催什么催，反正也迟到了，今天就不去上班了，大不了就是扣点薪水。"

"这怎么行，我们还是新职员，不能刚进公司就犯这种错误。"温南特再三叫杰夫都无济于事，只好自己先去上班了。

到了公司，温南特果然挨了上司的一顿批评。杰夫听说后，对他说："老兄，早就让你听我的，现在薪水也扣了，你还白白挨了一顿训，多不值啊！"

说来也奇怪，自从杰夫来到了公司，温南特发现自己的业绩一直下滑，却始终都想不明白其中的原因。终于有一天，他们的上司万德森先生把温南特叫到办公室，告诉他公司想要解雇杰夫，并且说："我知道你们是很好的朋友，但是友情并不代表你可以沾染他的缺点。你没发现吗？自从你们一起工作以来，你不再像以前那么努力，一点点地向你的好朋友杰夫学习，学习他的懒惰，学习他的不上进，你马上都成第二个杰夫了！"

万德森先生的话如醍醐灌顶，温南特豁然明白了自己的问题在哪里。又听万德森先生接着说："我之所以要给你机会，是因为你是个可塑之才，只要你能改掉你的缺点，我相信你是前途无量的！"

温南特自此之后虽然在生活上会尽力地帮助杰夫，但是却不再和他走得过近，他时刻提醒自己，千万不要学习杰夫身上的那种惰性和不思进取。几年后，杰夫依旧过着安贫乐道的生活，而温南特凭着自己的刻苦努力，已经成了公司的销售主管，与杰夫已是日渐疏远了。并不是贫富使这对昔日好友拉开差距，而是他们身上的那种进取心。

人的一生很漫长，会遇到很多人，有追名逐利的，也有安贫乐道的。但是要记住，要远离安贫乐道的人，因为他们那种不思进取、甘于现状的心态会影响到你，拖住你前进的步伐，就像文中的温南特一样，总是被杰夫的惰性和不上进感染，险些成了第二个"杰夫"。朋友应该是阶段性的产物，所以，我们要学会及时、果断地远离一些损害自己的朋友，不要因为曾经的感情难以抉择。

古人说："近朱者赤，近墨者黑。"的确，与正直的人来往，可以使自己积极向上；与安贫乐道的人来往，可能会使自己不思进取。可见，交友不慎，就很可能导致人生偏离航向。所以，要远离安贫乐道的人，对人生要永远努力拼搏。

相似的成功人士

法国著名作家、《红与黑》的作者司汤达说过："一个人只要强烈地坚持不懈地追求，他就能达到目的。"世界上许多著名励志演讲大师也发现：所有的成功人士身上都具备相似的品质，比如勤奋、认真、谨慎等。

19世纪，在美国一个清贫的农民家庭里，一个叫亚伯拉罕的男孩出生了。他从未享受过真正的童年，从小就包揽了家里很多重活。因为家里贫困，男孩没有得到良好的教育，反而为了维持家计，在少年时就外出做工，吃了很多苦。

来到新的城市，男孩并没有固定的工作，靠四处打工养活自己。尽管天天都有艰苦的劳作，但是男孩一直都保持着自己爱读书的习惯。不管工作有多辛苦，他总是抓紧一切时间补充自己的知识，通过孜孜不倦的自学，他成了一个博学而充满智慧的人。

可是没几年他就失业了，虽然很伤心，但是男孩没有气馁，反而下定决心要从政，可惜第一次竞选就失败了。一年里连续两次打击让男孩很痛苦。

男孩拿出自己所有的积蓄，开办自己的企业，可是经营不到一年，这家企业就倒闭了，还为他带来了巨额的债务，让他在此后的17年都为了偿还债务而四处奔波，历尽苦难。男孩重整旗鼓，再次竞选州议员，在公开演说时，大胆地抨击了当时的黑奴制度，并且提出了一些发展公众事业的建议，在公众中有了影响，再加上他杰出的人品，终于成功当选。

生活看似有了转机，让男孩燃起希望。可是一年后，就在他结婚前夕，他深爱的未婚妻离世，这件事极大地打击了他，让他病了数月，并且因此患上了精神衰弱症。

终于感觉身体好了一些，男孩决定竞选州议会议长，失败了，又参加竞选美国国会议员，同样以失败告终。

　　面对自己一次次的努力，换来的却是一次次的失败，很多人遇到这样的情况可能都会放弃，可是男孩并没有，反而更加坚定信念，继续默默地努力。

　　终于，男孩在一次竞选国会议员时顺利当选。在两年的任期里，他尽职尽责地完成自己的所有工作。在任期快结束时，他认为自己作为国会议员的表现是很出色的，决定争取连任，并且相信选民会继续选举他。但结果却很让他失望，他再次落选。

　　因为这次竞选他赔了一大笔钱，此时已经成长为男子汉的亚伯拉罕想要申请当本州的土地官员，可是申请却被州政府驳回，他们还敷衍他说："做本州的土地官员要有卓越的才能和超常的智力，你未能满足这些要求。"

　　失败接踵而至，亚伯拉罕却没有服输，而是继续朝着既定目标努力。在接下来的几年中，他竞选参议员失败了；竞选美国副总统提名，得票不到100张，又失败了；又一次竞选参议员，结果还是失败。尽管如此，亚伯拉罕却从未放弃自己的人生目标，他坚持不懈地为之奋斗，并且告诉世人："我不一定会胜利，但定会真诚行事。我不一定成功，但会保持一贯的信念。"

　　他的坚持终于换来了回报，在1860年11月，他以200万票当选为美国第16任总统。他的全名就是亚伯拉罕·林肯，是世界历史中最伟大的人物之一，领导了拯救联邦和结束奴隶制度的伟大斗争——南北战争，也因此成为黑人解放的象征。人们怀念他的正直、仁慈和坚强的个性，他一直是美国历史上最受人景仰的总统之一，在美国人的心目中，他的威望甚至超过了华盛顿！河蚌忍受了沙砾的磨砺，坚持不懈，终于孕育出绝美的珍珠；顽铁忍受了烈火的考验，坚持不懈，终于炼就成锋利的宝剑。如果屡次失败后，林肯就因此而放弃，那么不仅美国会少了一位伟大的总统，而且人类的历史也会因此而改变。所以坚持是成功人士必有的品质。

　　在西方，著名音乐家贝多芬失聪后，却说："我要扼住命运的咽喉，它绝不能把我完全压倒！"贝多芬坚持不懈，终于以《命运交响曲》奏响了人生的再次辉煌。苏联作家奥斯特洛夫斯基因为作战负伤，双目失明，却坚持不懈，以超卓的毅力完成了长篇小说《钢铁是怎样炼成的》。在中国，有苏秦头悬梁，坚持不懈地努力，终于获得六国相印，荣归故里；也有孙康映雪夜读，坚持学习，终于成了知名的学者，并当上了御史大夫。由此可见，成功人士都是能够坚持到底的人。所以想要成功，就要能够坚持下去。一个人，克服一点困难不算什么，但是如果能够持之以恒，不断地披荆斩棘、坚持不懈，到最后一定能够成功。

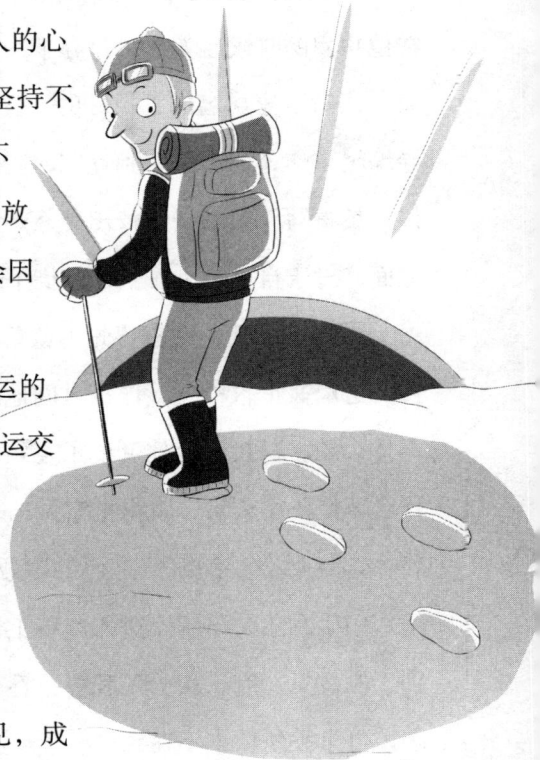

Don't Complain in Your Life

• 成功是可以复制的

> 根据心理学原理，任何人的成功都是可以复制的，因为每个人都有相同的神经系统，只不过每个人的神经系统使用程度不一样而已。如果想更快成功，就要复制成功人士的思维模式和行为模式，这就是走向成功的捷径。

沃尔特·克朗凯特是美国著名的电视新闻节目主持人。他从小就对新闻表现出了异常的兴趣。在他14岁的时候，学校里自办了一份报纸，叫作《校园新闻》，而他成了其中的一位小记者。

当时一家出名的日报社的一位新闻编辑，人们都称呼他弗雷德先生，兼职《校园新闻》报的指导编辑工作，周周都会到克朗凯特所在的学校讲授一个小时的新闻课程。有一次轮到了克朗凯特采稿，负责写一篇关于学校田径教练的报道。当天正好赶上一个小型宴会，克朗凯特把心思都放在这上面，对于自己的工作只是敷衍了事地写了篇稿子，迅速地交上去，也没在意。

谁知第二天，弗雷德先生就单独找了克朗凯特，在办公室拿出那篇文章，慢慢地说："克朗凯特，这篇文章很糟糕，你没有问他该问的问题，也没有对他作全面的报道，你甚至没有搞清楚他是干什么的。"接着，他又说了一句令克朗凯特终生难忘的话："克朗凯特，你要记住一点，如果有什么事情值得去做，就得把它做好。"

这句话对克朗凯特之后的职业生涯产生了不可磨灭的影响，让他终生践行。无独有偶，他的得意门生乔尔·诺玛刚进入这行工作时，并不是个好的记者，经常偷懒，并且桀骜不驯，不肯听取别人的意见。有一次为了私事，乔尔居然连续三天交的都是不合格的稿子，主编连续批评了他很多次，可是乔尔根本不在意。

当所有人都觉得这个年轻人不可救药，主编甚至有了辞退乔尔的念头时，克朗凯特却发现这个年轻人文笔中的天赋。一天下班后克朗凯特邀请他一起吃晚餐，并且给他讲了自己的经历，将那句话送给了他，说："年轻人，记住，凡事如果你认为值得，那就做好它，否则就是在浪费生命。"

乔尔开始的时候并不信服，依旧我行我素，对于工作，能马虎过去就不会多下一点功夫。他因此在职业之路上多次遇到挫折，曾经的傲气与自负几乎都被打压，乔尔才渐渐明白克朗凯特的良苦用心。

他开始回味克朗凯特的话，积极向其学习。乔尔发现无论多忙多累，克朗凯特也会准时地交上稿，并且会认真地审查里面的拼写语法错误。克朗凯特不仅在工作上一丝不苟，在日常生活中对待事情也是专心致志，力求尽善尽美。

一次，乔尔应邀去克朗凯特家做客，克朗凯特要亲自下厨煎牛排，乔尔在旁边帮忙。做到一半时，调料少了一味，乔尔并不在意，可是克朗凯特却坚持自己出去买，并且强调第一次让弟子尝自己的手艺，一定要做到最好。整整忙活了两个小时，盛好的牛排摆在乔尔面前，让他再次惊叹，色香味俱全，堪比高级餐厅大厨的手艺。

乔尔真正明白了克朗凯特的良苦用心，从此以后再也不会对付任何一篇稿子，像克朗凯特一样，认真地采编组稿，甚至避免拼写的错误。并且在生活中，他也同样将自己认为值得的事努力做到最好。过了几年，乔尔就青出于蓝而胜于蓝，成为克朗凯特所有弟子中成就最高的一位。

有人问乔尔成功的秘诀，他只是轻轻地微笑："成功是可以复制的，克朗凯特先生的成功提供了最好的榜样。"当乔尔·诺玛成为新闻界鼎鼎有名的人物后，他也积极帮助后人，将自己的成功经验分享给他人，并且告诉世人："复制成功是最好的捷径，但是只有配合自身的努力才能真正领会到其中的真谛。"

乔尔和克朗凯特的故事证明了成功是可以复制的，善于学习他人的长处，吸取成功人士的经验和教训，可以避免走很多弯路。但是永远要记住，虽然成功可以复制，但是绝对离不开自身的努力和坚持。每个人的人生都有自己不同的境遇，所要面对的也是自己都意想不到的，所以复制的成功只是复制成功者的经验，学习他们身上共有的品质，如坚持自己认为值得的事情，如虚心听取他人的意见。

专注和投入是成功的第一要诀，只有做好自己认为值得的事情，对事业要热爱和全身心投入，将其视为自己的一切，甚至是生命，才能全力以赴地追求自己想要达到的目标。

· 培养解决问题的直线思维 ☕

> 在爱情里，男人考虑对象往往是"爱与不爱"的问题，而女人考虑对象还掺染许多因素，包括拒绝对方会不会让对方很难过，错过这个对象会不会找不到更好的对象等。因此，心理学家认为男人比女人更容易获得快乐和愉悦的感觉。

1950年，本田汽车自行开发第一部机车——美梦号。当时，恰好美国机车采购商约翰先生来到日本进行采购考察。本田得知消息后，立即通过客户的关系邀请约翰到酒家喝酒。

于是，约翰带着一名助理来到了约定的酒家。本田还为他们准备了非常精彩的节目表演。约翰和助理看着日本艺伎的精彩表演，不知不觉喝了很多酒。而本田平常就非常喜欢饮酒，也擅长饮酒。酒过三巡，本田还非常清醒，可是约翰却不胜酒力，开始觉得不舒服。

于是，本田立即让下属安排约翰到隔壁的房间里休息，自己继续跟约翰的助理饮酒和介绍机车的情况。

过了一会儿，有位老妇人急急忙忙地冲进来，尴尬地示意本田先生借一步说话。起初，本田不理会老妇人，继续跟约翰的助理谈事情。又过了一会儿，本田发现老妇人还是没有离开，继续用着急的眼神示意他借一步说话。于是，本田安排下属继续跟约翰的助理洽谈机车的事宜，自己则随着老妇人离开房间。

这下，本田才知道老妇人让自己离开的原因。原来，老妇人很早就听说贵宾级的客户本田先生今天约见的是非常重要的客户，所以她很仔细地伺候着喝醉酒的约翰先生。可是，没想到约翰醉酒的情况非常严重。到房间没多久，约翰就吐了一地，连假牙都吐了出来。老妇人立即将所有的污秽物收起来放到盆子里，看也没看就往粪坑里倒。

结果，还是她的同事告诉她，她把客户的假牙也给倒到粪坑里了。这下，老妇人知道自己闯祸了，可又不知道怎么办，只好急急忙忙来找本田。

本田得知情况后，返回房间里发现约翰的助理也醉倒了。这时，本田对着在场的三名下属说明了发生的情况，请大家帮忙想解决的方法。

这时，小野先生提出了自己的想法。他建议立即到商店里购买约翰佩戴的同款假牙。不过，这个建议很快就得到了大家的否决，因为要购买跟约翰戴的一模一样的假牙几乎是不可能。再说，约翰一直佩戴的假牙被更换，他自己怎么可能察觉不出来。

很快地，浅贤先生也提出了自己的办法。他建议大家合谋骗约翰先生。当约翰醒过来的时候，大家就一致说约翰先生是自己醉酒乱跑，把假牙扔到粪坑里了。浅贤先生还认为要使计划执行得完美，还得跟酒家里的老妇人和艺伎们说好台词，这样才不会出现纰漏。

浅贤先生说完后，本田立即否定了他的建议，因为他认为最不能做的事情就是欺骗客户。这时，本田的最后一位下属也提出自己的想法，他建议把实话告诉约翰先生并请求他的原谅。

本田听后，点了点头。但是，他告诉大家还有一个简单的解决办法。假牙掉到粪坑里，最简单的解决办法就是捡起来。说完，本田看到了下属疑惑和嫌恶的表情。他笑了笑，立即拿起筷子冲到粪坑前面，捡起了污秽的假牙，然后冲进厕所里努力地清洗干净。

然而，更让人错愕的事情发生了。本田把清洗干净的假牙放到自己嘴里，然后自言自语地说："还有味道。"接着，他又继续冲洗假牙。试假牙和洗刷假牙的动作整整重复了五遍，他才安心地最后进行一次消毒，然后把假牙放到约翰的身边。

第二天，约翰醒后，看到放在身边的假牙，便向老妇人询问情况。老妇人据实相告，约翰当下就做了个决定，要把采购机车的订单给本田。

就这样，本田成功地卖出了第一批美梦号。而当初那个建议本田对约翰据实以告的部下也得到了提拔。

经过假牙风波，本田开始着手培训员工处理事情的思维。在每次新员工的培训课上，本田都会告诉他们："无论处理工作还是其他事情，永远要使用最简单的直线思维。因为这样会省掉你很多麻烦，也会避免让你陷入很多烦恼里。要知道点与点之间最短的距离就是直线距离。如果你能将直线思维作为自己人生的思考模式，那么你将会发现很多困难都不是困难，因为摆在困难面前的只有解决方法。于是，解决了问题，你就会发现成功走到了你的面前。"

Don't Complain in Your Life

立即改变不满意的自己 ☕

> 如果从来没有想过自己会成为什么样的人，还指望将来有所作为吗？梦想要敢想，然后要有不顾一切的勇气和魄力，最后脚踏实地去完成。

好莱坞著名演员阿诺德·施瓦辛格，有着十分健硕的体魄。但在他年轻的时候，他却是一个瘦削的少年。他决定改变自己。他下定决心练习举重，每周三次出入体育馆。此外，他每天在家中也会苦练几个小时，直到力气耗尽。后来，施瓦辛格凭借电影中出演的身手不凡的角色，一度成为电影史上票房最高的电影演员、娱乐圈中最富有的人物之一。电视台采访他时，他将自己的成功秘诀总结为：勤奋，勤奋，外加积极的思考和不断的自我要求。

朱迪15岁那年，拿着写有两个D的成绩单回到家时，父亲正在努力研究一个项目的可行性。父亲是一家小型贸易公司的策划经理。

朱迪战战兢兢地将成绩单放在父亲的眼皮底下。父亲只是看了一眼，就转向了他的儿子。朱迪的眼睛躲闪不及，赶忙望向别处。父亲的目光变得十分深邃，仿佛能够直接看到朱迪忐忑不安的内心深处。

父亲开口问朱迪道："这是你满意的结果吗？"朱迪轻声地答道："当然不是。"父亲叹口气，停顿了很久才问道："那究竟是什么原因导致了这两个D赫然地标记在这里？"朱迪说："因为我不够优秀。"父亲说："这并不是问题的本质，问题是你已经意识到自己不够优秀，却没有想过立即改变，对吧？"

朱迪哑口无言。这一场谈话没有朱迪想象中的暴风骤雨，然而也并不轻松。他隐约地感觉到某种潜在的力量，促使父亲正准备和他来一场长谈。而他当然知道自己为什么得到了这样的成绩——就是自己过于贪玩，但他却无法停止贪玩。轮滑和滑板，还有朋友杰西的赛车，哪一样都比学习来得有趣，自己实在是无法克制。

258

　　果然，父亲开口说："朱迪，人的一生，当然不是自己想做什么就做什么。人需要有实现自我价值的时刻。就像你得了两个D，你羞于开口对我说，而如果你取得的是两个A，那么你一定会得意地举着成绩单，并且带着骄傲的呼喊来找我。这就是简单意义上的成功，对于作为学生的你来说的自我价值。而你，却没有取得。

　　"你的失败在于极差的控制能力，在于你已经意识到自己的弱点，却不肯给予修正。如果在玩了两个小时之后，你能够告诉自己，应该立刻回到书桌前，控制好自己的行为，你觉得得个C或者B，甚至是A，是一件很难的事吗？对于你来说，难的只有立刻改变不满意的自己，立刻控制住自己的执行力。"

　　朱迪已经满眼的泪水，悔恨和懊恼早已充斥内心。他几乎是想立马就改变曾经那个令人厌恶的自己。

　　经过与父亲的一番谈话之后，朱迪每当玩到无法控制的时候，父亲的话就如同教堂的警钟一般在耳中响起。他会立刻放下欢愉的一切，迈步走向书桌，摊开书本学习。尽管开始的时候脚步沉重得如同灌铅，但是，他也时刻告诉自己，不能让自己的一生都伴随着D。"改变不满意的自己"，也就成了朱迪的座右铭，他牢记于心。

　　在接下来的学习生涯当中，朱迪都是以A的成绩单交予父亲。那份轻松自在，那份骄傲自得，是朱迪最喜欢的内心感受。当然，朱迪不会忘记那两个D换到的父亲的一顿教训。后来，朱迪成了一名出色的律师。当有人问起朱迪如何一路都如此优秀时，朱迪说，秘诀既简单又不易，那就是立即改变不满意的自己。

　　的确，说简单，是因为我们很容易发现我们自身的缺点，只要立即改变不满意的自己，那么就清除了成功道路上的绊脚石；说不易，是因为人的自控能力和自持能力都有一定限度，常常受到身体中的惰性的不自觉牵引，贪图一时的安逸和享乐，浪费时间，得过且过，是常有的事。

　　所以，想要成功的人，当内心有强烈的愿望时，就一定要联系到自身，想到自身缺少什么条件，缺乏什么样的品质，也就是说，自己的身上一定有成功的阻力。这种阻力也许是你形成已久的恶习，也许是自己先天生成的弱点。而想要成功，就得立刻去改变不满意的自己。努力克制住自己的惰性，想想自己渴望成功的迫切心情，立刻去改变不满意的自己。这是始于足下的第一步，也是至关重要的一步。而良好的开端，已是成功的一半。

悦纳生活中的不公

> 坦白地说，我们都渴望绝对的公平。可是现实却明白无误地告诉我们，这种渴望注定只能存活在真空世界里。

世间没有绝对的公平

"郁郁涧底松，离离山上苗。以彼径寸茎，荫此百尺条。"这是起点上的不公平。松树多么高大，无奈生在山谷里；树苗何其渺小，然而生长在山顶上。就因为它们生长的地方不同，所以小小的树苗竟可以遮住高高的松树，这是多么可悲可叹的现实。有人可能会说，要公平还不简单，把它们摆在同一条水平线上不就得了，但事实如何？即使在同一条水平线上，你也找不出完全相同的两棵树！为什么？土地有贫瘠肥沃之分、地势有高低起伏之异、方向有东南西北之别，不可避免地使它们受光有强弱正侧之差、得雨有大小多少之辨、遇风有上下左右之隙，绝对的平等何来之有！

起点的公平尚不现实，终点的公平就更难以指望了。正所谓"十指不沾泥，鳞鳞居大厦"、"遍身罗绮者，不是养蚕人"，真正的劳动者往往不能享受自己的劳动果实，真正需要的人却往往得不到自己想要的东西，掏尽门前土的人住着茅草房，十指不沾泥的人住着高楼大厦；养蚕人穿的是粗布衣裳，不养蚕的反而穿着绫罗绸缎。

乌龟生来就没有兔子跑得快，同样，兔子也不会笨到要和乌龟比赛游泳。兔子通过跑步比赛战胜乌龟和乌龟通过游泳比赛战胜兔子，必定只对一方公平，而对另一方则不公平。从这种意义上来说，生活中只存在相对的公平。比尔·盖茨说："社会是不公平的，我们要试着接受它。"拉罗什富科也说："对绝大部分人来说，热爱公正无非是怕吃不公正的苦头。"

生活中没有绝对的公平，就像现实生活世界中不存在绝对的几何直线。但我们不必悲观绝望，因为只有正视这种不公，我们才能通过自身的努力，扭转不利局面，改变现状，创造更美好的未来。

如果无法改变，就欣然接受

■　■　■

面对生活中的不公，究竟该采取怎样的态度呢？无视，只会碰壁；拒绝，只会摔倒；回避，只能停滞不前；妥协，只能画地为牢；抱怨，只会浪费生命；容忍，只会养虎为患。只有欣然接受，化抱怨为抱负，努力去改变不公平的事实，才能拨云见日，闯出一片自由的天地。

狄摩西尼是西方历史上最伟大的雄辩家，英语中的"philippic(猛烈抨击)"正是源自于他最著名的演说《反腓力辞》。

命运对狄摩西尼是不公平的，他7岁的时候，父亲就去世了，而且巨额遗产被人侵吞；更为不幸的是，当他立志学习修辞，以便将来打赢遗产官司、夺回属于自己的财产时，却遭到了几乎来自所有人的嘲笑——与生俱来的不幸，他的发音模糊不清，说起话来结结巴巴，想跟别人正常沟通都很难，就更不用提当什么雄辩家了。所以当时的人们都认为这个近乎疯狂的幻想注定无法实现。但是狄摩西尼并没有被嘲笑吓倒，也不为人们的劝告所动，命运的不公并没有成为他前进路上的绊脚石，反而促使他加倍努力。他有时候跑到海边，有时候跑到山上，在没有人的角落里默默抗争着命运。他放声诵读诗文，练习流畅说话；练习的时候，他把小鹅卵石含在嘴里，时间一长，鹅卵石磨破了牙龈，满嘴是血。然而，他始终没有放弃练习，最终，狄摩西尼成了历史上最伟大的雄辩家之一，不仅成功地在遗产案中胜诉，还利用自己惊人的口才，在历史上写下了浓重的一笔。

狄摩西尼是一个勇敢者，他在不公平的命运面前，没有低头、没有逃避，而是选择了欣然接受，奋力改变。可以说，正因为他接受了生活的不公，才最终扭转了不公。我们都会遭遇不公，这些不公有显形的，也有隐形的；有先天的，也有后天的；有一贯如常的，也有突如其来的。我们必须认识不公的必然，接受它，进而努力改变它。墙，推倒了就是路、就是桥；如果不能推倒，就是障碍、就是牢笼。

林子和小文是大学同班同学，毕业后两人进了同一家国企。小文家在城市，家庭条件很好，在家人的不断"活动"之下，小文工作三年就被提升为科长，过了一两年又被提升为厂长助理。而出身农村的林子面临的就是另一番境遇了，虽然他工作非常踏实、努力，但四五年过去了，还是一个普通的技术员。面对两人之间的巨大落差，林子既没自暴自弃也没怨天尤人，而是对工作更加精益求精。

时间不知不觉又过了五年，林子日积月累、努力钻研，终于解决了厂里一直面临的技术难题，大大提高了产能，被破格提拔为总工程师。而小文呢，则因为经济问题被厂里开除，两人的境遇再一次形成了巨大的反差。

改变你能改变的，接受你不能改变的，这是一种睿智，是一种豁达，更是一种坚韧，在你淡然的坚守中，成功和幸福往往不期而至。

永远不要抱怨自己拥有的太少

■ ■ ■

世界上没有一无所有的人，只要你生活在这个世界上，你就至少还拥有生命、拥有自己。人的幸福和成功并不取决于拥有的多少，而在于你怎样对待并利用你的所有。

一位年轻的美国画家，怀揣着美好的理想踏入社会。他的一次次努力，换来的不是金钱、鲜花和掌声，而是一次次的失败。他四处碰壁，穷困潦倒，后来只好借用一间废弃的车库，以极低的报酬为教堂作画。

被孤独和贫困包围的画家没有亲人、没有朋友，在那间充满汽油味的旧车库里，只有一只老鼠和他做伴。要在以往，画家会毫不犹豫地打死这只老鼠，但他太孤单了，有一只老鼠陪伴也会觉得好一些。辛苦工作之余，画家会饶有兴趣地注视着小老鼠的一举一动，有时还会给它一些面包屑。小老鼠发现画家不会伤害它，胆子越来越大，从最初的战战兢兢到后来敢在地板上自由活动。在画家眼里，小老鼠有时竟然像一位高超的杂技演员，能完成许多他想象不到的高难度动作。在那些辛苦的日子里，小老鼠给画家带来了一丝快乐和安慰。

后来，年轻的画家被人介绍到好莱坞去制作一部以动物为主人公的卡通片。经过多次尝试后，画家的脑海里突然闪过一道灵光，就用那只车库里的小老鼠！

画家以小老鼠为原型创造了一个动画形象，这个动画形象取得了异乎寻常的成功，孩子们甚至为之疯狂。年轻的画家以此为契机，创造了属于自己的动画王国。这位年轻的画家就是后来美国最负盛名的人物之一——才华横溢的沃尔特·迪斯尼先生，他创造了风靡全球的卡通形象——米老鼠。

上帝只给了迪斯尼先生一只老鼠，他却用它创造了巨额财富。上帝给谁的都不会太多，他给了你美貌就难以给你智慧，给了你智慧就会吝惜美德，给了你美德就会拿走机遇，所以，永远不要抱怨自己拥有的太少。

上帝给了牛顿一个苹果，他从中发现了万有引力；上帝给了霍金一副病躯，他发现了黑洞的奥秘，我们每个人都应该珍惜自己拥有的，利用自己拥有的，创造出自己想要的世界，哪怕上帝只给你一块石头，你也会从中挖掘出晶莹的美玉。

Don't Complain in Your Life

跑好最后的马拉松

人生在世，失败在所难免，只有坚持
到底，耐心地经历考验，我们才能出色地
走到最后，赢得这场马拉松比赛。

瑞典大化学家诺贝尔是享誉世界的"炸药大王"。炸药实验成功之前，他付出了他的所有，甚至以生命作为赌注。

诺贝尔从小就受到了父亲的影响。当时，由于开凿铁路的需要，诺贝尔的父亲发明了一种把大山炸开的炸药。诺贝尔从小就对这种神奇的"魔术"产生了浓厚的兴趣，他最初得到的化学知识就是来源于他父亲的教诲。

诺贝尔毕业后继承了父亲的炸药事业，一心一意研究炸药。当时诺贝尔父亲发明的炸药技术还不成熟，所以，诺贝尔一直很想发明更加成熟的炸药。

后来，一次偶然的机会，诺贝尔对化学家苏布雷罗发表的关于硝酸甘油的论文产生浓厚的兴趣。诺贝尔希望利用硝酸甘油容易爆炸的特性，来制作威力更为强大的炸药。

1861年，诺贝尔开始筹划他的硝酸甘油实验室。其间他四处贷款，来回奔波。三年以后，实验室准备就绪，他终于可以开始他的实验了。就这样，诺贝尔朝他的目标迈出了第一步。

但是，一件可怕的事情发生了。在实验当天，由于硝酸甘油的威力实在太过强大，它就像一匹脱缰的野马，把整个实验室都摧毁了。不仅如此，诺贝尔的四个得力助手，还有他的弟弟都因来不及躲避爆炸，同时遇难了。

诺贝尔幸运地逃过了一劫。看着被炸得七零八落的实验室，诺贝尔一言不发。人们以为诺贝尔要放弃硝酸甘油的实验，也有亲戚朋友纷纷过来劝说他放弃这个魔鬼实验。诺贝尔却摇了摇头说："我不会停止的，直到我死去的那一刻。我不能让他们白白牺牲！"

这一次见识到了硝酸甘油的威力，诺贝尔自此更加小心翼翼了。为防止伤及无辜，他把实验室搬到郊区的一个湖泊上，单枪匹马一个人做研究。

上一次的爆炸无疑对诺贝尔造成了重创，意味着他这几年的筹划都付之一炬了。与此同时，也让诺贝尔更加了解亚硝酸盐了。终于，在经过了无数次的实验后，诺贝尔最终发明了比父亲发明的炸药威力还要强上好几百倍的新炸药。

但是，在人生这场马拉松比赛中，此时的诺贝尔还没到达终点。

这种威力强大的炸药一出现，立即得到大规模的投入使用。只是，好景不长，在新型炸药投入使用后，人们倒戈相向，纷纷要求诺贝尔赔偿他们的损失。

原来，诺贝尔的这种炸药很容易被引爆，安全性能太差，稍微不注意，就爆炸了。仅仅这一年，全世界就发生了几百起炸药意外引爆事故。

诺贝尔四面楚歌，一时不知如何是好，他更是面临破产的危机。但他不气馁，他告诉自己越接近成功，困难就越大。这就好比在跑马拉松一样。刚开始，每个人都干劲十足。但是，这个时候，冲到最前面的未必是赢家。只有能坚持到最后的人才是赢家。就这样，诺贝尔一边鼓励自己，一边不停地思考着要如何生产安全炸药。

一天晚上，诺贝尔在斯德哥尔摩市散步，迎面来了一辆马车。马车摇摇晃晃，这时诺贝尔发现车上装的是他发明的"魔鬼"。马车上的几个罐子因为摇晃得厉害已经破了，硝酸甘油正在往外淌。

诺贝尔马上大喊："快点停下来，危险！"车夫不明所以，停车问道："什么事情这么慌张？"诺贝尔连忙指着罐子说："它们都溢出来了，这样很容易爆炸的！"

没想到，车夫轻松地笑了笑说："不怕，罐子中间我塞了硅土，从来没有爆炸过。"听车夫这么一说，诺贝尔若有所思，赶忙回去实验。结果，真如车夫所说，炸药温和了不少，不会那么容易爆炸了。

经过这次"意外的邂逅"，诺贝尔不但挽救了工厂的危机，还赢得了信誉，成为人们口中的"炸药大王"。诺贝尔的这场马拉松就此结束，但是还有下一场马拉松等着他。

跟诺贝尔相似，我们每一个人都会遇到各种各样的马拉松，很多人在起初开跑的时候斗志昂扬，之后越跑就越松懈，直至最后筋疲力尽，就停了下来。而这时，明明已经离终点不远了。就这样放弃不是太可惜了吗？如果诺贝尔在四面楚歌的时候就宣布破产，那他也不会遇到那辆马车，更不会找到生产安全炸药的诀窍。所以，不妨学一学诺贝尔的坚持和忍耐，在濒临终点时更要咬紧牙关，一气呵成，跑好最后的马拉松。也只有这样，我们才能迈向成功的终点。

Don't Complain in Your Life

把大事件都看成小事件

　　精神病理学是这样描述烦恼的：烦恼是一开始不太困难就忍受下来却一直拖延着的挫折感和轻微心理冲突的产物。由此可见，烦恼是由一种"轻微的心理冲突"产生的，它不是什么大事情，充其量只是日常生活在"例行公事"而已。

　　人们都知道美国有个发明大王，他叫爱迪生。他一生发明无数，彻底改变了人们的生活。像留声机、钨丝灯泡等普及的日用品，都是出自他的手。而这些世上美妙的发明却离不开爱迪生遇到的源源不断的烦恼。

　　说起爱迪生的学历，那真是匪夷所思，他仅仅上了三个月的小学。老师实在讨厌这个小家伙，因为他每天总有无数个为什么。母亲受不了老师笑他儿子是个傻瓜，一气之下把儿子领回家自己教。

　　小小的爱迪生就开始出外打工。他喜欢做实验，就用打工赚来的钱建了一个小实验室，安置在火车上的行李车厢里。

　　有一次，爱迪生在火车上偷偷地做起实验来。没想到，实验的化学药品突然间着了火。火势越来越凶猛，把好几节火车车厢都给烧毁了。

　　列车员一看，知道是爱迪生搞的鬼，一气之下狠狠地打了他几个耳光。爱迪生感觉耳朵一阵轰鸣，以后就再也听不到其他声音了。

　　母亲知道了这件事，伤心起来，也为他担忧：小小年纪就聋了，以后要怎么办才好？

　　没想到爱迪生在一旁轻描淡写地说："幸亏我的手还能用，幸亏我的眼睛还看得见，我还能做实验！"

　　别人都在为他的遭遇感到悲伤，但爱迪生并不这样认为。有一次，爱迪生说道："你们从来都不知道我的快乐。当我行走在百老汇繁华的大街上时，我可以像幽灵那样安静地走过。耳聋是上天给我最好的礼物了，有了它，我才能避免很多不必要的干扰和痛苦。"

对一般人来说，耳聋是一件多么不幸的遭遇，对于爱迪生来说则不然。他从来都是这样，把人们眼中了不起的大事情化解为不足挂齿的小事情。

1914年12月9日那天晚上，爱迪生又遇到了一件大事情。

那天晚上，爱迪生的电影实验室突然意外地着火了，火势越来越大。

当爱迪生闻讯赶来的时候，实验室已经变成了一片火海。面对着冲天的火光，爱迪生冷静地对实验室进行抢救，还不时掏出随身携带的小本子记录着什么。

旁人以为爱迪生受了太大的刺激，行为变得古怪，但事实证明，爱迪生不是大受打击。火被扑灭后，只过了几个小时，爱迪生就把重建实验室的蓝图绘制出来了。

此次火灾，给爱迪生造成了巨大的损失。据估计，损失的金额足足有三四百万美金。面对着巨大的损失，妻子欲哭无泪，伤心地说："这可是你一生的心血啊，现在付之一炬，要重建也力不从心了！"

爱迪生却没有像妻子那样惋惜，反而微笑地安慰她说："还好，我才67岁，还不算太老，休息一下，还能重新开始。感谢上帝，不是把这场火灾安置在十年以后，那时的我就不一定有力气干这件事了。事情还没有那么糟。"爱迪生身处逆境时的良好心态可见一斑。

事实真如爱迪生所说的，一切还没有那么糟。第二天，爱迪生的新实验室开始重建。

而且，在这次救灾的过程中，细心的爱迪生发现了一个问题。因为是夜晚，消防员在没有灯光照明的情况下很难及时扑灭大火。即使有普通的电灯照明，灯光可照到的地方也很有限。这大大阻碍了消防员对火势的控制。

对此，爱迪生又开始他的工作。不久之后，另一项发明——便携式探照灯应运而生，为爱迪生又带来一笔可观的财富。

爱迪生每天都在观察生活，生活上遇到的大大小小的事情为他的发明创造指明了方向。他耐心寻找生活的不足，在不如意中寻求解决的办法，终于成了名副其实的发明大王。

如果没有这些大大小小的事情、形形色色的烦恼，爱迪生也就看不到自己缺少什么，需要什么。同样地，如果我们没有遇到这些我们不愿见到的麻烦事，我们也很难知道我们应该做什么。

烦恼并不可怕，可怕的是畏惧烦恼。如果你畏惧了，小烦恼也变成了不可逾越的大烦恼。想要解决这些烦恼，就要先把大事情看成小事情。就像爱迪生说的，事情还没有这么糟，我们为什么要杞人忧天呢？

Don't Complain in Your Life

让成功变得更加具体和形象

世界上99％的人渴望成功，但是却有85％的人在喊着成功的空口号。而非常可惜的是，这85％的人不是没有能力、没有机会成功的人。他们缺乏的不是对成功的渴望，不是追求成功的毅力，而是唯独缺乏一个具体、清晰、形象的成功目标。

克里斯·加德纳在他28岁的时候，见到了亲生父亲的第一面。他当时便在内心发誓，他一定要做一个好爸爸。然而，已经而立之年的加德纳，上帝并不眷顾他。

生活贫穷潦倒的加德纳靠往医院推销骨密度扫描仪为生。每月，他至少要卖出去两台才能够付儿子的幼儿园费还有房租，维持当月的生活。而不幸的是，他已经很久都没有卖出去一台仪器了。雪上加霜的是，还被偷走了一台仪器。

加德纳在偶然间路过证券公司的时候，看到每一个从证券公司出来的人脸上都挂着幸福和满足的笑容，那是成功生活的样子。加德纳问了一个人，了解到在证券公司里做证券经纪人，并不一定需要有大学毕业文凭，只要懂得数字和处理好人际关系就可以。

但是，加德纳在拿到申请书之后，发现了竞争的残酷性。公司每年只招20人，培训半年，这半年期间不带薪，到最后，经过层层淘汰，只有一个人会被聘用。这对于加德纳来说很难抉择。因为他已经三个月没有交房租，而税单已经延迟交付两次了。他的妻子已经游走在崩溃的边缘，最终忍受不了同加德纳继续过这样贫穷而又无望的生活，一走了之。所以，对于加德纳来说，他根本就没有条件来参加这个培训。而且，如果他失败了，那么意味着半年没有收入之后，还是一无所得。

如果故事到了这里，加德纳选择了放弃，那么他依然是那个不被上帝眷顾的穷人，仍然过着每天疲于奔命却依旧贫困潦倒的日子。

加德纳的生活似乎只有更糟糕，比之前还要糟糕的这一种状况困扰着他。接二连三的霉运和苦难纠缠着他，而他最不愿意看到的是他年幼的儿子同他一起流离失所，无法过上正常人的生活。

　　这时，他想起了托马斯·杰斐逊，想起了《独立宣言》，想起了其中对生存权、自由权以及追求幸福权利的描写，成功的幸福在加德纳的内心更加具体和形象。

　　在通往成功的道路上，加德纳比别人承受十倍乃至百倍的压力。当压力如大山一般压在他的肩头时，他没有选择躲避，而是勇敢迎接着各种责难。由于没有收入，他和儿子不得不从出租房内搬入汽车旅馆，继而是收容所，领取救济面包。最后，无处容身的他们不得不住在车站的卫生间里。唯一排解和舒缓加德纳的压力的方式，似乎就是同儿子在一起享受欢愉时光。而给儿子一个优越的成长环境，也成了加德纳的不竭动力。

　　加德纳为了成功地成为最后的受雇者，加倍地勤奋努力。因为要接儿子从幼儿园回家，他平均一天要比别人少工作将近三个小时。为了能够拉到更多的客户，他的手和耳朵几乎不离开电话筒，从长长的电话名单的第一个打到最后一个。加德纳从来不喝水，这样既节省了喝水的时间，又节省了去厕所的时间。

　　最终，上帝不会辜负人们任何的努力。加德纳以顽强的毅力、坚毅的品格和出色的工作能力，最终成为证券公司的正式员工，享受每年80万美元的佣金。随后，加德纳创办了自己的投资公司。2006年，他卖出了公司的一小部分股份，价值达到几百万。加德纳的真实事迹最终被拍成了电影，就是我们所熟知的《当幸福来敲门》。

　　在通往成功的道路上，我们要努力使成功变得具体和形象起来。也就是说，如果只是想象成功的模样，想着要去走一条成功的道路，却没有实际行动，没有真正地踏足于走向成功的荆棘之路，那么，成功永远都是妄谈。当成功作为一个具体的形象目标时，想要成功，必然要有所作为，有所努力；也必然会经受苦难的折磨和锤炼。一点一滴地累积，一步一步地靠近，才会缩短与成功之间的距离，直至达到目标。就像加德纳一样，如若不跨出那万般艰难的一步，怎么可能抵达成功的幸福彼岸。

Don't Complain in Your Life

学会成功风险分析 ☕

> 遇到小概率事件，最好的做法就是规避它。与其把精力浪费在成功概率几乎为零的事情上，还不如选择成功概率比较大的事情去做。这就是有的人能轻易地成功，有的人却辗转不得要领的原因。

中国最早的诺贝尔物理学奖得主杨振宁是一个动手能力非常差的人。

青年时期，杨振宁立志成为一名物理学家。为此，杨振宁赴美留学，是芝加哥大学物理系艾里逊教授实验室里面的一名研究生。杨振宁的目标就是完成一篇出色的实验论文。所以，他经常待在实验室里做实验。

但是，在实验室里，杨振宁经常闹笑话。他待在实验室的20个月里，整整发生了超过40次的爆炸事件。

原来，杨振宁从小就笨手笨脚，遇到各种各样的物理实验更是手足无措。他做实验的时候老是出错，所以常常导致危险事件的发生。

还好，这些爆炸并没有对实验室造成太大的影响，但杨振宁却成了同学的笑料。

一次，同学们谈起杨振宁，就哈哈大笑，其中一个人更是笑称："哪里有爆炸，哪里就有杨振宁。"没想到这句话就这样不胫而走。杨振宁知道了，心里很难受，他很想改过来，但是无论他怎么努力都无法改变他动手能力差的缺陷。

这时，一个人出现在杨振宁面前，他彻底改变了杨振宁的一生，这个人就是被誉为"美国氢弹之父"的泰勒博士。同在芝加哥大学的泰勒博士知道杨振宁的处境很尴尬，于是过来问他："是不是实验做得不顺手？"对于杨振宁来说，泰勒教授就像慈父般亲切。他诚恳地望着泰勒，点了点头。"我的建议是，你可以试着完善你之前的理论论文，把它作为你的博士论文。在这方面，我可以做你的导师。另外，我认为实验论文不是很适合你，你应该权衡一下。"泰勒博士的这几句话让平静的湖面荡起了水波。

杨振宁一时不知道如何抉择。他知道自己确实不是做实验的料。每一次实验的时候，尽管他很努力，也很用心做，但还是力不从心。但是，他也不甘心，付出了这么多辛劳，现在一下子要放弃，谈何容易？

就在这时，杨振宁想起了小时候的一次手工课经历。

那天，小杨振宁很高兴地拿着他用心做的小鸡给爸爸妈妈看。爸爸妈妈看后，脸上都是笑容，直夸他做得好，但接下来却问："这是什么，是莲藕吗？"

往事一幕幕地浮现在杨振宁的脑海中，他有太多太多相似的经历。他默默地想着：是的，我动起手来就是一个白痴，从小就是如此。既然我没有这方面的天赋，我为什么还要一条路走到黑？我是不是应该考虑点儿别的？

杨振宁转念又想起"哪里有爆炸，哪里就有杨振宁"这句话。他们笑我做得不好，我也应该勇敢地承认自己不擅长实验的事实。另外，我也不需要跟他们较劲，其他方面我未必比他们差！

经过了一番思量，最终，杨振宁采纳了泰勒博士的建议，放弃了实验论文，转而一心一意进行理论研究。1957年，杨振宁成功获得诺贝尔物理学奖，从此声名远扬。

杨振宁的成功终究得归功于那一次的选择，在适当的时候规避风险，才可能成功。如果他现在还在实验室里做实验，等待他的可能是一辈子默默无闻的境况，他也无法成为一名出色的物理学家。

虽然我们说人应该朝着目标坚持不懈地执着下去，直到成功为止。但事情也不全然如此，有时候，我们所制订的目标会因为估计错误而变得难以实现。这时，最需要做的事情不是不管不顾一条路走到黑。这样是盲目的执着，不是坚持。所以，当你付出了巨大的努力却还没赢来成功的时候，是否应该静下心寻找另一条捷径呢？

俗话说，识时务者为俊杰。规避那些发生概率很微小的事情，才能少走些弯路。就像杨振宁一样，勇于放弃自己不擅长的事情，选择自己有能力办到的事情，才能获得成功。

所以，学会成功风险分析才是成功之道。不然，盲目地坚持错误的方向，最后只会丧失追求成功的信心。

Part 08

危机面前选择坚持

挫折对于人生有什么意义?

没有人喜欢人生中的挫折,

但正是因为这些挫折才成就了我们的人生。

不管在任何时刻,放弃就意味着掐灭了希望的火苗,

只有让挫折激发出你性格中的不屈不挠,

才能让造就你成功人生的种子逐渐长大!

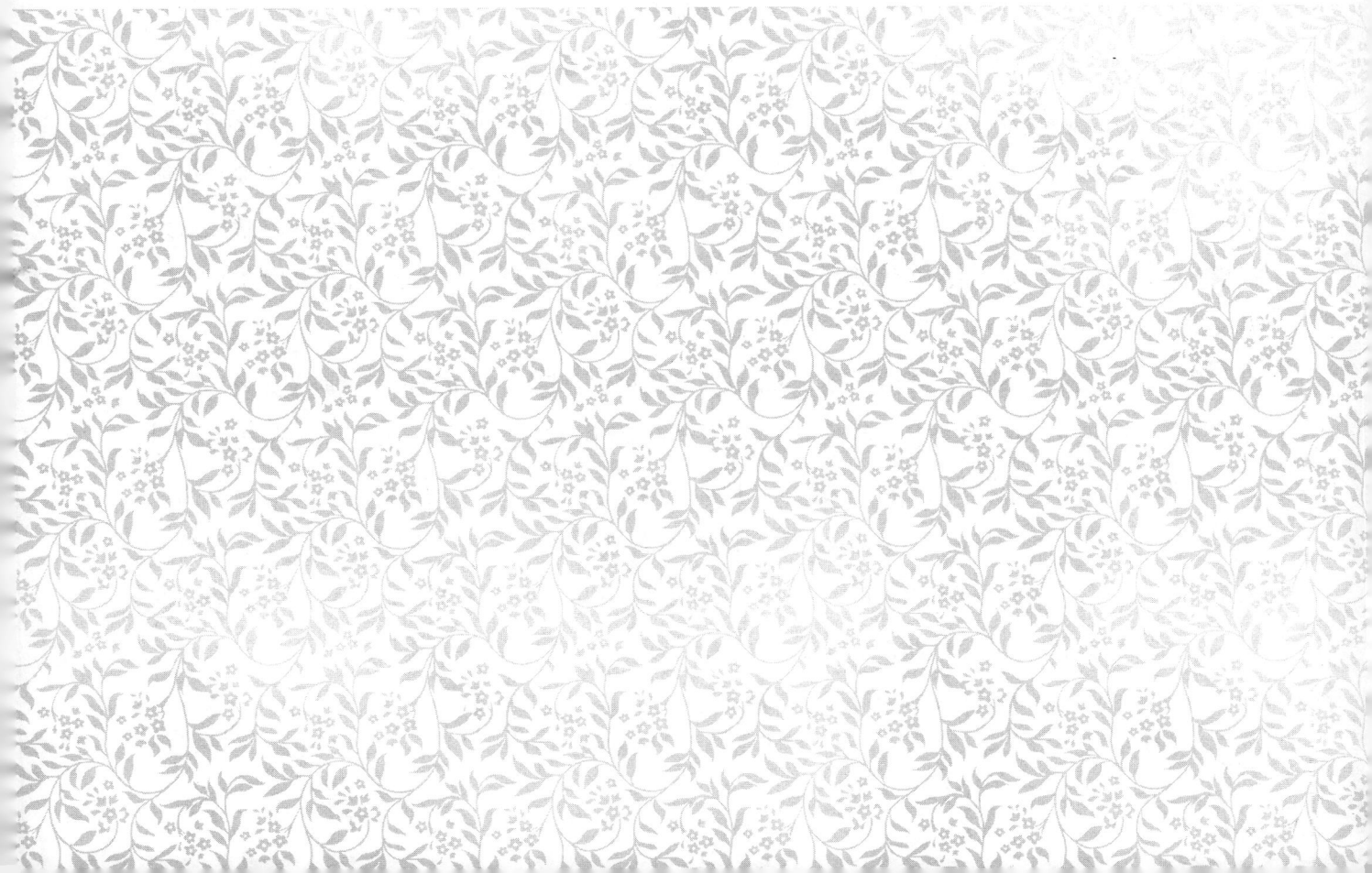

船行海上，不会不带伤

命运总是给予每个人不同的馈赠，它的选择标准就是每个人不同的个性。当你坚强地迎接风雨时，命运就会将美丽的彩虹送到你面前。

艰难困苦是人生的伴侣

在英国萨伦港国家船舶博物馆里，有一艘伤痕累累的船。这艘船1894年试航，在此后的多年航程中，它曾遭遇138次冰山、116次触礁，还曾13次起火，被风暴刮断桅杆更是多达207次，尽管遭遇过这么多次灾难，但它从未沉没。英国劳埃德保险公司基于它不可思议的经历及在保费方面带来的可观收益，把它从荷兰买来捐献给了国家。

后来，一个偶然的机会，一位律师在博物馆里看到了这艘船。当时，他刚刚打输了一场官司，委托他打官司的人也自杀了。尽管这不是他第一次打输官司，也不是第一次遇到委托人自杀，但他的心还是蒙上了一层浓重的阴影，为了排遣负罪感和挫败感，他选择了旅行。律师看到这艘船后大受震撼，跟这艘船在海上经历的无数灾难相比，自己的这点失败算得了什么？委托人在生意上的失败又算得了什么呢？

后来，这位律师把这艘船的经历抄下来，连同船的照片一起挂在他的律师事务所里。此后，他每接一桩经济案子，都建议委托人看看这艘船，并告诉他们：船在大海上航行，没有不带伤的。

我们每个人都是一艘航行在海上的船，时时面临风暴、暗礁、急流、险滩，可以这么说，挫折是人生的伴侣，从出生时的第一声啼哭、学走路时的第一次摔跤、学习中的第一次失利，到恋爱中的第一次伤心、工作中的第一次失误、生意场上的第一次失败，困难和挫折便如影随形，但我们不能因此而拒绝生命，更不能因此否定生命中的美丽。

一条蚯蚓应两颗种子的要求介绍外面的世界：

"外面的世界不像这里这么潮湿、黑暗、憋闷，那里有明亮的阳光、悦耳的鸟鸣、和煦的春风。"

"外面的世界真好，我真想马上去看看。"两粒种子异口同声地说。

"但外面也有无边的黑夜、寒冷彻骨的霜冻、力大无穷的狂风和可怕的暴雨。"

"啊，好可怕。"一粒种子说，"我还是躲在这里比较舒服。"

"我不怕！"另一粒种子说，"为了享受阳光、鸟鸣和清风，我什么都不怕。"

后来，第二粒种子勇敢地钻出了地面，在阳光和清风的沐浴下开花、结果，尽管有寒冷、狂风、暴雨的考验；第一粒种子却只能在泥土中慢慢腐烂。

如果你拒绝生活中的凄风苦雨，那么你同时拒绝的还有阳光和清风，最终你只能像第一粒种子一样慢慢枯萎。人生不可能一帆风顺，需要不断受伤、不断痊愈、不断成长，受伤能使人越来越坚强。事业也不可能直线上升，需要不断遭受挫折、不断战胜挫折，在这一过程中螺旋上升，逐渐积累资源、财富、优势，才能达到顶点。

正如大海里没有礁石就激不起浪花、生活中没有挫折就锻造不出强者，战胜了挫折，我们就是英雄，就能主宰自己的命运。即使人生布满了荆棘，我们也要笑着走过！

冬天来了，春天还会远吗

英国著名浪漫主义诗人雪莱的《西风颂》中有一句："冬天来了，春天还会远吗？"这句诗写给那些处在艰难与痛苦中的人们，鼓励他们不要放弃希望，要勇于与艰难困苦做斗争，迎接胜利的光芒。

有一个女孩在青春年少时得了肝病，入院不久，曾经与她海誓山盟的男友也离她远去。

突如其来的疾病和男友的离开令女孩痛不欲生，但她是个坚强的人，暗暗决定要好好地活下来。她一边配合医生治疗，一边坚持学英语。

后来，女孩病愈出院，凭借一口流利的英语进入一家知名外企，工作两年以后她和一位深爱她的男孩结了婚。回顾曾经的过往，女孩感慨良多，她说："那次生病固然非常痛苦，但我从中受益良多。那段时光磨炼了我的性格，让我以后的人生路走得更稳健；那段日子让我充实了自己，我的英语水平就是在那段时间大大提高；那段日子检验了我的爱情，事实证明，那个离开我的人并不爱我，跟他分手对我来说是一种幸运。"

女孩的经历告诉我们，面对人生的黑暗，一定要调整好自己的心态，要学会在逆境中坚持。想要享受春天的温暖，你就得先度过寒冷的冬天。上天要眷顾我们时，往往先让我们经历痛苦的炼狱，只要我们坚持下来，就有资格去享受明媚的阳光。

不经历风雨，怎能见彩虹

■ ■ ■

　　"不经历风雨，怎能见彩虹，没有人能随随便便成功……"这是多么优美而又有哲理的歌词，它诠释了古往今来无数仁人志士所反复证明了的规律：只有坚强而勇敢地走出人生困境的人，才可获取属于自己的成功。

　　"梅花香自苦寒来，宝剑锋从磨砺出"，挫折、磨难是任何人都不愿意承受的，任何人都会因此而痛苦，然而，在人生的旅途中，这些风风雨雨却是不可避免、必须经历的。风雨磨炼了我们的意志，锻炼了我们的能力，坚定了我们的信念，使我们更加坚定、稳健地走向成功。挫折与磨难并不可怕，可怕的是失去战胜困难与磨难的决心和勇气。

　　邓亚萍在世界乒乓球大赛中为中国赢得了无数荣誉，树立了中国乒乓球业绩的一个里程碑，她的球技被世界体育协会所研究。当人们在赞叹邓亚萍取得的成就时，谁又知道邓亚萍曾经历了多少挫折、战胜了多少困难呢？

　　邓亚萍从4岁开始就学习乒乓球，几年后技艺超群。8岁时河南省集训队招新队员，邓亚萍满怀信心地报名参加，却因为"个子太矮"没有被录取。在被否定之后，邓亚萍虽然难过，但没有灰心，继续坚持自己的梦想。后来，邓亚萍如愿进入了郑州市乒乓球队。在艰苦的训练中，她经常因为无法在规定时间内跑完3000米被罚，因此不被教练看好，失去了很多参加比赛的机会。但是邓亚萍并没有沮丧，而是更加坚定了奋斗的信念。她顽强地坚持训练，绑着沙袋练习跑步，球技训练也总是超时。经过几年顽强拼搏，邓亚萍取得了巨大的进步，逐渐在球队中崭露头角，并最终代表国家队出征世界乒坛。

　　爱迪生的实验室曾经突遭大火，实验设备和苦心记载的资料付之一炬。面对这场灾难，爱迪生平静地说："灾难有灾难的价值，我的错误全部烧掉了，现在可以重新开始。"当时已经满头白发的爱迪生重新振作，重新开始了实验。

　　"天将降大任于斯人也，必先苦其心志，劳其筋骨，饿其体肤"，要想拥有一个有所作为的人生，就应该做一个敢于面对挫折、敢于挑战挫折的强者。

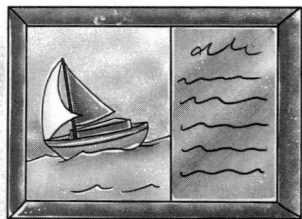

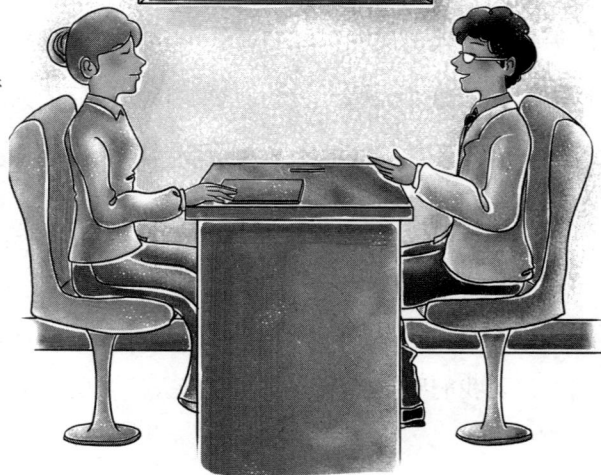

Don't Complain in Your Life

意志力比智商更重要 ☕

> 你不知道光芒何时会出现，所以在它到来之前，你只能在黑暗之中不断坚持前行，一直走到可以被它照射到的地方。

有一种信念叫坚持
■ ■ ■

1844年，有线电报诞生了。然而，远隔重洋的欧亚及美洲大陆的人们却依然无法享用这一先进的科技成果。

年轻的企业家菲尔德决定挑起这个重任。为此，他投入了所有财产。

首先，菲尔德购买了两艘战舰，开始铺设海底电缆。他每天从早忙到晚，有时候连吃饭的时间都没有，看着电缆一天天向前延伸，菲尔德心里很高兴。可就在这个时候，不幸的事发生了，一夜之间，已经铺设的电缆全部消失不见。

菲尔德并未气馁。第二年，他再次出发。不过，四天后他和同事们就遇上了风暴，铺设的电缆再次消失得无影无踪。

菲尔德越挫越勇，开始了第三次出航。这次海底电缆终于铺设成功了。然而，没过多久，电缆却又莫名其妙地中断了信号，使得很多人都骂他是骗子。

这一次的挫败对菲尔德的打击颇大。六年后，当人们已经开始遗忘这件事时，菲尔德第30次远渡大西洋来到伦敦，重新购置巨轮，又开始了铺设电缆的征程。这一次的出航也并没有想象中的那么顺利，也经历了两次失败，但在1866年，他终于将美洲和欧洲的海底电缆连接在了一起，使得天涯变成了咫尺。

成功没有时间表，一次失败不代表永远的失败。只要我们还有必胜的信念，只要没有放弃，我们必将走向成功。

施兰特销售公司招聘推销员时，面试官会用各种方法百般刁难应聘者，很多应聘者受不了这样的刁难转身就走，但最后坚持下来的人大都成了世界著名的销售员。

是的，坚持就是胜利。最初的梦想，紧握在手中；最想去的地方，怎么能在半路就折返？

跌倒一百次，也要一百零一次站起
■■■

人生来不是被打败的，所以无论多少次的挫折，都不能打倒你，除非你自己放弃。

有位朋友说："我不害怕失败，但我害怕连续的失败；我不担忧厄运，但我担忧连番的厄运。"的确，生活中，在一次打击面前能保持信心和斗志的人很多，但在多次打击面前还能保持信心和斗志的人却很少。而这一点，恰恰是成功的关键，因为人和人的能力差距并不大，区别只是在于你倒下时别人却再一次站了起来，你放弃时别人却选择坚持下去。

在20世纪三四十年代，美国的种族歧视还比较严重，黑人处处受到排挤和不公正待遇，在这种情况下，你相信一位出身贫穷的黑人小男孩会取得卓越成就和傲人的社会地位吗？

1927年，一场洪水冲垮了密西西比河的大堤，冲毁了许多人的家园，并把一个9岁的黑人小男孩卷入河中，在洪水即将吞噬小男孩的一刹那，母亲用力把他拉上了堤岸，小男孩死里逃生。

1932年，这个多灾多难的小男孩小学毕业了，当地阿肯色州的中学不招收黑人，男孩面临辍学。母亲为了能让他继续读书，做了一个惊人的决定，让他到伊利诺伊州的芝加哥读中学！家里没有钱交学费，母亲只得让他复读一年。为了攒够他的学费，母亲要为50名工人洗衣、熨衣和做饭。

第二年夏天，家里凑足了学费，母亲带着男孩踏上火车，奔向陌生的芝加哥。在芝加哥，母亲靠当用人供男孩读完了中学和大学。大学毕业后，男孩创办了一份杂志，但最后关头，他却因为没钱付不起邮费，没办法给订户发货。男孩求助于信贷公司，对方答应贷款，但要求他拿不动产做抵押。当时，他和母亲生活艰难，唯一的不动产就是母亲分期付款了好长时间买的一批新家具。尽管这批新家具是母亲的最爱，但她最后还是忍痛割爱拿给儿子做了抵押。

几年以后，那份杂志获得了巨大的成功。男孩终于有能力回报为他付出了一辈子的母亲：他将母亲的名字列入他的公司花名册，并告诉她算是退休工人，再不用工作了。那天，母子二人喜极而泣。

但好景不长，男孩的事业遭遇低谷，遇到了难以想象的困难和挫折。在一次次努力均告失败后，男孩伤心地告诉母亲："妈妈，我这次真的失败了。"

母亲问他："儿子，你努力试过了吗？"

"我很努力地试过，但都没有用。"

"你真的非常努力吗？"

"我非常努力。"

"那好，接着去努力，只要你努力去尝试，就不会失败。"母亲斩钉截铁地说。

母亲的话给了男孩力量，他尝试、失败、又尝试……最终，男孩渡过了难关，事业从而登上了新台阶。后来，这个男孩又创办了一家出版公司，拥有了三家电台。

这个黑人男孩就是驰名世界的美国《黑人文摘》杂志创始人、约翰森出版公司总裁、拥有三家电台的约翰·H.约翰森。

一个贫苦的黑人男孩，竟能白手起家，成功创业，超越无数白人，取得非凡的成功，这是多么传奇的人生。然而，纵观男孩的成长和创业过程，哪一步不是伴随着困难和挫折，只要放弃一次，世界上就不会有一个这样的约翰森！

多坚持一分钟，就会破茧成蝶

"坚持就是胜利"，这句朴素的话中蕴含着颠扑不破的真理。

通往成功的路，是一条艰险而布满荆棘的路，只有走到最后的人，才能享受到成功的甜美果实。但可惜的是很多人中途放弃，越接近成功，路上的人就会越少，路途相应也会越艰难，所谓"行百里者半九十"，说的也是这个道理，越到最后关头，越是决定成功与否的关键。

一个姑娘酷爱游泳，也是一名游泳健将，多年来，她一直有一个梦想，打破横渡英吉利海峡的世界纪录。为了这个梦想，她已经付出了数年的努力。

激动人心的时刻终于到来，姑娘准备在这一天向横渡英吉利海峡的世界纪录发起挑战。凭着多年的艰苦练习，她相信自己一定能成功。各路媒体蜂拥而至，想记录下这一特殊的时刻。

姑娘满怀信心地出发了，这是一个难得的好天气，风和日丽、天高云淡，姑娘徜徉在大海中，这真是一种享受！渐渐地，她把陆地远远地抛在了身后，海峡对岸离她越来越近，她似乎能看到对岸的人们在向她招手。

但就在这时，意想不到的情况发生了，天空风云突变、阴云密布，而且还起了雾。雾气越来越浓，对面不见人。姑娘感到自己被雾气束缚住了手脚，体力渐渐不支，她看不到前方的路，甚至辨不清方向。在感觉自己尽了最后的努力后，姑娘选择了放弃。可她这时距离海峡对岸只有不到100米。

当姑娘得知自己离成功如此之近时伤心地哭了，她说："我看不到对岸，我以为还有很远，要知道只剩100米，我一定会坚持下来的，我一定能做到。"

在我们的生活中，有很多人会犯跟这位姑娘一样的错误——在距离成功最近的时候选择放弃，因为成功前的一刻是最艰难的，痛苦就像浓雾似的将人们紧紧包围，使人们看不到前方的路，甚至看不到任何希望，就像黎明前那彻彻底底的黑暗！所以，越是感到痛苦得难以忍受时，越是虚弱得将要虚脱时，你越要选择坚持。

1975年，世界两大拳王阿里和弗雷泽在菲律宾展开了一场"世纪之战"，双方打满了15回合，在全场掀起了一阵又一阵的高潮。其实，在进行到第14回合时，阿里已经感到筋疲力尽，没有力气再迎战下一回合了，但顽强的意志使他依然保持着满脸坚毅的表情，双目如电、眼神坚定，仿佛一座巍然屹立、难以撼动的山。他的气势令对手弗雷泽不寒而栗，以为他仍保存着体力。阿里的教练敏锐地觉察到了这一点，并迅速将信息传递给了他，让他多坚持一分钟。在这种情况下，弗雷泽和其教练都以为阿里是不可战胜的，遂选择了认输。裁判高举起阿里的手臂，宣布他是胜利者，可阿里还未能走到台中央，就双膝一软跪倒在地，因为他已经耗尽了最后一丝力气。弗雷泽见此情景追悔莫及，并因此而抱憾终生。

成功和失败的距离就是这么短，可能仅仅隔着一分钟！不要小看这一分钟，多坚持一分钟，你就能战胜挫折和痛苦，你就能破茧成蝶！

只有失败，没有失败者

世上的失败只有一种，那就是放弃努力；世上只有失败，没有失败者，因为你任何时候成功都不算晚。

不知大家看没看过一部电影《我们俩》，讲述一个刁钻古怪的老太太和年轻的女租客之间的故事。剧中扮演老太太的演员叫金雅琴，她是一位老演员，演了一辈子戏却没让人记住。她80多岁时出演《我们俩》，并因此夺得第14届中国电影金鸡奖最佳女演员奖。半个月后，她再获殊荣，在国际东京电影节上再度荣膺最佳女主角。记者采访她时，金雅琴笑着说："演了《我们俩》才知道怎么演戏，也许我真正的演员生涯80岁以后才开始。"

每个人的人生路上都会布满大大小小的失败，但请永远不要把自己定义为失败者，因为你任何时候都可以重新开始，而且任何时候开始都不算晚。

分店遍布全国的肯德基快餐大家都很熟悉，没几个人没有吃过。可你知道肯德基的创始人桑德斯什么时候开始创业吗？65岁！在他退休之后。

桑德斯上校退休后，领了一笔可观的退休金。此时，上校已经65岁了，本该享享清福了。可他在家闲不住，总想出去找点事干。65岁的老人还能做什么呢？找工作是不可能的。思来想去，上校想到了自己从小练就的一手炸鸡手艺，不禁心中一动，有了主意。白发苍苍的上校开着车，开始拜访一家家酒店，推销自己的炸鸡手艺，可全都遭到了拒绝。一气之下上校用自己的退休金开了一家快餐店，自己炸自己卖！尽管遭到子女们的强烈反对，但上校矢志不渝，克服种种困难使快餐店的经营走上正轨。上校的炸鸡一炮走红，深受人们喜爱。上校并没有就此止步，而是接着在各地开办分店，并通过授权加盟的方式把炸鸡推广到了全世界，这就是今天我们熟悉的肯德基。

肯德基招牌中那位身穿白西装、面貌和蔼可亲的老人就是65岁开始创业的桑德斯上校。上校说得好："不管你做什么，时间总会过去；不管做什么，现在开始都不晚。"

老来创业的故事不只美国有，中国的大地上也同样存在。

在江苏兴化经济开发区，有一位52岁才开始创业的老人，他的名字叫吕建国。52岁那年，在企业做了20多年销售的吕建国拿自己买断工龄的1万多元和借来的几万元，创办了"通科管道附件有限公司"。创业伊始，他租了100多平方米的旧厂房，买了两台旧车床，只有两个工人。几年以后，他的公司已拥有1300多平方米的厂房，200万元的固定资产，年销售额达500万以上。

当你艳羡别人的成功时，想没想过他的失败也许比你还多。爱因斯坦被认为是世界上最聪明的人，但他是这样定义自己的成功的："月复一月，年复一年，我想了又想，有99次的结论是错的，不过，第100次总算对了。"

所以，请一定记住，在没有成功之前，你只是未成功者，而不是失败者。

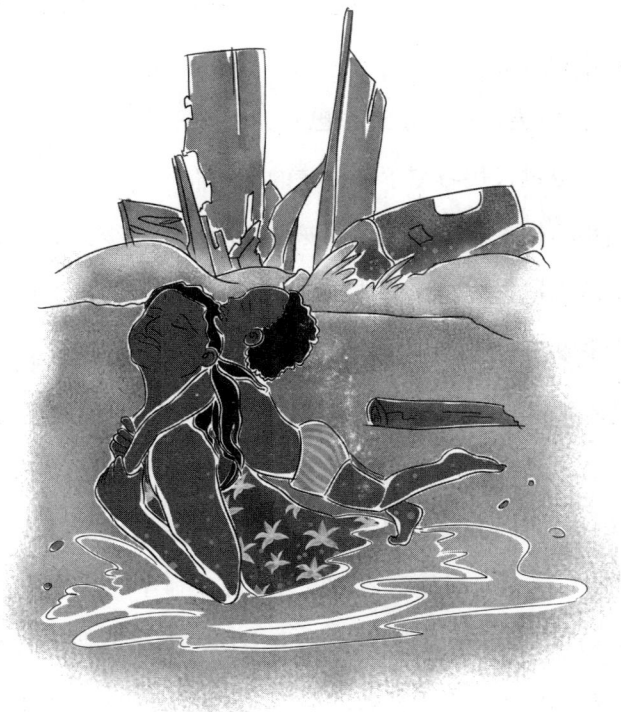

Don't Complain in Your Life

把危机变成转机 ☕

> 实现梦想是一个充满艰辛的过程，无论是否达到了梦想的高度，实现梦想的过程都是珍贵的宝藏。

塞翁失马，焉知非福

老子在《道德经》中说过："曲则全，枉则直，洼则盈，敝则新，少则得，多则惑。"明代刘伯温说："蓄极则泄，闷极则达，热极则风，壅极则通。"这些古圣先贤的话无不在说明一个道理：塞翁失马，焉知非福，危机发展到了顶点，就是转机的开始。

美国亚拉巴马州恩特曾颖镇的公共广场上，有一座高大的纪念碑，这是为一种农田害虫——象鼻虫所立，碑身上刻着金色大字：深深感谢象鼻虫在繁荣经济方面所做的贡献。人们为什么会为害虫立碑？这里面有个耐人寻味的故事。

1910年，一场严重的象鼻虫灾害席卷了亚拉巴马州，虫子所到之处棉田全部被毁，棉农一无所获。看着颗粒无收的农田，世世代代习惯了种棉花的棉农们不得不尝试着在棉花间套种玉米、大豆、烟叶等各种农作物。结果，棉农发现，棉花的产量并没减少多少，却凭空多出了其他农作物的收入。而且，尽管象鼻虫依然在危害棉花，但造成的危害小多了，各种农作物都长得很好。结果，一亩地的经济效益比以前单种棉花增长了4倍，亚拉巴马州的经济从此走上了繁荣之路，人们的生活也越来越富裕。亚拉巴马人把这一切归功于象鼻虫，所以立碑向它们表示感谢。

象鼻虫给亚拉巴马人造成了损失，但更给他们带来了机遇，使他们改变了传统的种植方式，从而大大提高了农田的经济效益。我们生活中的事也是这样，坏事可能变好事，好事也可以变坏事，所以遭遇困难、挫折、灾难时，大可不必惊慌，这或许是你生命中的一个转机。

当年耶路撒冷的教会遭到迫害时，人们担心教会会消亡，但结果是四散的门徒有机会把福音带到了撒玛利亚、安提阿、居比路等地。美国著名的短篇小说家欧·亨利曾被冤入狱，这是多么残酷

280

的打击，但他却把因牢变成了写小说的书房，为了打发时间，他在四年的铁窗生涯中，共写了12部小说，出狱后更是一发而不可收，没想到牢狱之灾反而成就了一位伟大的小说家。

有一头驴子，失足掉到了一口枯井里，主人想尽办法也不能把它弄上来，听着它在里面悲惨地叫唤，想着它等死的痛苦，主人想帮它早点解脱，遂找来两三个人，开始往井里填土，想结束驴子的生命。

驴子看着一锹锹土落下来，似乎也理解了主人的意思，叫得更凄惨了。但过了一会儿，它发现叫也没用，只得自己想办法。后来，驴子不叫了，每落到身上一锹土，它就抖抖身子，把土踩在脚下。这样，随着土越填越多，驴子也就离井口越来越近。井快填满时，在人们惊叹的目光中，驴子摇摇短尾巴，得意地从井里跳上来，跑开了。

人们通常都嘲笑驴子的蠢笨，却并没有意识到很多人还不如这头驴子。中国早就有古诗"山重水复疑无路，柳暗花明又一村"，西方也有谚语"当上帝关上一扇门时，就会打开一扇窗"，所以，面对困难、挫折、厄运、灾祸，不要惊慌失措、不要自怨自艾，而应该以豁达的心态去面对，看看灾祸中是否潜藏着福音、危机中是否孕育着希望。

用智慧和信念粉碎一切障碍
■ ■ ■

举世闻名的大文豪巴尔扎克考大学时，父亲希望他将来做一名律师，所以他顺从父亲的意愿，报考了某大学的法律系。

但四年的大学生活使巴尔扎克的思想发生了很大变化，他对文学的兴趣与日俱增，以至于毕业后他毅然放弃了自己的专业，转而搞起了文学创作。父亲得知后大为震怒，斥责他不务正业，要求他尽早回头，否则就要中断他的生活费。

面对父亲的威胁，巴尔扎克并没有回头，而是继续自己的文学创作。世上的任何事都不是一帆风顺的，巴尔扎克的文学之路也注定不是坦途。接二连三的退稿很快使他的生活陷入了困境，没有了父亲的经济支援，巴尔扎克甚至连肚子都填不饱。他只能向朋友借债，每天以白开水和干面包充饥。但经济上的困难并没有将巴尔扎克打倒，他凭着自己的顽强意志坚持创作，有时实在馋了，就摆上几个写着"香肠"、"牛排"等美味的空盘子，想象自己正在品尝山珍海味。

几年之后，巴尔扎克终于迎来了自己生命中的春天。他的作品不断出版，受到了广大读者的喜爱，后来更是风靡世界。

巴尔扎克正是凭着自己顽强的意志、不变的信念克服了拮据生活中的种种困难，一步一步走向了成功。同时，这段艰难的生活也大大激发了他的文学潜能，丰富了他的创作素材，使他对人生、对社会的认识都达到了一个新的高度。

没有人愿意遭遇危机，但是，危机常常不期而至。面对危机，我们不应只看到其中的危险和悲惨，还要积极地开动脑筋，发现其中蕴含的"机遇"，把危机变成转机。

把危机变成转机，并不是自欺欺人之语，而是有切实的科学依据。一般来说，突如其来的打击会打破以往的生活习惯和思维习惯，使人们受到前所未有的冲击，这就容易使人们以全新的视角来看待自己、看待他人、看待社会，发现以前所忽略的机会。同时，这个艰苦的过程也往往能激发出人们自身所隐藏的巨大潜能，使其能力在不知不觉中有了提升、观念在不知不觉中得到改变，进而有力量一举扭转局势，获得更大的成功。

所以，面对挫折或灾难，我们首先应该抛开畏惧心理，冷静面对，用坚定的信念鼓舞自己；其次，我们要静下心来积极思考，努力寻找可以利用的有利因素；最后，积极行动起来，大胆创新，最大化地利用有利因素，改变不利的局面。

20世纪30年代，一场深重且持久的经济危机席卷了资本主义世界，美国哈里逊公司的经营也出现了困难，但这只是灾难的开始。1933年，一场突如其来的大火把公司的厂房、设备、存货等全部化为了灰烬。

面对从天而降的灾祸，不只管理层，3000多名员工也目瞪口呆。他们估计，公司即使能维持下去，也会大幅裁员，在当时如果陷入失业，命运无疑会非常悲惨。他们只能悲观地回到家里，惴惴不安地等待即将到来的厄运。

但出乎大家意料的是，月底时，公司以董事长的名义给每个员工寄来了一封信，感谢他们这些年来对公司所做的贡献，并随信附上了本月工资。

一个月后，正当工人们又开始为生活发愁时，董事长的信又来了，又给他们寄来了一个月的工资。公司在如此艰难的情况下能做出这样的举动，让员工感动得热泪盈眶。他们自发地涌进工厂，有的自己动手清理废墟、重修厂房，有的积极主动地联系中断的业务，每个人都把工作当作自己的事情，不计报酬、不计代价，目的只有一个——尽快让公司恢复运营、挽回损失。

三个月后，在哈里逊公司原来的废墟上矗立起了新的厂房，公司不但恢复了运营，而且业务量大增。现在，哈里逊公司已经成了全美国最大的纺织品公司，其分公司遍布五大洲的50多个国家。

灾难给了哈里逊公司毁灭性的打击，但灾难同时也催生了奇迹，公司的管理层巧妙利用这次危机，大大激发了员工的潜能，创造出了惊人的效益。在人生的漫漫长路中，埋伏着各种艰难困苦，甚至是毁灭性的打击。能够拯救我们的，只有自己的信念和智慧。别人或许可以为你加油、助威，但是假如你丧失了斗志，就必输无疑。

《圣经》中说："你若不压橄榄成渣，它就不能成油；你若不投葡萄入榨，它就不能变成酒。"我要说："如果你能把绊脚石变成垫脚石，你就是生活中的强者。"

苦难是把双刃剑

■ ■ ■

面对人生的种种苦难，人们只看到了苦难给自己带来的伤害和痛苦，却不知道苦难其实是一把双刃剑，它在不断切割着你的心灵和肉体的同时，也磨炼了你的意志；它在让你痛不欲生的同时，也铸造了你的斗志。

古往今来的多少豪杰都是在苦难中磨炼了自己，在苦难的废墟上建立了自己的伟业，最后看到了成功的辉煌。

高尔基以自己为原型，创作了自传体小说《童年》。在这部小说中，主人公阿廖沙早年丧父，同母亲一起去投奔外祖父。他的外祖父和舅舅们都吝啬、贪婪、专横、粗暴，经常毒打他们的妻子和孩子。阿廖沙就是在这种令人窒息的环境中度过了自己的童年。

童年那些痛苦的经历一次次撞击着阿廖沙的心灵，使他从小对善与恶、爱与恨有了深刻的体验。也正因为经历了苦难的童年，阿廖沙比同龄人更坚强。

阿廖沙虽然只上过三年学，但在繁重劳动之余，他勤奋自学、自强不息，最终成长为一名集勇敢、正直于一身的作家。童年时痛苦生活的体验不但没把他压倒、毁灭，反而成为他后来的创作源泉。

给我们以同样启示的还有英国著名诗人、民主斗士约翰·弥尔顿。

弥尔顿参加过反对国王的斗争，也在1641~1645年发表过许多政论。1649年共和国成立后，新政府任命他为拉丁文秘书。他写了不少文章捍卫共和国，但因操劳过度，双目失明。

王朝复辟后，他受到迫害，著作被焚毁，生活也陷入了困境。但他坚持战斗，继《失乐园》之后，凭借顽强的毅力完成了《复乐园》和《力士参孙》，为人类留下了一笔宝贵的财富。

弥尔顿是不幸的，同时也是幸运的，正是这些常人难以想象的苦难，成了他后来取得辉煌成就的基石。

虽然普普通通的我们无法与这些名人、伟人相比拟，但他们面对苦难的心态却是值得我们借鉴的。一个人如果经受不住苦难的洗礼，不懂得珍惜苦难带给自己的磨炼，结果只会被成功所遗弃。

凤凰浴火，才能涅槃重生。而人也唯有在面临绝境时才会爆发出巨大的潜力，最终取得更大的胜利。

把失败当作垫脚石

■ ■ ▪

谚语有云："再平的路也会有几块石头。"人生就是这样，有太多的坎坷与不平，注定要经历一次又一次失败，很多人在失败的时候会垂头丧气、自怨自艾，可是真正的智者懂得将失败当作自己的垫脚石，懂得在失败之后吸取教训，谋求更大的成功。

王林从小就很喜欢根雕艺术，在他家附近住着一位以根雕为生的老先生，王林从小就常去那里看他刻根雕。大学毕业后，王林边工作边向老先生学习根雕艺术。学了半年，王林也可以做出像模像样的根雕艺术品了。

一次，王林把自己最满意的一个作品拿到根雕展览馆，他本以为会得到嘉奖和称赞，可是没想到根雕艺术家看了他的作品后说了一句："这是根雕吗？我怎么看着只是一个木头疙瘩呀！"这句话深深地刺痛了王林的心，但是他还是很谦虚地请教了对方，听完艺术家的话，王林才明白，原来自己的作品有形而无神。

回来之后，王林继续刻苦钻研，在雕刻的时候，他更加注重作品的神态。他每做好一个作品都会拿去让那位艺术家看，虽然每一次都会受到批评，但是他一次比一次更用心，最后他的作品终于被展览馆认可，摆在那里供人们观赏，他也成了小有名气的根雕艺术家。

很多年后，当别人问他当时为什么会成功时，他笑着说："因为我把每一次失败都当作了迈向成功的阶梯，如果当初没有失败做我的垫脚石，我可能到现在也只能算是一个技艺高超点的木匠吧！"

生活就是这样，各种各样的挫折和失败会像尘土一样落到我们头上。要想从苦难中解脱出来，就必须学会把失败和挫折踩在脚下。因为如果你这时选择放弃，成功也就放弃了你。如果你懂得换一个角度去思考问题，懂得把失败踩在脚下，那你离成功就只有一步的距离。

大不了重新开始

■ ■ ▪

命运有时会跟人们开玩笑，在你一帆风顺时突然横生波折，让你从巅峰跌入谷底，让你从小康生活变为一无所有。这时，真正的智者不会一味抱怨，他会选择忘记过去，重新开始。

李毅是一家公司的职员，他在自己的岗位上兢兢业业，努力想有所成就。可公司的资金出现了困难，不久就倒闭了。

李毅不想让家人担心，他独自承担着失业的压力，每天按时出门坐地铁，假装自己还在上班，想等找到新的工作后再告诉家人。可是，李毅投出的一份份简历都石沉大海。随着时间的流逝，李毅眼看自己卡上的存款越来越少，非常着急。

一天，李毅路过一家咖啡馆，偶遇自己的大学同学张同。张同曾在一家外贸公司任职，后来辞职了，两位老同学已经四五年没见了。

张同告诉李毅，他辞职后也是很久没找到合适的工作，现在也整日无所事事，觉得生活没有什么盼头。就在他们两个人埋怨生活、埋怨命运的时候，旁边的一位中年人给了他们当头棒喝，让他们从沮丧和抱怨中振作起来。

中年人说："年轻就是最大的资本，你们怎么能一遇到挫折就退缩呢？过去的已经成为过去，你们要抓住的是今后的每一天，忘记过去，重新开始，才会拥有崭新的未来！"

从咖啡馆出来后，李毅和张同决定创办自己的工作室。在两人的积极努力下，工作室很快成立了。任何事业都不可能一帆风顺，他们的工作室在发展过程中也经历了很多困难和挫折，但两人时刻牢记中年人所说的话——年轻就是最大的资本，忘记过去，重新开始。后来，他们的工作室越做越好，逐渐发展为一家颇具规模的公司，李毅和张同也在创业的过程中实现了自己的人生价值。

人生就是这样，只要你敢于面对，只要你有决心、有信心，一切困难都不会成为你的绊脚石。面对挫折，你一定要有勇气说："大不了从头再来。"

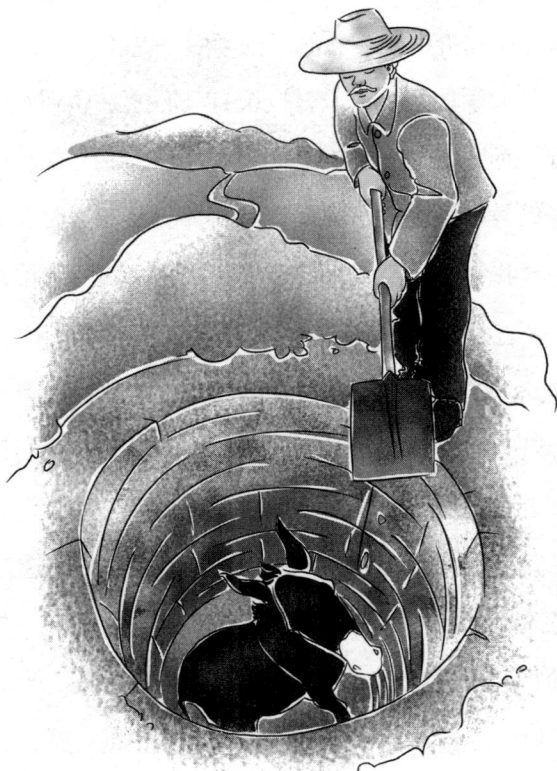

坦然面对生活中的不幸

如果生命是一棵大树，那么积极乐观便是阳光。正是因为有了阳光的照耀，生命之树才会枝繁叶茂、生机勃勃，才能开出美丽的花，结出丰硕的果。

潇洒面对逆境

有一首歌叫作《潇洒走一回》，我们既然已经来到人世间，也应该努力让自己活得潇洒，才不辜负这充满酸甜苦辣咸的人生。

春风得意时潇洒容易，失意潦倒时潇洒就难了。然而我们要提倡的，恰恰是在困境中能坚守心灵，在失败中能淡然站起，在挫折中能平静前行的洒脱。

在那场十年浩劫中，某大学的两位音乐教授被打成右派下放到农场锄草。一年后，第一位教授忍受不了折磨，含恨而逝。而另一位教授却依然精神抖擞，每天老老实实地做着锄草的工作。

"文革"后，活下来的教授得以重返学校教书。被问及在当时那么绝望的环境下如何生存下来的时候，他很平静地说："我每一次锄草，都是按照四分之四的节拍来锄的，锄草于我，和欣赏音乐没什么分别。因此，我一直是快乐的。"

不要让苦难成为人生路上的绊脚石，不要让洒脱的心境只成为万事顺心时的点缀。无论身处何时何地，我们都要有笑看风云的勇气和心境。虽然窘境有时会让我们很无奈，但它也能磨炼我们的意志，使我们提升境界，走向成功。所以，不要对它避之唯恐不及，如果躲不过就主动迎上去。记住坎伯曾说过的话："我们无法消灭这个世界的苦难，但我们可以选择快乐的活着。"

帕格尼尼是世界著名的小提琴家，但他的苦难却和他的成就一样多。帕格尼尼4岁时患上了麻疹，在强制性昏厥症的折磨下，他差点丧命。等他7岁时又得了严重的肺炎，经过大量放血治疗后，几乎丢了大半条命。他从13岁起开始流浪，每天饥一顿饱一顿。在他46岁时，灾难再次降临。

他的牙床长满了脓疮，只好拔掉了所有牙齿。没过多久，他的眼睛也出了问题，几乎变成瞎子。50岁后，各种疾病接踵而至：关节炎、肠道炎、喉结核……他的声带也坏了，再也发不出声音。57岁时，他吐血而亡。然而灾难并没有结束，他死后，尸体被搬迁了八次，不得安宁。

苦难是帕格尼尼的情人，但他把她拥抱得那么潇洒而热烈。面对这些常人难以忍受的磨难，帕格尼尼没有悲哀也没有绝望，而是"潇洒"地投身到音乐中，创造了让世界落泪的奇迹。

跌倒了不怕，从跌倒的地方站起来；受挫了不怕，从中吃一堑，长一智不再重蹈覆辙；失败了不怕，大不了从头再来，掸掸身上的尘土再拼上一场！唯有洒脱地面对一切艰难困苦，生活才会变得不再狰狞，露出温和的笑脸。

梅西生于1882年的波士顿。他是个野心勃勃的人，一心想在商业上干出一番成就。

他先开了一家小杂货铺，主要卖些针线。可铺子很快倒闭了。

他不灰心，另开了一家小杂货铺，仍然赔了个底朝天。

后来，他看到许多人去加利福尼亚淘金，也跟了过去。他开了个饭馆，想为那些淘金者供餐。谁知大多数淘金者都一无所获，穷困得连饭也买不起。梅西的餐馆只好关门大吉。

回到马萨诸塞州之后，梅西开始倒腾布匹。这一次更惨，他彻底破产了，只好远走新英格兰。

在新英格兰，梅西又做起了布匹服装生意。在他的努力下，事业终于走上了正轨。后来，梅西公司成为世界上最著名的百货商店之一。

"老当益壮，宁移白首之心；穷且益坚，不坠青云之志。"当我们哀叹"时运不济，命途多舛"时，不妨想想古今中外的这些潇洒名人，看他们是怎样直面挫折、达人知命、笑看人生的。困境没有压垮他们，反而成就了他们千古流传的浪漫情怀！相比之下，我们受到的一点小失败、小打击，又何足道哉？让我们笑对困境，尽管风高浪急，且无拘无束地潇洒走一回吧！

给困难起个名字
■ ■ ■

"困难像弹簧，你强它就弱，你弱它就强"，对待困难，首先要从战略上藐视它，然后再从战术上打败它。

我有一位朋友，他在七年前和几个朋友一起创业进入软件行业，从一穷二白、三张桌子、四台电脑、五个人，发展到现在，公司有100多人，年销售额超过1个亿。谈起今天的成功，他说这归功于对困难和挫折的藐视。

创业伊始，他们开发的软件有一个致命的缺陷，他和另外一位负责研发的工程师曾经连续奋战一个月也没能解决。在这种情况下，很多人都会失去信心，但他没有，他仍然以满腔的热情投入工作，并且还给这个困难起了一个名字——小菜一碟。他把这个名字写在旁边的墙上，每当开始投入工作时，他都会开玩笑地说："开始吃小菜了啊！"其他几个同事也时不时为他们加油："别着急，不就是一碟小菜吗？"后来，经过连续十几天不眠不休的奋战，他们终于解决了这一问题，把产品中的缺陷当作一碟小菜一扫而光，他们的软件也因此大卖。

后来，正当公司发展蒸蒸日上时，他们遭受到了竞争对手的恶意破坏，对方大肆宣扬他们产品中一个微不足道的小小漏洞，给他们造成了极坏的影响，导致公司的销售额直线下滑，甚至有已购买的客户要求退货。这次，他更不会被这一困难吓倒，他把这次挫折命名为"小case"，从两方面向对手发起反击。一方面，他组织研发力量以最快的速度弥补了产品的这一漏洞，并免费为所有客户进行产品升级；另一方面，他利用媒体对这次产品升级进行宣传，并攻击对方产品的缺陷。在他的全面部署、正确决策之下，这个"小case"很快被解决了。

之后，他的公司还遭遇过资金链紧张、核心技术人员离职等诸多问题和麻烦，每次他都会给困难起个名字，比如，"拦路虎"、"绊脚石"等，然后斗志昂扬地克服这些困难。

我的这个朋友是一位睿智的人，他通过起名字这种方式藐视困难、鼓舞自己的信心，然后再想办法战胜困难。我们每个人的生活和事业中都难免遇到困难和挫折，如果你害怕，困难就会成为一座大山，直到把你压垮；如果你藐视它，困难就会被你踩在脚下。

在古老的印度，有一个流传很久的故事。一个年轻人，要离开家乡去开创自己的事业，临行前，他去拜访德高望重的老族长，请教成功的秘诀。老族长送给他三个字——不要怕。30年后，这个年轻人已步入中年，也取得了不小的成就，当然，也有不少伤心和失意。他回到家乡，当年的老族长已经去世，给他留下了一个信封。他拆开信封，看到了三个大字——不要悔。下面还有一行小字：这六个字就是人生的秘诀。联想到当年老族长送给自己的"不要怕"，这位中年人感慨万千。

年轻的朋友们，你们的人生刚刚起航，千万不要惧怕前方路上的凶险和困厄，只要你挺起胸膛，你的自信必能粉碎一切困难和障碍！

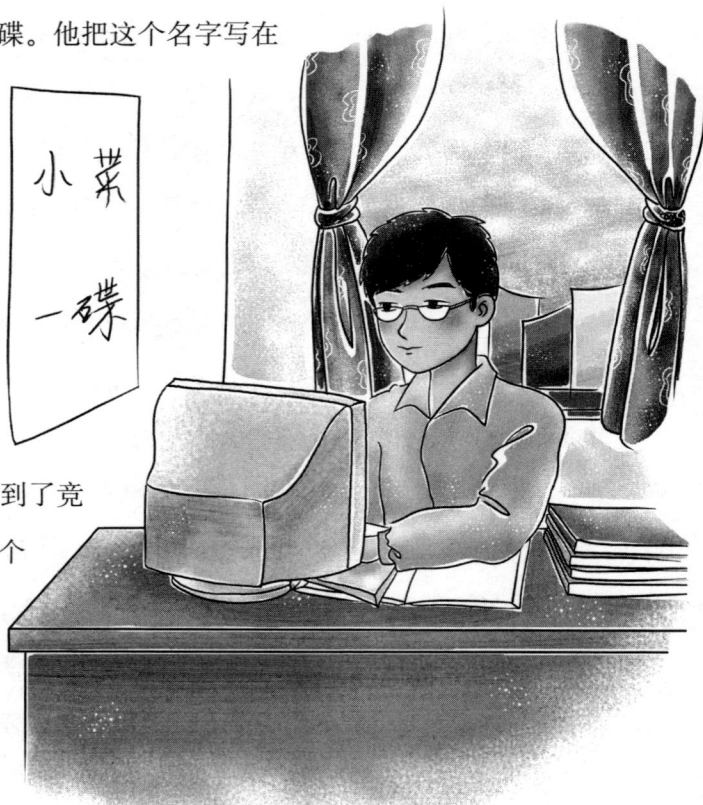

好了伤疤就忘疼

中国有句古话——不要好了伤疤忘了疼，意思是警告人们吸取失败的教训，不要再犯相同的错误。我在这里想把这句话反其意而用，告诫大家要"好了伤疤就忘疼"！

为什么这么说呢？其一，人生在世难免会遇到大大小小的伤害，伤口一旦愈合其实对你就不再有什么影响，有的可能留下点疤痕，有的甚至连疤痕都留不下。既然这样，我们有必要念念不忘自己的伤口，在可怜自己、埋怨别人的日子里度过每一天吗？太执着于伤口和伤害必然会影响我们的情绪，让我们以悲观、敌意的心态对待别人、对待生活；其二，有些伤害是别人无心或无意造成的，如果我们豁达大度，以后大家还是朋友，你有困难时还能获得对方的帮助，但你对过去念念不忘，不肯原谅别人，别人必然不愿亲近你，久而久之，你的朋友会越来越少，你身边可利用的资源也就越来越少。这对自己有什么好处呢？

我有一位老同学，自己开了家公司，开始发展得还不错，后来因为与合作者在一个项目上意见不同，争吵了起来。我的老同学尽管很不赞成合作者的意见，但权衡利弊，最终还是向对方低头，屈从了合作者的意见。虽然他做了让步，但对他公司的利益影响并不大，公司仍然在盈利，在稳步发展。老同学却因为这件事心里不舒服，总觉得自己吃了亏、受了伤害。所以尽管事情已经过去，他依然忍不住要跟别人说起，尤其是朋友们喝酒时，只要一喝酒他必提此事。久而久之，所有的亲戚朋友都知道了这件事，有时他本不想提，对方也会在无意中提起。这让他时不时感到伤心、委屈，最后终于忍不住跟合作者翻了脸，两人分道扬镳。此后，他换过几个合作者，但都不称心，由于合作不好，他们承担的项目都不能保质保量地如期完成，肯找他做项目的客户越来越少，最终他的公司破产了。

我还认识一个公司职员，有一次工作出现失误被上司批评，尽管他明白是自己错了，但觉得上司批评得过于严厉、不给他留情面，心里很憋气。事情过去了好几天，他还忍不住向同事、朋友提起此事，大家不愿得罪他，都附和着说他的上司做得实在过分。如此一来，他对上司的怨恨更加深了几分。于是，工作中他不知不觉地带了抵触情绪，不再全力服从上司的安排，他的工作业绩因此而受到影响。几个月以后，他因为与上司关系恶化、工作业绩不佳而被迫辞掉了这份待遇优厚的工作，踏上了漫长而艰难的求职之路。

由此可见，不肯忘记伤口的疼痛，对自己的事业只能带来危害。其实，不只是事业，家庭又何尝不是这样呢？

有一个年轻的媳妇，因为一件小事与丈夫吵架，觉得受了委屈，于是跑回了娘家。听她添油加醋地一说，爸爸妈妈及兄弟姐妹都觉得不能让她受这样的委屈，现在就这样，那以后她在自己的小家庭里会更没地位。在亲友的鼓动下，她以更加强硬的态度跟丈夫吵闹，甚至恶语相向，尽管当初吵架的原因早记不清了，但双方依然吵闹不断，伤害也越来越深，最终以离婚收场。

人生途中，磕磕碰碰总是难免的，遭遇挫折和伤害也是很正常的，如果你选择遗忘，伤口很快就会愈合、生活也会很快恢复，如果你耿耿于怀、过分惦记，反而会导致小痛变剧痛，小伤成大伤。

有这样一则寓言故事：一只小猴子不小心从树上摔了下来，肚皮被划破了一道小口子。为了博取大家的同情，小猴子指着伤口让同伴们看。大家一边感叹，一边轮流查看着小猴子的伤口。每个猴子查看一次，小猴子的伤口便被撕开一点。最后，小猴子因伤口太大、流血过多而死去了。

弯曲一下又何妨

一直以来，我们都崇尚青松的高耸无畏，翠竹的宁折不弯，却忘了有时候弯曲一下也是一种生存的技巧。弯曲不是让我们事事退让、处处妥协，而是在实在无法改变现状、无法扭转局势时有策略地做一些让步，从而保存自己，以利于以后的进取。

在加拿大魁北克地区有一条山谷，它的西坡长满雪松、柏等树木，而东坡却只生长着雪松。谁也不知道为什么会出现这种现象，许多科学家都觉得这是一个谜。然而，这个谜底被一对夫妇揭开了。

这对夫妇个性极强、互不妥协，他们本来面临着即将破裂的婚姻。来到这里的初衷，是打算做一次浪漫之旅。如果能找回昔日的爱情就继续生活，否则就分手。

这对夫妇来到山谷的时候，天上突降大雪。望着漫天的雪花，他们突然发现了一个奇怪现象。由于风向原因，东坡的雪比西坡的雪大得多。当雪积到一定程度时，东坡的雪松枝丫就会弯曲一下，让雪滑落。而西坡由于雪小，所以大多数树上积的雪不多，也没有被压弯。

妻子兴奋地说："东坡肯定原来也长过别的树木，只是那些树不会弯曲，所以最后都被大雪压断了。"

这时，他们忽然明白了，夫妻之间相处，也应该学一下雪松：在承受不了彼此的压力时，学会弯曲一下，"妥协"一下，也许就会生活得更加美好。

只有面对现实，才能超越现实。做人也一样，偶尔弯曲一下有什么关系呢？暂时的弯曲不是奴颜婢膝，而是为了更好地站起。这是一种生存的手段。一味的强硬，一味的硬撑，只会给自己带来不必要的伤害甚至是牺牲，看似高明，实则愚蠢。只有做到刚柔并济，懂得低头，才能保护自己。

曾经有人问一位智者："有人说你是天底下最有学问的人，我想问一个问题：天与地之间高度是多少？"智者微笑着说："三尺！""胡说，我们每个人都五六尺高，如果天地之间只有三尺，那我们还不被压死啊？"智者笑着答道："是啊，凡是高度超过三尺的人，要想立于天地间，就得懂得适当地低下头来。"

人生漫长，前路莫测。在前行时，我们难免遇到碰壁吃亏、伤心失意的时候。碰壁并不可怕，可怕的是撞到南墙也不回头，痛不思变。当外界压力和阻力过分强大时，暂时的低头是一种自我保护，并不意味着卑屈和不顾人格，而是一种艺术的处世方法和明智的选择。一时的弯曲并非耻辱，能屈能伸是为大丈夫。只要大多数时候，我们都是挺直了脊梁做人即可。

学会低头，也就学会了审时度势，把握全局。适时低头可助你顺利跨越生活中意想不到的障碍，免受无谓的伤害。那些永远都坚守原则、不肯后退的人固然值得钦佩，但却不值得学习。毕竟，我们不能成为规则的奴隶。只要秉持本心，只要自己知道内在的心灵没被污染，我们就应该遵循张弛有度、外圆内方的原则，让自己不至于成为不懂人情世故的顽固派。

红军两万五千里长征是为了新中国保留革命的火种；浪潮的暂时性退却是为了下一次能冲得更远；跳高者奔跑前先往后退几步是为了起跳时能有更大的冲力。而我们，暂时在巨大的困境面前回避，也不是懦夫的行径。如果总是计较于一时一地的得失，那就可能失去了未来的长远利益。偶尔的小小失败就让它如浪花般消失在岁月中吧，我们要迎接的是即将来到的大胜利！

雷墨曾说过："低头是需要勇气的。"的确如此，否则世间也不会有那么多明知会输，依然执迷不悟的赌徒。有些人常常以各种理由横冲直撞，以不屈不挠、百折不回的精神宁折不弯，结果却常常输掉了自己的幸福。在生活中偶尔弯曲一下，是一种洞察世事的智慧，也是一种人情练达的豁然。

感谢磨难
■ ■ ■

说起磨难，人们想到的就是艰难和痛苦，如果我要说，磨难能给人们带来成功、带来幸福，你相信吗？

他是一个聪明的孩子，但上学时不用功，所以高考时被大学拒之门外。后来，他当了兵，复员后在一个印刷厂找了份工作，为客户送货。

一天，他为某大学的一个教研室送书，正赶上电梯故障。他就抱着一包书来到贵宾梯前，门口的保安走过来拦住了他，说："这是供教授、教师和贵客乘坐的，其他人一律不得乘坐。"他解释说，他是来给教研室送书的，普通电梯出现了故障，他一共送来了70多包书，如果爬楼梯得累死。但保安不仅没通融，还语带讥讽地说："那我不管，你既不是教授，也不是老师，甚至连这个学校的学生也不是，我凭什么让你乘坐这部电梯，你这身脏兮兮的衣服万一把电梯弄脏了怎么办？"

他跟保安大吵了一架，然后一气之下把一车书堆到大厅就离开了，后来他因此被老板解雇。年轻气盛的他咽不下这口气，买来了高中的全套教材和教参，发誓要考上大学、要去这所大学里做老师，到时候天天坐着那部贵宾电梯上下，奚落那个保安。

10年之后，已经不再年轻的他终于实现了自己当年的愿望，留在那所大学任教。但此时他一点都不想报复那位保安了，甚至还把保安看作恩人，他总在想，如果没有那位保安，他现在可能还是一个印刷厂的送货工人。

挫折和磨难就是这样，固然让人痛苦，但同时也能激发人的斗志和潜能，让人达到一个新的高度。我曾经到深圳的一家公司讲课，那是一家合资公司，有100多人，效益非常好，接待我的除行政部经理外，还有一位公司的副总经理。副总经理是个年轻的小伙子，相貌虽普普通通，但浑身散发着一种力量，让人不得不刮目相看，后来，通过跟他聊天，我知道了他特殊的经历。

他出生在农村的小康之家，父亲是村里的支书，还有一个能干的哥哥。后来村里一个精神病人突然发病，拿着一把刀到处砍人，父亲和哥哥为保护村民，一个被当场砍死，一个被砍成重伤，落下了终身残疾。母亲因为伤心过度，生了一场大病，不仅花光了家里的积蓄，还欠下了一大笔债。他当时还是一个十几岁的孩子，在这场突然的变故中一下子成熟起来，他含着泪告别了学校，跟着村里的青壮年们来到南方打工。他扫过马路、当过保安、在建筑工地当过小工，甚至在找不到活干时还捡过垃圾。一个十几岁的孩子，除了养活自己，还要给家里寄钱，养活生病的母亲和残疾的哥哥。后来，他来到这家公司当业务员，虽然底薪只有300元，但他看到了希望，知道自己如果做得好会比以往那些工作挣得都多。为了做好这份工作，他什么苦都能吃，为了省钱，他可以一上午不喝一口水，一天不吃一顿饭。为了做出业绩，他仔细观察别人怎么打电话、怎么接人待物，还虚心向同事请教。后来他的工作逐渐有了起色，收入增长了一些，他又买来专业的参考书、报名参加培训班，还坚持自修了大学课程，拿到了本科学历。这时，他已经是公司业务做得最好、收入最高的业务员，但他并不满足，对自己提出了更高的要求。他学习了管理，慢慢由业务员晋升为业务部经理、副总经理。

了解了他的奋斗历程后，我终于明白了他身上散发出来的那股力量，那是一种不向任何困难低头的力量！谈起过往，这位年轻的小伙子也不胜感慨，他说，要是没有那场飞来横祸，他或许还在学校里混日子，高中毕业后由父母操办婚事，结婚生子，就像他的许多同学那样。

人真的是一种很奇怪的动物，追求一帆风顺，却容易在顺境中消磨意志、得过且过；害怕挫折苦难，却又能在苦难面前咬牙坚持，开辟一片全新的天地。或许人人都是一座宝藏，苦难就是开启这座宝藏的一把钥匙。

Don't Complain in Your Life

任何时候都不要放弃希望 🍵

认准的信念，就要坚持，不懈努力，这样才有希望。只要还有一口气就要奋斗，奋斗才有机会拯救自己，才有机会成功。

带着梦想上路

■■■

不管我们处于什么地位，也不管我们的生活多么贫穷，我们都需要梦想。我们可以失败，可以一次又一次地摔倒，也可以承受刻骨的失意和懊悔，但却不能丢掉心中的梦想。没有梦想的人，就像折断了翅膀的鸟，就像找不到灯塔的船，注定要在危险中毁灭。梦想就像魔法师手中挥舞的魔棒，让我们在生活和工作的过程中不断创造奇迹，并在创造中收获快乐和幸福。

人生之路，不能没有梦想的指引，因为人生一旦失去梦想，也就失去了前进的方向。梦想是人生中最明亮、最美丽的色彩，不管我们是否战胜了苦难、取得了成功，只要还拥有梦想，我们的人生就是充实的、多彩的。也许我们的人生正被黑夜笼罩，没有光亮，也没有希望，但只要心中有梦想，我们就能够看清脚下的路，就能找到前进的方向，穿过这漆黑的夜、走向梦想赐予的光明；也许我们的人生正经历风雨，泥泞拖住了我们的脚步，但只要心中有梦想，我们就会发现，自己的每一个脚印都那么清晰。

一个在工厂做童工的意大利小男孩，梦想着成为世界著名歌星。但是，小男孩遇到的第一个老师却对他说："你五音不全，唱起歌来就像把拖拉机开上了高速公路一样，你是成不了歌星的。"

小男孩听了以后非常伤心，回到家里向母亲哭诉。小男孩的母亲是一个贫穷的农妇，她用手轻轻地抚摸着孩子的头说："孩子，其实你的音乐天赋很高。每次我听到你的歌声，总能感觉到你的进步，你今天比昨天唱的又好了许多，你一定会成为一个伟大的歌唱家的。"听了母亲的话，小男孩的心情一下子好了起来，继续日复一日地练习发声、唱歌。后来这个孩子真的成了全球著名的演唱家,他的名字就是恩瑞哥·卡罗素。可能卡罗素的母亲并没有想到自己的孩子会在十几年以后成为一个伟大的艺术家,她当时只是为了安慰孩子受伤的心,但事实上,正是那句无心的话,改变了孩子的一生,因为那句话给了孩子一个继续追逐梦想的理由。

梦想就像沙漠中的水,当我们的心田干涸之时,它给了我们生机和希望。梦想是阳光、是雨露、是照亮我们人生之路的明灯。只要梦想在,我们前行的步履一定坚实而轻快。

希望永远在不远处

他是一名歌手,其貌不扬,名不见经传。1993年时,他带着梦想只身来到北京。举目无亲,唯有心爱的吉他与他相伴。

在陌生的京城,歌手孤身奋斗着。凭着超人的实力,他终于在歌厅中有了一份稳定工作。为了生计,他每天奔波于各大歌厅,唱歌至午夜。他过着黑白颠倒的生活,为了歌唱梦想,他咬牙坚持着。一晃八年过去了。灾难在不知不觉中降临了。由于用嗓过度,歌手的声带上长出异物,到医院做了切除手术。几天后,他实在忍不住就试着开始唱歌,然而唱到一半声带就开始出血,无法发出声音了。经过医生的诊断,他的声带已被严重撕裂,再也无法修复。他清楚地知道,自己的嗓子再也发不出原来清亮的声音了。

心理的创伤远远大于生理的创伤。突如其来的打击几乎把他推入绝境。但他不甘心,而是静下心来,仔细分析自己的嗓音特点,创作了一批适合沙哑嗓音的新歌。他成功了。凭着自己独特而富有磁性的嗓音,他征服了亿万歌迷,甚至被邀请参加2003年的春节联欢晚会。

世上没有绝望的处境,只有对处境绝望的人。成功从来只青睐勇敢的智者。这一点,歌手用自己的行动做出了有力证明,他就是杨坤。当面对山重水复似乎无论如何也突破不了的困境时,我们是守着绝望哀叹,还是迈开步伐去追寻希望的脚步?如果我们选择了前者,那一切就成了定局,我们只能直面无望的结局;而若选择了后者,我们就可能改变境遇,去打一个漂亮的翻身仗。

她小时候患了小儿麻痹症,胳膊几乎不能活动。这让她很自卑,不敢和同龄人玩耍。尽管医生告诉她,可以通过治疗和训练让她恢复正常,但她总觉得医生是在安慰她。她拒绝治疗,拒绝和别人交往。唯一的好朋友是一个残疾老人,他在战争中丢了一条胳膊。老人非常乐观,从没嘲笑过她,还和她一起玩耍、嬉戏。她很喜欢听老人讲话。这天,老人用仅存的一只手推着轮椅中的她,去参观附近的幼儿园。孩子们正在唱歌,非常动听。老人建议说:“我们为他们鼓掌吧!”说着,老人解开了衬衣扣子,用一只手拍着胸膛,发出了啪啪啪的声音。老人笑着说:“天无绝人之路。只要我们想,总有办法做成自己想做的事。”她忽然泪流满面。

从那之后，她开始主动配合医生治疗。她忍着巨大的痛苦，扔掉拐杖试着走路。难以忍受的痛苦并没有打倒她，因为她记住了老人的话：天无绝人之路。11岁时，她成功扔掉了支架，开始正常走路了。再后来，她参加了1960年的罗马奥运会，摘得了女子一百米金牌。她的名字叫威尔玛·鲁道夫。

前方是绝路，希望就在转角。只要我们对生活充满信心，就一定能从绝望中寻找到希望。

不要放弃希望，如果太阳放弃了转动，那它将迎来自己的毁灭；如果表盘的指针放弃工作，那它将失去自身的价值；同样，如果我们放弃了希望，那人生就将变得毫无意义。无论是面对磨难的煎熬还是厄运的洗礼，只要我们不轻言放弃，成功的希望就一定会在不远处等着我们。

有个叫布彼的法国人，才华横溢、乐观善良，然而一场疾病后，他却全身瘫痪了。哪里都不能动，唯一能活动的只有左眼。他只好靠左眼与外界沟通。他决心写一本书，讲述自己的经历和感受。他与护士达成协议：护士拿着字母表反复朗读，并观察其左眼；他眨一次左眼表示"是"，护士就记录下字母，然后再把字母连成词，把词再连成句。通过千万次的朗读，千万次的眨眼，布彼的书一行一行地写了出来。这部书叫《潜水铜人和蝴蝶》，一经出版就引起了销售狂潮，带给世人极大的震撼与深深的感动。当我们以为穷途末路时，请记得放飞一只名叫希望的蝴蝶。当我们觉得人生无望，不知如何过活时，请想想布彼的故事，给自己留一点希望的星光。

冬天里保持对温暖的想象

■ ■ ■

在生活中，不管遇到什么坎坷和打击，只要不忘记对未来的希望，不放弃自己，那你必将看到生活向你重新绽放明媚的笑颜。

林大学刚刚毕业，对未来充满了希望，可就在他踌躇满志、打算有所作为的时候，一场灾难降临到了他的头上。那天，林去乡下看望年迈的奶奶，途中，他乘坐的大巴发生了交通事故。经过医生的全力抢救，林的生命保住了，可是全身70%的皮肤已经烧坏。面对这突如其来的灾难，林变得沉默寡言，对什么都失去了兴趣，躺在医院的床上，满眼只有一片白光。接下来的治疗中，林承受着一般人难以想象的痛苦和折磨，医生为他实施了22次皮肤再造手术，共缝合了1万多针，反反复复的取皮、植皮、手术、缝合，使得林快要崩溃了，他甚至想到了死。

在最艰难的时刻，是家人和女友给了林力量。家人对他照顾得无微不至，女友也时常来病房陪他聊天。女友给他讲了很多顽强奋斗、战胜病魔的案例，用别人的坚强来鼓舞他。

在亲人、恋人的关怀和鼓励下，林慢慢悟到了人生的真谛，他开始配合医生的治疗，开始积极地面对人生。受伤以前，做一名IT精英是林最大的梦想，但自从受伤以后，他的梦想就渐渐褪色了。现在，对生活已经恢复信心的林决心重拾自己的梦想，他让女友买来IT方面的书籍，还把电脑也搬到了病房，他一边治病一边刻苦钻研，成功研制出了一款新的游戏软件。半年以后，林出院了。出院这天正是他的游戏软件正式上市的日子，面对记者的采访，面对公司领导和同事的祝贺，林说出了自己的心声："不管生活怎样艰难，我永远都不会忘记，在寒冷的冬日里，有一丝温暖一直在我心里荡漾。这丝温暖离不开家人和女友的关怀，也离不开我对梦想的渴望。"

人生就是这样，总会经历痛苦、不幸，关键是我们能否在这些被寒冷包围的日子里，依然想到春天的温暖。拥有对温暖的想象，我们就能不惧严寒，就能在冬日里寻找到阳光，那么，我们必将是与幸运和成功相伴的人。

机遇青睐有准备的头脑

■ ■ ■

我们常常只知羡慕别人的成功、别人的拥有，却看不到别人的奋斗、别人的积累。俗话说："上帝要救你，也得你伸手！"如果你平时没有积累和准备，即使机遇摆在你面前，你也必将与之错过。机遇青睐有准备的头脑。如果没有敏锐的眼光和相关知识储备，再多的机遇摆在你面前，你也会视而不见；如果缺乏迅速的执行能力，再好的机遇也会被你白白浪费。

在大学时，小李对自己的未来充满了热情，大三的时候，他开始憧憬自己的未来。有一次，一位即将毕业参加工作的老乡对他说："现在找工作远比我们想象的要难，你没有亲身经历，是不会明白的，我这次就吃亏在下手不够快，你一定要吸取我的教训。"说完后，他给了小李一个大档案袋。回到宿舍，小李打开档案袋，发现里面有很多用人单位的资料，还有一些发布就业信息、进行就业指导的报纸和杂志。小李利用课余时间把这些资料仔细地翻阅了一遍，掌握了很多求职技巧。他还细心地把那些用人单位的资料记录在了一个小本上，便于以后查阅。

日子过得很快，小李到了大四，当其他同学还沉浸在大学最后的美好时光中时，小李已经不动声色地忙碌起来。他找到指导员，留下了自己的简历和自荐书，然后又给身在外地的学哥学姐们打电话，请他们帮自己收集招聘信息。最后，他还到校就业中心查询了各地人才交流会的信息。做完这些之后，小李又根据自己收集的近三年的人才需求信息，对今年用人单位的招聘需求做了一番分析和预测，并给那些可能需要自己这类人才的用人单位发去了一封求职信。

快毕业的时候，在小李投了求职信的几家单位中，有三家给他发来了面试通知，他们都对小李如此熟悉公司的情况惊讶不已。最后，小李选择了上海的一家公司，在参加面试后，小李顺利地被录用了。这时，他的很多同学还在盲目地赶往各地的人才交流会，寻求工作机会。

真正的智者绝不会"守株待兔"般地傻等，他们时刻为机遇做着准备，他们绝不会打无准备之仗。他们在厚积薄发中实现了自己辉煌的人生。

Don't Complain in Your Life

越积极的人越幸运 ☕

> 不要为一些小事烦恼，更不要为明天的事烦恼，因为你的人生有比这更重要的事。

心态不同，结果不同

心态对一个人的影响非常大。当你以积极的心态去观察周围事物时，会觉得所有的一切都那么美好、充满希望；当你以消极的心态去看待周围事物时，会觉得所有的一切都令人厌恶、了无生趣。

事实上，一切现象都是中性的，是好是坏，完全由我们的心态决定。心态积极，看寂寥秋色也缤纷多彩，胜似春朝；心态消极，看万紫千红也凄风苦雨，仿佛煎熬。

年轻的母亲带着一对双胞胎女儿走进了玫瑰园。

没多久，一个小女孩哭哭啼啼地跑了回来，"妈妈，我不喜欢这个地方，它真的很讨厌！"

"为什么这么认为呢，宝贝？"

"因为这里的每朵花下面都有好多刺！"

这时，另一个小女孩却兴高采烈地跑回来，一边跑一边挥手大叫着：

"妈妈，我好喜欢这个地方哦，真可爱啊！"

"为什么这么认为呢，宝贝？"

"因为这里的每根刺上面都有这么美丽的花儿！"

面对同样的玫瑰，不同心态的孩子却得出了不同的结论。前者消极，把注意力放到刺儿上，所以心情郁闷，难以释怀；后者积极，虽知道花下有刺儿，但却更注重刺上的花儿，自然能欣赏到更多美景，让自己更加快乐。生命如一条溪流，在岁月的原野上不断流动，如果不在自己的心灵中播下积极的种子，那么就会荒草蔓生、阴霾肆虐。心态是积极还是消极，将导致我们欣赏到不同的人生风景。

古时候有一位国王，总喜欢从外在事物中寻找神的启示。一天，他做了一个梦，梦到山峰崩塌了，河水断流了，鲜花也凋谢了。他赶紧问王后，这些都预示着什么。王后听后，大惊失色地说："不好了，陛下！这个梦可不吉利啊！您想，山峰崩塌了意味着江山即将被颠覆；河水断流了暗示着人民将不再拥戴您；鲜花凋落了表示一切美好的东西将不复存在啊！"国王听了非常伤心，从此缠绵病榻，整日茶饭不思。

一位大臣听说这件事后，想了很久，最终来到病榻前劝国王说："恭喜您，陛下！您做的梦是千古难遇的好梦！您想，山峰崩塌了表示天下太平啊！河水断流了代表真龙会出现；鲜花凋落了更好，表示要结出果子呀！好梦，真乃大大的好梦啊！"国王听后大喜，病也很快不治而愈了。

心态是生活的控制器。积极心态和消极心态，一念之差就可能导致天渊之别的后果。要想获得幸福，首先要改变自己的心态。只有心态积极起来、阳光起来，生活才会跟着美好起来。

相信幸运就会变得幸运

每个人都希望自己是幸运儿。的确，运气对我们的生活具有不可估量的影响。尤其在现代社会，成功除了靠努力，还要靠机遇和运气。也许短短几秒钟的厄运就让人永世不得翻身，偶尔一次的幸运就能让人实现鲤鱼跳龙门的跨越。

有人认为，幸运是玄而又玄的东西，万事早就注定了。这种想法是错误的。幸运一半来自随机，但还有一半掌握在我们自己手中。心态能极大地影响到我们的幸运度。如果你相信你会幸运，那么你很有可能就真的幸运；反之，则可能厄运连连，屋漏偏逢连夜雨。

当生活中出现了挫折和磨难，感到非常无助时；当梦想渐行渐远，依然找不到前进的路时；当所有的努力似乎都化作镜花水月，不知道明天在何方时……如果屈从于现状、放纵了不幸，紧随其后的幸运也很可能悄然离去。

中国有句古话，叫"大难不死，必有后福"。没有什么境地真的是无可挽回的，也没有谁的人生是完全糟透了的。只是有的人心态过于消极，夸大了自己的不幸，并一次次暗示自己与幸运无缘，最终自然只能与幸运擦肩而过了。

正所谓"信则有，不信则无"，运气也是如此。幸运常常会降临在相信它的人身上，不幸也时常光顾那些整天念叨它的人。幸和不幸都是人们根据自己的境遇结合心态做出的解释，而解释则会进一步塑造类似的经历。

古时候，有甲、乙两个秀才，既是邻居又是同窗，他们结伴去京城赶考。

路上，他们遇到了一群送葬的人，这群人抬着一口黑漆漆的棺材，在他们前面慢慢走着。

甲看到了，心里一惊，暗想，真倒霉啊，怎么碰上这么晦气的东西！看来这次考试难以如愿了。而乙则心中暗喜，告诉自己，哦，棺材，升官发财啊，看来我这次一定能鲤鱼跳龙门，金榜题名！

抱着不同的心态，他们来到了考场。答题时，二人的积极程度大不相同。甲满心沮丧、文思枯竭，抓耳挠腮也不知怎么下笔；而乙则信心百倍，文章一气呵成，下笔如有神助。结果不言自明，乙如愿进榜，而甲则名落孙山。

他们都觉得是那口棺材导致了不同的考试结果，所以回家以后逢人就说：棺材的影响可真大，真灵啊！

不是棺材决定了他们的科考结果，而是心态影响了他们的能力发挥。甲认为自己倒霉，果然就落榜了；乙认为自己幸运，最终得偿所愿。由此可见，心态和人的运气真有千丝万缕的关联。幸运与否，取决于人的心态。如果我们始终以积极的心态为人处世，就会觉得每天都非常可爱，信心满满，生活自然也会充满美丽的色彩。

退一步说，万一真的发生了什么不幸的事情，也没什么大不了的。不妨先问问自己，这件事真的那么严重吗？会关系到我的生死存亡吗？我是否反应过度了？而且，这件事是否对我有百害而无一利？它最严重的后果我能否承担得起呢？

面对不幸，请告诉自己，我们一定可以战胜它。我们的信念将影响运气，同时极大地影响人生幸福。

多给自己积极的心理暗示

■ ■ ■

有这样一个著名的心理实验：

一位心理学家带着10个人来到一间黑暗的屋子里，告诉他们屋子中间有一个水池，水池上有一座独木桥。心理学家要求这10个人从独木桥上走过，到达房间的另一头。在心理学家的引导下，10个人都顺利地通过了独木桥。

心理学家打开了一盏灯，透过昏黄的灯光，10个人吃惊地发现，水池里面原来养着几只凶残的鳄鱼！这10个人倒吸一口凉气，心想：好险！如果刚才失足掉下去，就会成为鳄鱼的美餐。

心理学家问："有谁愿意自告奋勇从独木桥上再走回来？"谁也没有回答，10个人都不愿意再冒险。在心理学家的再三鼓励下，终于有一个人答应试一试。可是他刚走两步，双腿就开始发抖，干脆趴下来，双手紧紧搂住独木桥，再也不敢移动半分。

这时，心理学家又打开了一盏灯，房间里一下子明亮了好多。10个人又发现，在独木桥和鳄鱼之间还有一张网。网用极细的黄色纤维编织而成，在刚才昏黄的灯光下，很难被人发现。心理学家说："黄色的纤维虽非常纤细，但坚固的程度不亚于铁丝。"当心理学家再次要求他们穿过独木桥时，10个人都毫不犹豫地走了过去。

很多时候，成功就像通过这座独木桥，失败的原因恐怕不是力量薄弱、智能低下，而是周围环境的威慑——面对险境，很多人失去了平静的心态，产生了消极的心理暗示，以致慌了手脚、乱了方寸。

我们的行动由意识支配，所以心理活动会极大影响行动的结果，恐惧、犹豫会令我们裹足不前，自卑、怯懦会令我们轻易放弃。美国成功学的创立者拿破仑·希尔说："一切的成就，一切的财富，都始于一个意念。"所以，我们都需要有一个坚定的意念，强大的内心。

具有自信、主动意识的人，遇事会给自己积极的心理暗示，往往将困难和问题看成机会和希望；具有自卑、被动意识的人，遇事则会给自己消极的心理暗示，往往将机会和希望看成困难和问题。

积极的心理暗示包括赞美、鼓励的语言，也包括坚定的眼神、点头的动作、鼓励的手势。经常使用积极的心理暗示，能使自己和周围的人更坚定、更自信、更敢于尝试，工作和生活就会变得更好；经常使用消极的心理暗示，就会使自己和周围的人更悲观、更犹豫，工作和生活就会变得糟糕。比如，一个刚参加工作的小伙子，总觉得领导不喜欢他，所以尽量避免与领导沟通、交流，在领导面前毫不自信、畏首畏尾，久而久之，领导真的不喜欢他了。

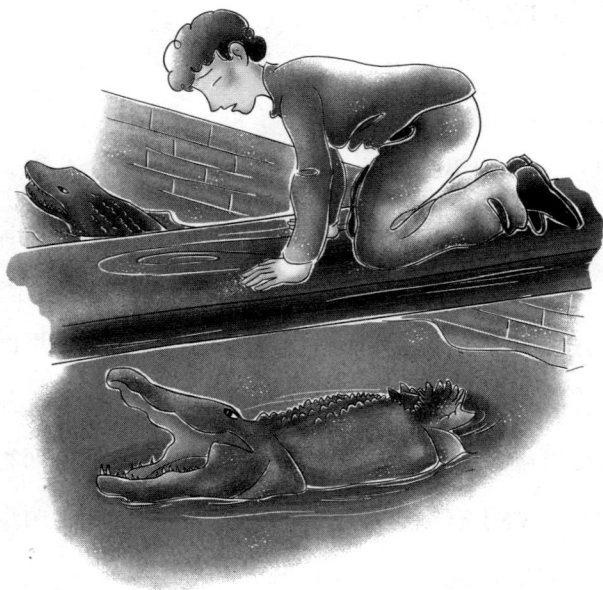

两个年轻人做同一份工作，两个人的学历、知识、经验都差不多。甲经常怀疑自己的能力，感觉自己可能干不好，生活在怀疑和担心之中。乙是一个非常自信的人，尽管他明白自己在一些方面存在欠缺，但他确信通过努力一定能做好，并经常鼓励自己，取得了一点小成绩、小进步还会赞美、犒劳自己。一年以后，甲的工作业绩平平，领导对他的评价是能力不足，而乙的工作业绩却非常出色，领导认为他能力很强。

在管理工作中，积极的心理暗示同样有效。一个优秀的管理者必须善于使用积极的心理暗示，他们会通过各种手段使自己的团队坚定信心，经常赞美下属做得好的部分，鼓励下属其他部分也一样能做好。在肯定、赞美、鼓励中，对下属提出了明确的工作要求和工作标准，这比批评、惩罚、威胁等消极暗示的管理手段更有效。

为幸运准备一个载体
■ ■ ■

在中西方文化中，都存在对护身符的迷信。难道一个小小的物件真的具有魔力，能保佑人们平安顺利吗？德国和美国的科学家曾联合对此进行研究，结果表明，护身符的确能给人带来好运，但原因并非护身符本身具有魔力，而是护身符能给人一种积极的心理暗示，让人的心理和行为在潜移默化中受到影响，从而带来良好的结果。

为了证实研究的结论，德国科学家还搞了一个实验，找来几十个高手进行了一场高尔夫比赛。科学家告诉其中一半的参赛者，他们使用的是给参赛者带来过多次好运的幸运球，而另一半参赛者使用的只是普通的球。比赛结束后，使用所谓的"幸运球"的参赛者击球入洞率比使用普通球的选手高出了40%。

对于这个结果，美国康涅狄格学院的心理学家斯图尔特·维斯表示："这些带有迷信色彩的举动确实能让人把球打得更出色，哪怕简单地告诉他们这是幸运球，就足以影响他们的发挥。"

不只我们寻常百姓，很多名人也相信并依赖护身符或幸运物。著名影星卡梅隆·迪亚茨以不老容颜著称，她把这归功于一条项链，她相信这条项链能帮助她抵抗衰老。因奥斯卡获奖影片《赎罪》走红的英国影星詹姆斯·麦克沃伊把一只大白兔当作幸运物，因为祖母告诉他每月第一天必须要看到这只兔子，这样能给他带来长久的好运，麦克沃伊的星途目前看来也的确一片光明。

所以，不要觉得参加某项重要活动或比赛时带上一件护身符或穿上自己的幸运色是一种可笑的行为，只要你相信，它们的确能给你带来好运。

背起乐观的行囊 ☕

如果说生活像一片长满意外、不幸之草的草地，那我们的幽默，就是让那片草地开出美丽之花的神秘力量。

忧虑是人生最丑陋的皱纹

■ ■ ■

著名作家毕淑敏有一篇文章，叫"提醒幸福"，其中就有这样的句子：

我们已经习惯了提醒，提醒的后缀词总是灾祸。灾祸似乎成了提醒的专利，把提醒也染得充满了淡淡的贬义。

我们已经习惯了在提醒中过日子，看得见的恐惧和看不见的恐惧始终像乌鸦盘旋在头顶。

在皓月当空的良宵，提醒会走出来对你说：注意风暴。于是我们忽略了皎洁的月光，急急忙忙做好风暴来临前的一切准备。当我们睁大着眼睛枕戈待旦之时，风暴却像迟归的羊群，不知在哪里徘徊。当我们实在忍受不了等待灾难的煎熬时，我们甚至会恶意地祈盼风暴早些到来。

在许多夜晚，风暴始终没有降临。我们辜负了如银的月光。

……

这就是经常忧虑的人的常态。在他们眼中，世界是灰蒙蒙的，忧虑是生活的常态。他们担心家财被盗，担心出门爆胎，担心明天生病，担心工作不保，担心儿女学习……他们口中最常说的就是"万一……"、"小心……"、"我怕……"。他们是忧虑的寄主，一天24小时，除了睡觉，大多时间都紧锁眉头，很少知道快乐是什么滋味。

其实他们不知，大多忧虑都是不必要的。为了这些莫须有的负面可能，他们赔上了许多的快乐和幸福，这是多么愚蠢的事情！

有段时间，纽约的物价管理委员会监察得很严，对所有石油公司卖给每一个顾客的油量都有严格的限制。

可是，有一个石油商人的公司内部却出了点小纰漏。有一些运货员减少卖给顾客的油量，然后再把偷剩下来的油卖给其他顾客，谋取私利。当然，这个石油商人并不知道这些猫腻。

有一天，有个自称政府调查员的人找到石油商人，向他索要红包。那人说他掌握了该石油公司运货员舞弊的证据，如果石油商人不破财免灾，就要把证据转交给检察官，让他的公司破产。石油商人调查了一番后，发现公司内部确实有这种不法的买卖，吓坏了。

石油商人连续三天三夜吃不下，睡不着，一直苦苦思考怎么解决这件事情。他是该花一笔钱行贿，还是不理那个人，任由他把对自己不利的证据移交法院？他不知怎么做才能圆满解决这件事情，真是愁坏了。

又过了几天，他终于决定了——去见地方检察官！他把整个事情的经过原原本本地告诉了检察官。结果出人意料。地方检察官非但没有惩罚他，反而对他说，这种勒索的案子他已经接了好几起了。那个自称是政府调查员的人，实际上是个通缉犯。至于员工偷卖油的行为，由于石油商人并不知情，因此免于处罚。听了这番话，石油商人大大松了一口气。

林语堂在《生活的艺术》一书中告诫我们："假若你能接受最坏的情况，在心理上，你就能发挥出新的潜力。"有时候，我们高估了坏事的可能性和破坏力，反而让自己陷入了莫名其妙的恐慌中。殊不知，事情远没有我们想象的那么糟。过分的忧虑不仅对解决问题无益，还会干扰我们的判断，让我们丧失理智。

大部分忧虑都是不必要的。正如猫不会担心明天捉不到老鼠，狐狸不会因自己只有一个树洞而烦恼，狗也不会因为没有足够的骨头而失眠。我们要学会积极乐观地面对一切，不要让忧虑缠身，侵蚀了原本快乐、幸福的生活。

某权威杂志曾对5000人忧虑的事情做过调查，结果是：

40%的忧虑其实根本不会发生；

30%的忧虑是过去发生的，无法改变；

12%的忧虑来源于别人，无法控制；

10%的忧虑与自身健康有关，越担忧问题反而越严重；

仅有8%的忧虑能列入"应该担忧"的范围。

由此可见，大多数人都在忧虑这个问题上犯过很大的错误！

契诃夫有一篇著名的小说叫《小公务员之死》。这篇文章讲一个可怜的小公务员在看戏时不幸与部长坐到了一起，小公务员不小心将唾沫星子喷到了部长的大衣上，尽管部长没什么表示，但小公务员却变得惶恐不安。他不停地解释、道歉，但总觉得部长好像没有原谅他。在极度的惊恐和担忧中，这个小公务员竟然呜呼哀哉了。

其实在生活中有很多小事根本就不值得一提，别人根本没有在意或早已忘却，只有你还记在心里耿耿于怀。人们总是想努力地让自己更完美，试图让所有事情都掌握在自己手中，却忘了这样只会加重我们的心理负担，给自己带来不必要的困扰。不妨看开些，这样才能让心情舒畅，让生活更快乐。

常思一二，莫想八九

"常思一二，不想八九"这句话，出自民国元老于右任的一副对联：上联是"不思八九"，下联是"常思一二"，横批是"如意"。

俗话说，人生不如意事十之八九。苏轼诗云："人有悲欢离合，月有阴晴圆缺，此事古难全。"一生之中，我们总会遇到这样或那样的不如意。若常思这些不如意之事，必会导致心中不满，烦恼重生。一旦烦恼纠缠，生活中就再难有清静之心，也无快乐可言了。如此，人生还有什么乐趣？

无论如何，人生总还有"十之一二"是如意的事。多想想"一二"，少思考"八九"，我们的心情就会不一样了。我们至少有稳定的工作，有温暖的家庭，有我们爱的人和爱我们的人。而且，我们还活着，活着就有希望、就有机会。这样想着，原来的不快就会逐渐淡化，心里也会畅爽许多。霍金堪称是爱因斯坦之后人类历史上最伟大的科学家。他值得人们称道的，不仅仅是他的科研成就，还有他面对病魔的乐观态度。

有一次，一位记者问霍金："疾病已经摧残了您的身体，将您永远固定在了轮椅上，您不觉得命运很残酷吗？"尖锐的问题使得全场鸦雀无声。然而，霍金依然面带微笑，用他那还能勉强活动的手指艰难地叩击着键盘，敲下了如下一行字：

"我的手指还能动，我的大脑还能思考，我还有我爱和爱我的人，我拥有一颗感恩的心……"

全场震撼！掌声雷动，人们纷纷冲上前来，拥抱这位卓越的科学家。

有人说人生如水，而无奈和不顺则是千年不变的水质。生活的难题在于：人在环境中生存，而环境又不以人的意志为转移。因此，在面对不可更改的现实时，我们能改变的只有态度——不想八九，常思一二。既然不如意的事已很多，我们就不要用它们来折磨自己、充塞我们的精神和心灵。那些"一二"才是真正值得我们细品和回味的。就像霍金一样，多想想让自己快乐的事，我们的心情也会随之快乐起来，我们的生命也会变得明亮起来。如此，我们离幸福也就不远了。

某天在出租车上，无意中听见交通广播里报道这样一个故事：英国的一位中年男子，不幸得了不治之症，最多只能活两个月。他没有唉声叹气、郁郁寡欢，而是觉得自己应趁这仅剩的两个月好好享受一下生命。他提出了一个令人震惊的想法——要为自己举行葬礼。他想在自己的葬礼上，亲耳听到亲朋好友对他的问候和祝福！他说，人总会死的，我不能总想着死亡，我要微笑着和爱我的人们告别。于是，一场特殊的葬礼开始了，那位男子躺在棺材里，安详地闭上眼睛，在平静中接受了亲朋好友的鲜花和送别祝福。

无论生活变成什么样子，我们总有办法让自己快乐起来。只要我们还活着，就要庆幸自己还有快乐的理由和权利，就要多想想那些让自己开心的事，如此才能不辜负生命的每一分，每一秒。

"且夫天地之间，物各有主，苟非吾之所有，虽一毫而莫取。唯江上之清风，与山间之明月，耳得之而为声，目遇之则成色。取之不尽，用之不竭。是造物主之无尽藏也，而吾与子之所共适。"人生苦短，何必非要在"八九"上纠缠？与其痛苦一生，不如快乐享受每一天。只要活着，就请多想想那短暂而珍贵的"一二"！

天下无大事
■ ■ ■

《水浒传》里，鲁智深和林冲是完全不同的两个人。鲁智深认为人生无坏事，天下无大事。而林冲则持不同看法，他认为：无论大小事，全是烦恼事。相比而言，鲁智深的一生比林冲快乐得多。生活千变万化。悲欢离合，喜怒哀乐，谁都无法逃脱。我们要想活得快乐些、洒脱些，就要记住：天下无大事。

没什么事值得自己整天愁眉苦脸，形销骨立。哪怕耶稣被钉在了十字架上，三天后不也是复活节吗？既如此，又何必和自己过不去？冬天来了，春天也不会太远；厄运近了，总有解决之道。太阳总会东升西落，人间总有春夏秋冬，没什么大不了。

有些人心态悲观，总是戚戚于一些芝麻绿豆的小事，认为天要塌下来了、地要陷进去了，认为一切都无可挽回。这样做简直是小题大做、自找麻烦。心放宽一些，任他东西南北风不好吗？干吗总记得一次考试的失利，一场情侣的误会，一句过激的话语？如果把生活中的一切不顺心事都藏在心中，总有一天心会发霉，再也没有阳光肯照耀进来。那时，我们的身体也就成了行尸走肉，再也感受不到一点活着的乐趣了。

正所谓"天下本无事，庸人自扰之"。从古至今，人类纠缠于种种小事，犯过很多愚蠢的错误，甚至挑起了一次次战争。当战争的魔鬼夺走了一条条鲜活的生命时，又有谁肯思索一下，这其中的导火索竟然是一件件鸡毛蒜皮的小事呢？

1654年，瑞典与波兰开战。起因是波兰在发布的一份官方文书中，将瑞典国王的名字加了两个头衔，而波兰国王的名字后面加了三个头衔；

大约900年前，一场惊天动地、殃及整个欧洲的战争竟然是因一只桶的争吵而爆发；

托莱侯爵被人不小心把水溅到了头上，引发了英法大战；

一个顽皮的小孩向格鲁伊斯公爵扔了一颗石子，瓦西大屠杀开始了……

如果我们能大度一点，如果我们的心胸能开阔一点，如果我们可以不过于计较各种小事，那这个世界应该更美丽一点，更可爱一点，更值得留恋一点。

按照目前的研究，人类应该可以活到130岁到170岁之间。但很难有人活到这个年龄。长期以来，科学家一直研究其中原因，结果发现人的寿命除了与"生物模式"相关外，还与"心理、社会医学模式"有关。由于我们总是将自己纠缠于各种凡俗琐事中，结果累神累心，身体机能自然下降，各种疾病接踵而至，自然难以有那么高的寿命了。

记住，天下无大事。想明白这一点，我们就能在生活中优哉游哉，潇洒赛神仙。

自嘲是一种人生智慧

幽默是一种高层次的语言艺术，一直被视为只有聪明人才能驾驭；而自嘲又被视作幽默的最高境界。由此可见，能自嘲且敢自嘲者必定是智者中的智者，高手中的高手。许多人总把自己看得太重，不愿意承认自己有哪怕一点不行的地方。殊不知，这恰恰暴露了他们的浅薄和无知。真正的强者，会不惮于暴露自己的缺点，甚至以此自嘲，体现了乐观的心态和豁达的胸襟。

某将军是秃顶，但他从不为此不悦。一天，他受邀参加一个酒会。就在大家兴高采烈地相互祝酒时，一个年轻的男招待员一不小心将一杯酒洒在了将军头上。大家都呆住了，不知怎么处理这种尴尬局面。这时，只见将军拿出纸巾，轻轻擦了擦光溜溜的脑袋，笑嘻嘻地问："小伙子，你是不是以为酒能治疗秃顶啊？"全场大笑，那个战战兢兢的男招待员也跟着笑了起来。

将军没有因自己的秃头缺陷暴露于众而大吵大骂，反而通过自嘲替自己也替服务员解了围。这种做法，既体现了他的自尊和智慧，也流露出了他的善良与豁达。

自嘲说白了就是自己骂自己，或者拿自身的失误甚至缺陷"开涮"。没有乐观、超脱的胸怀是无法做到的。自嘲并不伤害谁，所以它非常安全。自嘲可以刺破生活中的阴影，让阳光重新照射进来。

约翰经常迟到，经理实在忍无可忍，就对他说："你若再迟到，就干脆收拾东西，别再来了！"

一连好几天，约翰都起得很早，果然没迟到。然而这天，他不小心睡过了头，又迟到了。

等约翰到公司的时候，离上班时间已过了一小时。大家都在埋头干活。经理脸如黑锅，气呼呼地朝约翰走了过来。

约翰挠了挠头，突然满面微笑地握住经理的手，说："您好！我是约翰，我来这里应聘工作。我知道一小时前这里有一个空缺，希望看在我捷足先登的分上，录用我吧！"

寂静的办公室里突然响起了哄堂大笑，经理也忍不住笑了："赶紧工作吧！"

如果你是约翰，你能做到如此厚脸皮的"幽默"吗？不说自己迟到，而暗示自己接受被辞退的结果，称这次是来应聘的，而且"最早来应聘"。这种不着痕迹的自嘲，既表现出了对经理权威的尊重，也表达了自己的悔过之心，最后自然皆大欢喜，保住了工作。

我们背负着生命的行囊，行走在枯枯荣荣的人生之路上，忧愁时常会纠缠不休，痛苦时常会来光顾。面对那些措手不及的意外和打击，我们何不潇洒地自嘲一下？

传说，希腊哲学家苏格拉底的妻子是个悍妇，常对他大吼大叫，而苏格拉底总是自嘲说："让这样的人做老婆好处很多，比如可以锻炼我的忍耐力，让我的修养更上一层楼。"

有一次，他的老婆又无故发起脾气来，苏格拉底被吵烦了，只好离家出去避一避。谁知他刚走出家门，那个彪悍的妻子就从楼上泼下一大盆水，把他浇成了落汤鸡。苏格拉底打了一个冷战，笑眯眯地说："我早就说过，雷声过后必会有大雨的。"

学会自嘲，让一切不快烟消云散。当能够用自嘲语言讲述有趣的话题时，无论是有意还是无心，都能让生活得以调节，洒满阳光、充满喜悦。

一位40岁的秃顶教师，是个非常乐观、幽默的人。因为常有学生在背后议论他的秃头，所以他就干脆在课堂上向学生们讲明了自己秃头的原因，末了，还自嘲了一句，"头发掉光了也有好处，至少以后我上课时教室里明亮多了"。同学们都笑了，从此以后，再也没有人嘲笑他是秃子了。

站在自己之外欣赏自己的创伤，反而能让自己真正超脱痛苦。真正伟大的人物都敢于嘲笑自己，甚至鼓励别人和他一起笑。他们在嘲笑自身悲剧的同时，实实在在地战胜了悲剧。

林肯总统长得很丑，常被他用来取笑自己。有一次他说："我在森林里漫步时，看到了一位老婆婆。老婆婆说，'你简直是我见过的最丑的人。''我也没办法啊。'我答道。'不！'老婆婆说，'你至少可以待在家里不出来啊！'"

需要谨记的是，自嘲不是自辱，也不是存心让自己出丑；自嘲更不是自欺，不是让我们接受自己的无能和无奈，在自我嘲弄中麻木不仁。自嘲只是解围的小技巧，是偶尔阿Q一下，却不能由此自我麻痹、自甘堕落。

另外，自嘲时要注意超脱，而不应尖酸刻薄。如果我们对自己尖刻嘲讽，觉得我们活该受到惩罚，那就会感到屈辱、愤怒。自嘲时应该充满对自己的爱，如此方能免去难堪和尴尬，展示自己的良好气度和修养。

把热情当成一种习惯 ☕

> 激情，这是鼓满船帆的风。风有时
> 会把船帆吹断；但没有风，帆船就不能
> 航行。
>
> ——泰戈尔

热情是受了神的启示

■■■

热情的希腊语含义是"受了神的启示"。这种表述非常贴切且形象，揭示了热情的深刻内涵。神启示我们要热情，因为在热情的鼓舞下，我们就会具备快乐、积极的心态，让生命更加充实，让心情更加愉悦。

因为有了热情，伽利略才仰望星空，最终解开了浩渺天宇的奥秘；因为有了热情，麦哲伦才克服了艰难险阻，实现了环绕世界的壮举。热情给人以巨大的精神力量，让人信心百倍、昂然奋进；热情也可以感染和唤醒身边的人，让他们追随你、尊敬你、帮助你。

有一个小区，人与人之间极为冷漠。但这种状况，却被一个邮差改变了。

这个邮差对自己的工作非常热情，也非常自豪。他每天除了送信之外，还了解每家主人的个性、工作，努力使他们在家的时候收到信。如果不在家，他会想办法将信放到合适的地点，便于主人回来后第一时间找到。他乐于和每个人攀谈，常告诉他们别的小区有趣的事儿。他还主动替他们做一些传话、捎东西之类的小事儿。此外，他趁着一次空闲时间把小区的公共地带种上了美丽的花儿，让原本平淡的空气中弥漫着花香。

一个演说家知道了邮差的所作所为，非常感动。他把邮差的事迹放进了演说中，题目就是《热情改变世界》。

如果没有金钱，你可以用热情创造财富；如果没有经验，你可以用热情弥补生涩；如果没有健康，你可以用热情让自己心灵健全。一个真正坚强、勇敢的人，一定懂得用热情点燃生命，让自己接受"神的启示"，度过饱满、充实的一生。

热情是积极生活的要素

■ ■ ■

安诺德曾说："世界上最糟糕的事，莫过于人类丧失了他的热情。只要仍保有热情，即使失去了一切，他仍旧能够东山再起。"

对一个人来说，如果生活中没有了热情，就仿佛饭菜中没有了盐，鱼缸中缺少了鱼，一切都会变得乏善可陈、索然无味。失去了热情，再年轻的人也会失去朝气，看起来死气沉沉。所以，无论遇到何种情况，我们都不要忘记让自己热情起来。拥有一颗热情的心，生活才能有声有色，不辜负大好人生。

拿破仑·希尔曾经说过："如果你有一颗热情的心，那么毫无疑问，现实将会给你带来奇迹。"

在一个漫天浓雾的傍晚，拿破仑·希尔和他的母亲乘船渡江，前往纽约度假。

望着滔滔不绝的江水，母亲喜悦地说："这是多么惊心动魄的壮观景色啊！"

希尔纳闷儿了："母亲，我没看出有什么出彩的事情啊！"

希尔母亲的眼睛里散发着明亮的光芒。尽管她已年近七十，但声音依旧纯净："你看，多美丽的浓雾！你听，多嘹亮的号子！还有那船只四周隐隐约约的光芒，多么绚烂、耀眼！对了，还有那消失在雾中的风帆，这些难道还不足以令你赞叹吗？"

或许是被母亲的热情感染，希尔开始重新审视起周围的景色来。果然，他很快就沉醉在四周的美景中。它们是那么生机勃勃，让他心中涌起了无尽的喜悦。

后来，希尔在一次演讲中讲到了这次经历。他说，那一刻，自己一向迟钝的心似乎突然活过来了，仿佛干枯的土地得到了滋润。从此，他学会了用探索之心和热爱之情来看待世界，也欣赏到了更多的人间美景。

希尔牢记母亲的告诫："世界永远美丽而幸福。它如此迷人，所以我们必须对它怀有不倦的热情，如此才能一生都生活在幸福当中。"

没有了热情，春花秋月也如同残枝败叶，美酒佳肴也仿佛味同嚼蜡。所有的美丽都成了虚幻，一切的追求也变成虚空。这样的人，与行尸走肉何异？哪怕坐拥金山、权倾天下，也体味不到一丝幸福的滋味。而那些对生活充满热情的人，则可以视星星为宝石，品白水似佳酿，让平淡的人生变成幸福洋溢的天堂。

热情不是先天就有的，而是后天获得的。如果能够激发内心深处的热情，我们的生活就会更加有意义。拥有了热情，我们就会克服恐惧，赢得快乐，享受更健康、更丰富的人生。

热情助我们冲出逆境
■ ■ ■

梦想总是在刚开始时振奋人心。然而开始行动后我们就会意识到，从梦想到现实有一段不小的距离，实现梦想的过程中少不了挫折、逆境。

这时候，什么能带你度过艰难时光？什么能给你力量突破逆境？自然是热情。诗人威廉·沃德认为，成功的关键在于，当他人怀疑时，去相信。这就是一种热情，无与伦比的赤裸裸的热情！

美国电台广播员拉菲尔，在职业生涯中曾被辞退18次。可她从没绝望消沉，而是在一次次跌倒后爬起，用满腔热情继续追求梦想。

有一次，她好不容易在纽约一家电台谋到一份差使，但很快又遭辞退。主管说她太落伍，是个土包子。拉菲尔并没有怨天尤人，而是积极总结教训，又向另一家广播公司推销她自己。在她的软磨硬泡下，这家公司答应让她勉强一试，提出要她先主持一档政治节目看看。

拉菲尔是个政治盲，要想主持好一档政治节目很难。但这是一次机会，她无论如何也要大胆尝试一下。她利用自己平易近人的特点，在主持时大谈即将到来的国庆节对自己的意义，还请观众打来热线畅谈感受。听众被这种新颖的模式吸引了，这档节目的收视率也节节攀升。

如今，拉菲尔已自办电视节目，成了广播公司的老板，也多次获得各种主持人奖项。回首往事时，她说："我被人辞退18次，但并没被吓退，相反，在热情的鞭策下，我一次次冲锋，终于实现了梦想。"热情有着不可思议的魔力。当这股力量被释放出来，并不断被补充时，它便会形成一股不可抗拒的力量。这股力量足以克服一切障碍，带领你走向成功。一个人如若用热情的态度来对待周围的一切事物，常常可以改变自己的整个生活，乃至命运。饱含热情的人，也必是有着快乐天性的人。这样的人不但幸福而且长寿，对社会的贡献也必定很大。

热情助我们成功
■ ■ ■

杰克·韦尔奇是全世界企业家都尊敬的CEO，他执掌通用20年，将其打造成一个制造业的巨人。退休前，韦尔奇决定写一部自传。这部自传在他动笔之前就被时代华纳以700万美元的天价竞得版权，成为历史上版权价格最高的自传。

韦尔奇在书中回顾了他的一生，尤其着重介绍了他的管理思想和经验。他认为："成功者共有的品质就是他们比别人更热情。火一样的热情能弥补他们其他方面的不足。热情不是浮夸，而是内心深处的某种东西。"

可见，热情之于成功是多么的重要！大多数成功者都具有热情的特质，对待事业保有如火的热情是成功者有别于非成功者的重要体现。

詹姆士·伦迪威刚进入一家保险公司工作。一次，他和朋友吃晚饭时，看着一个人开着一辆卡迪拉克豪华轿车从街上"飞"过。詹姆士指着那辆轿车对朋友说："每当看到有豪华车开过时，我便告诉自己，有朝一日，我也能成为豪华车的主人！"

詹姆士努力地工作，满怀热情地奋斗。由于成绩突出，他很快被上级发现，升了职并加了薪。过了不到三年，他就买了一辆最新款的卡迪拉克车。但他没有止步，而是以更大的热情向更高的目标冲刺。因为成绩非凡，不到30岁便被任命为这家保险公司的副总经理，成了别人羡慕的榜样。

其实，成功者与失败者在技术、能力和智慧上的差别通常并不大，是否具有热情就成了他们成就的分水岭。如果一个人虽然能力不足，但是具有热情，那通常会胜过能力很强，但是欠缺热情的人。热情对那些渴望成功的人而言，像火焰一样熊熊燃烧。它是一种可贵的能量，促使人们向成功一步步迈进。只有那些对自己的理想真正付出热情的人，才能把理想变成美好的现实。

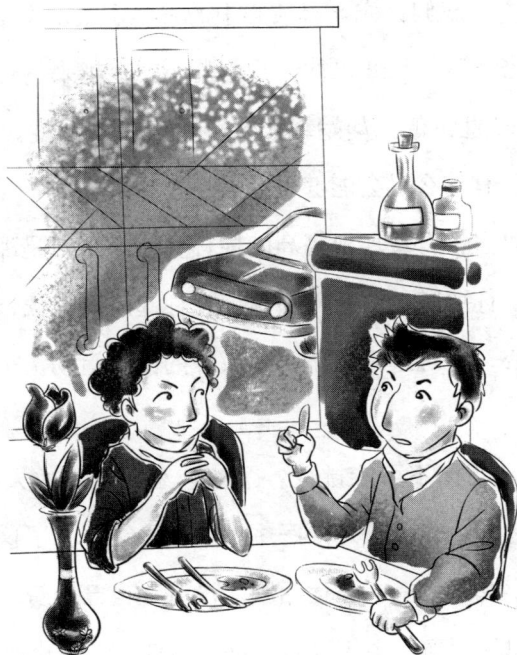

永远保持一颗年轻的心

时间的流逝只能在我们脸上留下一道道的沟壑，年轻的心与年龄无关，只要我们拥有一颗年轻的心，不管我们的生理年龄如何，一切都还来得及。

年轻的心与年龄无关

我们既然来到了这个世界上，就没必要把所有的不快装进心里。人生短暂，我们应该保持乐观开朗的心态，用一颗永远年轻的心来对待工作和生活。当我们帮助了别人而开怀大笑的时候，当我们感受到这个世界的美丽的时候，我们脸上的笑容就告诉了周围的每一个人，不管我们的年龄多大，心灵却可以永远年轻。

要想保持一颗年轻的心，我们首先要打破心中的思维定式。思维定式往往束缚我们，让我们习惯了"自以为是"和"想当然"，长此以往，我们的心就会越来越衰老。

有一个跳高运动员，一直在苦练却始终无法跳过理想的高度。这个运动员非常沮丧地对教练说："我实在想象不出我还有什么机会能够跳过去！"教练问他："你心里是怎么想的？"他说："每次我冲到起跳线前的时候，看着那根高高的横杆，就觉得它是那么高，我一定跳不过去。"教练告诉这个运动员："其实你要跳过去非常简单，在你起跳的时候，你要先将你的心跳过去，只有这样，你的身体才会跟着心一起跳过去。"听了教练的话，运动员很受启发，咬咬牙又试了一次，果然跳了过去。

让心年轻，我们还要敢于向不可能挑战。了解李小龙生平的人都知道，李小龙在被无名小子暗算以后，几乎不能站立起来，当时最好的医生也束手无策，下了这样的结论：李小龙剩下的人生将永远和轮椅相伴。但李小龙并没有向命运屈服，没有让自己的身心在轮椅上老去。他坚持每天锻炼，在一次次倒下后艰难地站起来。半年以后，奇迹出现了，李小龙站了起来！

生活中，像李小龙这样战胜命运的人不在少数：一个身高不到一米二的拾荒小伙子经过刻苦的努力居然考上了兰州大学，并成为校篮球队的一名队员；一位盲人居然会模仿多位相声名家说相声、模仿多名歌唱家唱歌……这些人敢于挑战命运，战胜别人眼里的不可能，他们的心就永远年轻。试想一下，一颗充满激情的心，怎么能不年轻呢？

让心年轻，我们要学会涅槃重生。当我们年老的时候，内心可能积满了尘土，这个时候我们只有两个选择，要么让它和身体一同老去，要么拂去上面的灰尘，让它再一次焕发青春。

老鹰年老的时候，它的喙会变得弯曲、脆弱，不能一击而制服猎物；它的爪子会因为常年捕食而变钝，不能抓起奔跑的兔子；双翅的羽毛也会粗大沉重，不能再自由飞翔。这时候，鹰有两个选择：一是回到巢穴，静静等死；二是通过150天的漫长煎熬，获得重生。如果一只鹰选择了重生，那么它必须艰难地飞到山崖顶端，在那里筑巢。然后，它要忍着饥饿和疼痛，在岩石上日复一日地敲打它的喙，直到脱落。等到新的喙长出来，鹰必须更为决绝地用新喙将磨钝的爪子一个个拔出，直到长出新的、锋利的爪子。在这两件工作完成后，鹰还要把那些粗壮而沉重的羽毛从翅膀上一根根拔掉，好让新的羽毛长出来。当这150天痛苦的历程过去后，鹰可以重新获得30年的新生，再次翱翔在天空。年轻的心和年龄没有关系，只要我们愿意，我们的心就能够永远年轻而富有朝气。

及时清扫心灵的垃圾

心灵垃圾，指现代社会中快节奏的生活和工作所产生的压力在人们内心所引发的痛苦、恼怒、焦虑、恐惧、紧张、嫉妒等情绪。这些情绪危害人的精神与身体健康，抹杀人生的愉悦感与幸福感，给人的心灵涂抹上黯淡灰色，使人生变成苦役。

警察刘雪峰，27岁，做了几年警察的他，破了不少奇案、大案，多次获得荣誉，是同事的榜样，也受到群众的称赞。这些成就和荣誉慢慢变成了刘雪峰的负担，他为了维护自己的榜样风范和英雄形象，无论是在工作上还是生活上，都对自己要求严格得近乎苛刻。他不断给自己规划近期与远期的奋斗目标，担心自己的"光辉形象"被新人取代。警察这一职业本身就要承担很大的心理压力，甚至要面临生死考验，而刘雪峰在承受这些职业压力的同时，还人为地给自己增加了许多压力，久而久之，他的性情大变。他焦虑、暴躁、多疑，精神萎靡不振，经常无端地与妻子吵架，并因此在工作中几次造成失误。后来刘雪峰在心理医生的指导下，意识到是因压力而产生的垃圾情绪堵塞了自己的内心，导致自己情绪失控。此后，刘雪峰有意识地给自己减压，慢慢消除了内心的垃圾，精神状态恢复了正常，工作中又取得了新成绩。

生活中像刘雪峰这样被心理垃圾困扰的人很多，严重的甚至会出现轻生心理与自杀行为。心灵垃圾是人体的健康隐患与精神负重，必须得到及时清理。人体就像电脑一样，如果你不把那些垃圾文件删除，日积月累电脑就会"死机"；心灵垃圾若得不到及时清理，久而久之便会导致人体在健康与精神上的双重崩溃。

那么，到底该如何清除心灵的垃圾呢？

第一，抛弃自卑，肯定自我，并及时进行自我心理调节和情绪调节。第二，充分地了解自己，并对自己的能力做出客观的评价；不放纵自己，也不对自己提出过高的要求。第三，生活的目标切合实际，不好高骛远。第四，保持良好的人际关系，能适度地发泄情绪和控制情绪。第五，在不违背集体利益的前提下，能有限度地发挥个性。第六，在不违背社会规范的前提下，能恰当地满足个人的基本需求。

让我们做好"心灵环保"，时刻学会清理自己的心灵，不要让那些心理垃圾成为心灵的负累。

保持孩子般的求知欲和好奇心
■ ■ ■

现代社会的节奏越来越快，人们为了生活和事业整天奔波在家庭和单位之间，每天接触的人和事慢慢地固定在了一个大体的范围之内，对这个范围之外的东西逐渐失去了兴趣，对新事物和新知识缺少了好奇心和求知欲，最终导致了个人的止步不前。

一位老师曾经说起过这样一个故事：

这位老师讲《坐井观天》这一课时，课文里有这样一句话："天不过井口那么大。"老师让一个学生来朗读，他是这么读的："天……天……不过，井……井口，那……那么大。"结结巴巴的朗读逗得全班同学哈哈大笑。这位老师并没有生气，而是好奇地问他："你为什么要这么念？"学生说："青蛙在井里住了这么长时间，没有朋友和亲人，慢慢就不大会说话了。"老师听了不禁一愣，暗想，学生说得多有道理啊。她暗暗庆幸自己有这么一问，否则就可能扼杀一个孩子独特的思考和创造。保持好奇心和求知欲，能打破我们的思维定式，让我们发现更多新奇好玩的东西、发现更多的机遇，能让我们的生活充满色彩，让我们的事业有更多成功的可能。

现实生活的奔波和忙碌不能成为我们丧失求知欲和好奇心的借口。没有求知欲和好奇心，我们也就失去了创造的激情，失去了创造的动力，我们的事业注定会碌碌无为，我们的人生注定会单调乏味。孩子们具有强烈的好奇心和求知欲，所以孩子们最有创造力。但好奇心和求知欲并不是孩子的专利，在人生的各个年龄阶段，我们都应该保有好奇心和求知欲，让生活时刻充满新鲜和新奇。求知欲和好奇心还能让我们在生活中看到希望、在工作当中找到精彩，让我们的人生焕发出源源不断的魅力。

我国著名的水稻专家袁隆平正在为实现第三期杂交稻研究目标而努力。另外，他还想在国外进一步发展杂交水稻，如果全世界现有的22亿亩水稻，有一半种上杂交水稻，所增加的粮食，还可多养活四亿至五亿人，不但解决了"中国养活中国"的问题，还能解决"中国养活世界"的问题。西方世界称杂交水稻是"东方魔稻"，袁隆平被称为"杂交水稻之父"。但他"人老心没老"，继续保持着一种可贵的好奇心，对"水稻长得像高粱一样高，稻穗有扫帚那么长，谷粒有花生米那么大，稻穗像瀑布一样，人可以坐在下面乘凉"的"超级杂交稻"，仍然充满新奇和向往。一位年近80岁的老人，还在做着令人神往的"禾下乘凉梦"，希望在有生之年能亲眼目睹"超级杂交稻"变成现实，这一点的确让我们深感钦佩。

当曾经的激情和梦想被日复一日平凡琐碎的工作和生活磨灭后，我们也就习惯了安于现状，习惯了看淡一切、接受一切，于是我们的生活变得虽然忙碌却没有激情。这是稳定和安逸的可怕之处，也是在生活压力和奔波劳苦之中容易出现的一种趋势，但我们完全可以用好奇心和求知欲来延缓这种趋势，让我们的人生走出一条亮丽的轨迹。

幽默成就社交达人

一个幽默的人，也必定是乐观向上、心态阳光的人。很难想象，心胸狭隘、愁苦满怀的人能吐出幽默的话语。幽默是社交的润滑剂，是人际交往的通行证。幽默可以让对方快乐，并将自己的积极人生态度传达给他人。学会幽默，用好幽默，可在社交时畅通无阻，更加受人欢迎。

许多优秀的人都懂得幽默，而幽默也为他们的事业和生活助力不少。幽默的语言可破开交往坚冰，大大减轻说话办事的难度，从而为把事情做好、做完美奠定基础。同时，幽默也在一定程度上展示了说话人的自信和睿智，让别人更信服他，更乐于和他一起做事。

某业务员去拜访一位董事长，想卖给他一套光盘。他很客气地请秘书把自己的名片递给董事长，然后在外面恭候着。秘书把名片交给董事长，董事长正在忙，所以很厌烦地把名片丢出来。秘书只好把名片退给业务员。谁知业务员却笑呵呵地说："没关系，我可以下次拜访，为了避免董事长再看一次名片，还是请董事长留下这张吧。"秘书没办法，只好又去禀告董事长。董事长愤怒了，将名片撕成两半后丢进垃圾桶，然后扔过来10元钱说："烦死了，告诉他我留下他的名片了，给他10元钱，让他滚！"秘书胆战心惊地把10元钱交给业务员，并转述了董事长的话。业务员听后大笑说："我的名片5元一张，10元钱可以买两张。请把这张名片交给董事长，我不能赖账啊。"说完，他又从包里拿出名片递给秘书。正要走出办公室的董事长听到了业务员的话，不禁笑出了声："进来吧，好小子，不和你这样的人做生意还能和谁做生意呢？"

业务员用幽默的言行，逗笑了董事长，不但维护了自己的尊严，也赢得了合作的机会。他的幽默，充分展示了他的乐观和对产品的自信，也展示了他百折不挠的积极心态。这样的人，谁会拒之门外，不予结交呢？社交中的情形千变万化，有时候突如其来的不快可能让人措手不及。当原本轻松愉悦的气氛变得尴尬时，幽默可以扭转乾坤，将尴尬消弭于无形。

有一次，某国际会议展览中心举行"大干五十天，确保年底封顶"的誓师大会，市长和相关领导都到了。当仪式进行时，坐在主席台上的某老总的椅子突然莫名其妙地垮了，他一下子摔倒在地。现场鸦雀无声，大家都不知该如何反应。市长见了，马上说："看来今天的誓师大会，大家决心都很大呢，尤其是我们×总，都已经坐不住了！"大伙儿都被市长的妙语逗乐了，原来的尴尬气氛也消弭无影。

社交中，难免遇到应该拒绝别人的场合。如果处理不好，不但可能让别人没面子，甚至反目成仇，心生嫉恨。适当的幽默可以将不快轻松化解，让人识得进退，不好意思太过为难你。

美娜年轻貌美，某客户一直想占她的便宜。一天，该客户又给美娜打电话，鉴于该客户对公司的重要性，美娜不敢得罪他，只好笑吟吟地说："李总，要不待会儿我请您吃饭吧，然后我们三人去击剑馆玩玩。"客户一愣："三人？击剑馆？我、你还有谁啊？"美娜故意压低声音说："当然是我男朋友啊，我们说好了待会儿去吃饭。他是去年的击剑比赛冠军呢，而且极爱吃醋，待会儿您见了就知道了。"客户一听，愣了，说："那你们玩吧，我今天不去了，还有事。"说完，就挂了电话，以后再也没有骚扰美娜。美娜利用幽默，既委婉地拒绝了客户的骚扰，又没有让客户丢面子，非常高超地表现出了自己的处世智慧。这比直接拒绝对方、导致对方下不来台要高明很多。

幽默是一种大智慧，它温和而不软弱，圆润而不张扬，机智而不狡猾。它能助你化解困境，轻松自如地面对一切。幽默不是天生的，而是经过后天努力和学习养成的。我们可以用如下方法来锻炼自己的幽默细胞，掌握了它们，也就掌握了通向幽默的捷径。

第一种方法是妙用双关。即表面上说甲事物，实质上指乙事物，通过二者的关联幽默化解，从反差中找到喜剧性效果。

杰拉尔德·福特是美国第38任总统，他说话时常常一语双关，许多人都非常喜欢听他说话。

有一次，一位记者刁难他，请他评价一下自己和林肯总统。这个问题是个陷阱，既不能说自己不行也不能说林肯不好。他想了想，回答说："我是一辆福特，不是林肯。众所周知，林肯是一种最高级的名牌小汽车；而福特则是普通、廉价的大众化汽车。"他的话刚说完，台下就一片哄笑声，提问的记者也被逗乐了，没有再继续追问下去。

福特的这句话，既表达了谦虚之情，又暗中标榜了自己是一位受大众喜欢的总统。同时也没有故意贬低林肯，反而承认了林肯的地位，不会引起别人反感。

双关是幽默的常用表达方式，它看似"天真"，实则暗藏锋芒，常能帮自己化解攻击，脱离原有困境。

明初有一位叫周玄素的宫廷画师，接到朱元璋的命令，让他在大殿墙壁上画一幅《天下江山图》。周玄素暗暗叫苦，心想皇上喜怒无常，万一画不好脑袋就要搬家了！他灵机一动，跪下恳请说："臣不曾游遍九州，斗胆请陛下先启御笔勾勒草图。"朱元璋听了有理，便亲自提笔画起来，不一会儿就画完草图。周玄素马上跪下说："陛下江山已定，臣不敢再动！"

朱元璋听了，哈哈大笑，非但没有怪罪，还重赏了周玄素。周玄素用一语双关的语言，迂回地表达了自己不愿作画的拒绝之意。这样说，既恭维了朱元璋江山永固，也避免了将自己陷入险境之中，让朱元璋在高兴之余准了他不动笔的请求，可谓巧妙至极。

第二种常用的幽默方法是反逻辑，即违背科学常理，不按常规去理解，从而突破思维定式，达到出人意料的幽默效果。反逻辑幽默法打破了人们习以为常的正常逻辑，所以能让人在极度不和谐中体会到荒诞和可笑。

尼克松访问苏联结束后，打算乘专机返回美国。可是，驾驶员却怎么也无法启动飞机。经过检查，原来是引擎失灵了。按照惯例，这种事故的责任在被访国苏联。当时的苏联首脑勃列日涅夫非常生气，他问尼克松："您觉得我该怎么处罚民航局局长呢？""提升他。"尼克松笑着说，"幸亏引擎是在地面而不是在天上失灵，否则我岂不是要见上帝去了？"他的话逗得勃列日涅夫哈哈大笑，那个战战兢兢的民航局局长也松了一口气。

案例中，勃列日涅夫将如何惩罚民航局局长这个难题踢给了尼克松，却被尼克松用幽默轻松化解了。一句"提升他"，不但尽显尼克松的大度，而且让尴尬的外交局面重回和谐、自如的气氛，足见尼克松在社交方面的高明智慧。

第三种常用的幽默方法就是随机应变了。不能否认，幽默就是一种高超的艺术，最高明的幽默应该是就地取材，风行水上。恰如羚羊挂角，无迹可寻。听到它，只觉得心旷神怡，引人会心一笑。

某百货公司举行大拍卖，购货的人太多，大家又推又挤，现场一片混乱。有一位被挤得东倒西歪的女士在结账时愤愤地对售货员说："这个破地儿，幸好，我一开始就没打算在这儿找到'礼貌'。"

"对不起，"结账的售货员小姐沉默了一会儿，温和地问，"你能让我看看你的样品吗？"那位女士一愣，不好意思地笑了。

做一个幽默的人，我们就会发现道路越走越宽，心境也越来越好。幽默如阳光，照进人的心灵，心态也会跟着阳光起来。而心态的阳光又促使人更达观地看待一切，为幽默奠定了基础。要想成为社交达人，请试着让心灵阳光起来，让自己幽默起来。

Don't Complain in Your Life

• 除了死亡，没有什么好抱怨的 🍵

> 每个人都在抱怨他们认为的世界上最悲惨的事情，然而，这些事情不过是没有新衣服穿、某次考试不及格、恋人离开了自己、失去了工作、和伴侣意见不合等芝麻绿豆大小的事情。这些所谓的天大的事情，在死亡面前都不算是事情。

约翰·库缇斯患有天生的残疾，他的双腿在出生的时候就严重畸形，医生断定他活不过当天。可是，他不但凭借个人的意志活了下来，还用他的双手"走"遍世界上190多个国家和地区，被誉为"世界上最著名的残疾人演讲大师"。然而，更令人惊讶的是，被断定活不了多久的约翰·库缇斯居然学会了游泳，会用两只手开汽车，还曾获得全大洋洲残疾人网球赛的冠军。

熟悉约翰·库缇斯的人都知道他曾在中国做过一场激动人心的演讲。那天，约翰·库缇斯在演讲席上拿起了一个矿泉水瓶子，边比画边说："大家好，我叫约翰·库缇斯。我出生的时候，只有矿泉水瓶子这么大，两腿严重畸形，可以说是没有双腿。医生断言我活不过当天，可是我活过来了。到现在35岁，我还健在，而且还能穿梭在世界各地，领略不同的风景。"

约翰·库缇斯说完开场白后，现场响起了前所未有的热烈掌声。对于健全的人来说，约翰·库缇斯实在是太了不起了，他的事迹一直激励着很多健康的人。

然而，就在大家都沉浸在美好气氛中的时候，约翰·库缇斯的脸色却变得凝重起来，他对来听演讲的人说："我非常感激你们的热情款待，这里的风景很美，我居住的宾馆的条件也非常棒。但是，有件事情真的令我不知所措，这件事情就是服务生每天都会不厌其烦地把一样东西放在我的床头上。"

这时，在场的人也变得不知所措。很快地，约翰·库缇斯就揭开了谜底。他把他所说的东西扔向了听众席，原来，那是一双一次性拖鞋！

318

现场安静了下来，约翰·库缇斯的声音再次响起，他对听众们说："如果你能够穿拖鞋，那么你绝对是幸运的。你是一个完全没资格抱怨的人！因为不是每个人都能够穿拖鞋。"约翰·库缇斯扫视着沉默而悲伤的人们，语气顿时变得温和起来。

他告诉参加演讲的人们，他们是没有资格抱怨的人。当然，他自己也没有资格抱怨。曾经，在很长的童年里，约翰·库缇斯都在抱怨自己残疾的身体。那个时候，他羡慕别人拥有健康的双腿，能在草地上快乐地奔跑。因为害怕遭到同学的嘲笑，他选择在家练习走路。

就这样，约翰·库缇斯自怨自艾地度过了不怎么快乐的童年。后来，约翰·库缇斯的姑妈看不惯他沉浸在消极的情绪里，便提出要带他出去看世界。经过很长时间的思考后，约翰·库缇斯答应了姑妈的请求，他随着姑妈到了一个贫穷的地方去当义工。

约翰·库缇斯还记得那是一个刚遭遇地震灾害的地区，他抵达的时候，当地已是尸横遍野，到处都可以看到幸存者悲伤而绝望的眼神。在那里，约翰·库缇斯突然领悟到：活下来就是一种幸运。此后，他不再抱怨生活，不再抱怨自己的残疾，并拼命挑战极限，让自己学会游泳，学会打网球，还学会开车。他唯一学不会的就是坐轮椅。因为他坚持用双手走路，他要把自己当成一个活着的人，而不是残疾人。

最后，约翰·库缇斯对听众们说："自从有了那次当义工的体验后，我发现除了死亡，没有什么是值得抱怨的事情。而当真正面临死亡的刹那，人往往来不及抱怨。所以，只要活着就没有任何值得抱怨的事情。如果你拥有健康的身体，那么你更没有资格抱怨。"

听完约翰·库缇斯的演讲，现场再次响起了热烈的掌声。的确，跟约翰·库缇斯相比，现场的听众几乎没有人拥有抱怨的资格。人们也发现听完约翰·库缇斯的演讲，似乎那些曾经让人抓狂的事情都变得微不足道。

事实上，幸福没有标准，不幸福也没有明显的界限，幸福与不幸福往往只是一个比较值。有的人想拥有一双漂亮的新鞋，有的人却只希望能像正常人那样走路。有的人没能拥有健全的肢体，却拥有一颗幸福的心。谁也说不清楚究竟谁比较幸福，谁比较不幸。如果非要界定幸福与不幸福，恐怕只能以是否拥有一颗抱怨的心来区分了。

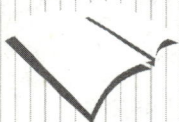

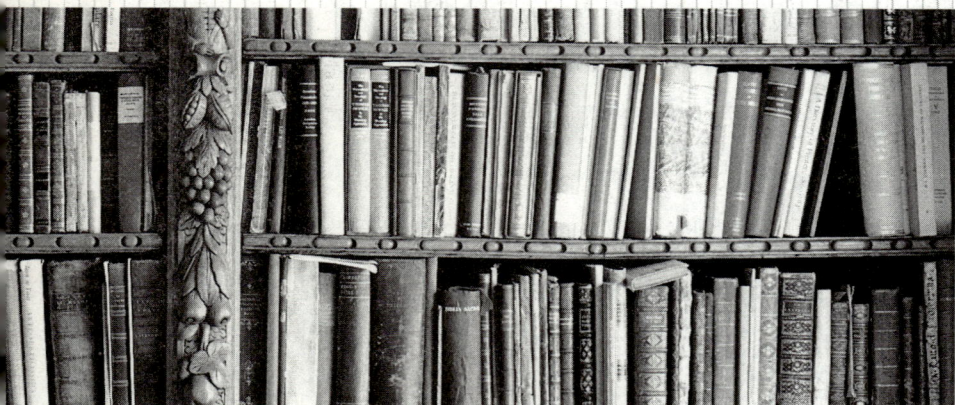

读书会

· 出版策划／孙　昶
· 责任编辑／邓晓溪
· 封面设计／刘潇然
· 版式设计／孙阳阳
· 文图编辑／肖　雪
· 美术编辑／刘晓东
· 特邀审校／佳文编校
· 文稿撰写／李　瑛　王月亮
· 图片绘制／硬童话　宫凯波　朴成哲